喪失とともに生きる

対話する死生学

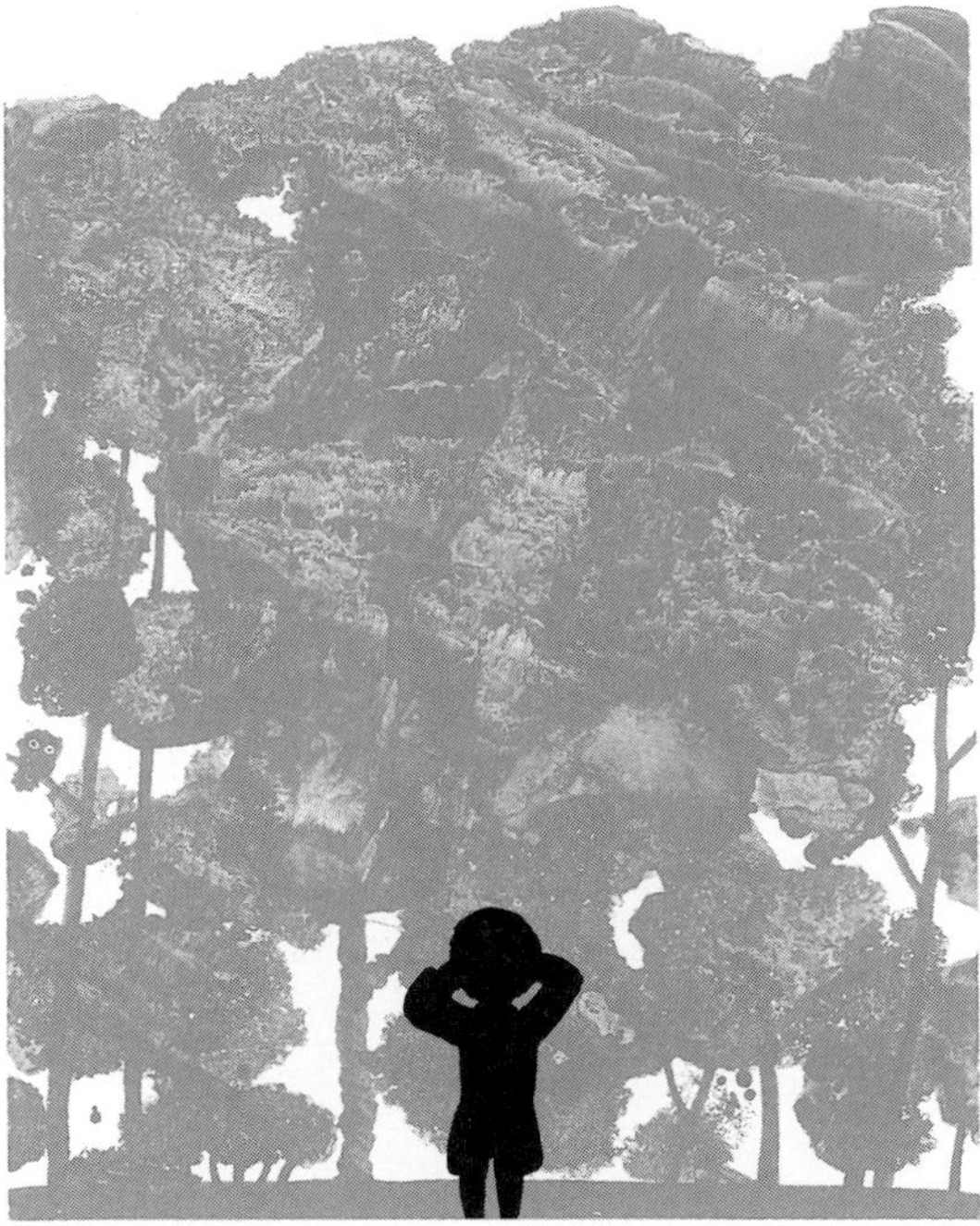

編者　竹之内裕文
浅原　聡子

ポラーノ出版

装画／装幀　小林敏也（山猫あとりゑ）

序　対話する死生学——喪失とともに生きるために

竹之内　裕文

生きること、旅すること

生きるということは、自分なりの地図を携えて、未知の土地に旅立つようなものかもしれない。旅の当初は、見聞きするもの全てが目新しく、新鮮に映る。旅路で経験や学びを重ねることで、「世界」が広がるだろう。多くの出会いがあり、旅の道連れにも恵まれるかもしれない。手持ちの地図には最新の情報が書き加えられ、自分なりの旅のスタイルも確立されるだろう。このような場合、目的地に到達することは、さほど困難なことではないように思われるだろう。

しかし旅の途上で、大切なものを失くすかもしれない。傷を負い、病に倒れることもあるだろう。運命的な出会いによって、当初の目的地とは異なる土地に身を落ち着け、そこで誰かと暮らし始めるかもしれない。逆に、信頼していた仲間に裏切られること、かけがえのない人と別れ、独りぼっちになることもあるだろう。それによって旅の目的が変わってしまうかもしれないし、旅を続ける気力を消尽してしまうかもしれない。

かりに目的地が変わってしまえば、手もとの地図はもはや役に立たない。旅の目的が見失われてしまえば、どうして今、この場所に自分が身を置いているのか、どこから来て、どこに向かおうとしているのか、それさえも自明ではなくなってしまう。

物語るという可能性

そのようなとき、どうしたらよいのだろう。「どうしてこんなことになってしまったのか」と、身に降りかかった出来事を思い返し、現在の事態を理解しようと努めようか。しかし旅の始まりは彼方の出来事のようで思い出せない。この旅にはどんな目的があったのか、そもそも目的などあったのか、今となってはそれも確信がもてない。過去の目的と眼前の地図は、何の手がかりも与えてくれないのである。

こうしてあなたは道端に立ち尽くす。あるいは旅宿の片隅でうずくまる。そのとき、ある旅人が近づいてきて、「あなたはどのようにお苦しいのですか？」と声をかけたとしよう（Weil, 1966, p.74）。見知らぬ旅人に自分の苦しみを教える義理はないし、そもそも理解してもらえるとも思えない。いや、混沌のなかでふさわしい言葉を見つけ、それによって自分の経験に具体的な内実を与えるということ、それ自体が途方もなく困難な作業である。とりわけ傷病の痛みや喪失の苦しみを身に負うとき、それはつらく苦しいものとなる。苦しみそのものが秩序化されることを拒み、言葉に抵抗するからである。こうしてあなたは旅人から眼を逸らし、沈黙を守るかもしれない。

それでも旅人はその場でじっと待ち続ける。そこであなたはおずおずと、途切れがちな言葉を口にするかもしれない。そのときあなたはすでに物語り始めている。あなたを呼びとめ、あなたの人生の歩みを停止させてしまった出来事と、目の前の旅人とに対して、自身を開き、応答している。それとともに耐えがたかった一連の出来事が新たな相のもとに立ち現れる──「あらゆる悲しみは、それを物語にするか、それについて物語を語ることで、耐えられるものになる」（Arendt, 1955）。苦しみゆえに遮断されていた経験の流れはやがて恢復され、そこから生きる方向や意味が獲得されるだろう。

●物語を語る者と聴く者

聴く者がいなければ、物語は始まらない。物語るという行為（narrative）は、語る者と聴く者との不可分な関係において、両者の共同行為として成立する。一方で、語る者は、聴く者に応答することで、自身の混沌とした苦しみを言葉にもたらしていく。それとともに苦しみの輪郭が浮かび上がり、苦しみを対象化すること、少し距離をとることができるようになる。しかし、苦しみの渦中に身をおく者にとって、それはたやすい作業、単独で完遂できるような仕事ではない。だからこそ、さしあたり苦難を免れている者が聴く者として登場し、「あなたはどのようにお苦しいのですか？」と問いかける必要があるのである。語る者は、聴く者に対して自己を開放し、物語というかたちで自身を差し出す。

他方で、聴く者も、物語に対して自己を開くことを求められる。さもなければ、聴くという行為そのものが成立しないだろう。他者の物語に対して自己を開くということは、他者の物語によって自分の物語が変容したり、再編されたりする可能性を受け入れるということでもある。それによって自分の物語は他者の物語に接続するのである。ただしそれはあくまで「接続」であり、「同化」、「包摂」、「還元」ではない。他者と自分とでは、身体、状況、人間関係、社会的背景が異なるから、他者の物語は、安易な同化、包摂、還元を拒む。物語を聴くということは、むしろ他者の物語に刻印された固有の偶然性と個別性を注意深く（carefully）受け止めるということを意味する。

●物語とともに考える

ここで求められるのが「自分の思考を中断すること、自分の思考を開かれた状態、空いた状態、対象が入ってきやすい状態にしておく」という態度である――シモーヌ・ヴェイユはそれを「注意 attention」と呼ぶ（Weil, 1966, p. 72）。先入観や既存の知識で頭をいっぱいにしてしまうと、新しい物事を受け入れる余地が失われてしまう。注意を払うどころか、虚心に耳を傾けることさえできない。心と身体を空っぽにして開放しておかないと、他者の物語が取り逃がされてしまうのである。

物語について考える場合には、右のような態度は必ずしも要求されない。むしろ語る者から距離を保ち、それによって客観性を担保することが推奨されるだろう。そのうえで既存の知識やものの見方を駆使して、物語の内容を分析し、物語るという行為にも考察を加えることになる。

これに対して物語とともに考えることは、他者の物語に自身を開き、その物語を彩る偶然的・個別的な要素に注意を向けることから始まる。物語によって呼びとめられ、問いかけられる。それに応答を試みるとき、「考える」という営みが始動する。

一般に流布している意見・見解（doxa）を前提にするのではなく、むしろ物語として語り出される、生の意味に関わるような言葉（logos）を通して（dia）探究が進められるとき、そこに対話（dialog）的思考が成立する。対話的思考を通して互いの生の存立基盤が吟味され、双方の生のあり方がつくり変えられていくのである。

対話的思考は、ケアするという態度を欠落した思考ではないし、思考から切り離されたケアでもない。したがって対話的思考には、対話の相手に対するケア――気づかい、慈しみ、配慮する態度――と思考の主題に対するケア――注意深く、育て上げていく態度――がともに求められるのである。

それは物語を介して自他をつくりあげていく営みといってもよい。混沌の渦中で苦悩する者は、「どのようにお苦しいのですか？」と問いかけられ、これに応えることで物語る者へと変えられる。物語る者は、まさにその行為を通して新しい自分の物語を獲得する。それを聴く者も、他者の物語に自分の物語を接続することで、新しい物語から自己を理解するようになる。相互的な応答（response）を通して、語る者と聴く者双方の自己が再構築され、責任ある（responsible）生が形づくられるのである。

喪失とともに生きる――グリーフケアと死生学

人生は喪失に満ちており、私たちは、喪失とその悲哀とともにどのように生きるか、問いかけられている。なかでも親しい人との死別は、遺された者に大きな喪失感を与え、その後の歩みを困難にすることが少なくない。それに応じてグリーフケアと呼ばれる営みにおいては、死別によって引き起こされる心理的な危機にいかに対処するかという点に力点が置かれてきた。たしかに危機に際して、緊急的な援助の手を差し伸べることは不可欠である。しかし考えてみれば、人生は死別に限らず、多くの喪失に彩られている。またかけがえのない人を失った場合に悲嘆（grief）を抱えてしまうということは、決して特別なことではないし、ましてや異常なことではない。さらに私たちは、喪失が引き起こす当座の危機を乗り越えた後も、喪失という事実とともに生きていかなければならない。

「喪失」の意味に迫るためには、これを「生きる」という営みの広がりのなかで捉える必要がある。喪失とともに生きるという課題が、グリーフケアを死生学との接続において理解することを要請するのである。逆に、死生学は物語とともに考える、ないしは対話的思考という態度を介して、グリーフケアの実践に接続する。

ここで死生学の歴史を詳細に辿ることはできないが、さしあたり一九七〇年代以降の「死生学 thanatology, death studies」の興隆に注目すれば、その立役者としてシシリー・ソンダース（英国）とエリザベス・キューブラー・ロス（米国）の名前が挙がる。二人の臨床実践とその結実としての理論は、対話的思考によって貫徹され、これを最大の特徴としていたといってよいだろう。

たとえばキューブラー・ロスは、一九七〇年代前半という時代に、終末期がん患者をストレッチャーで医学部の大講堂まで連れ出し、医学生や同僚の医師たちの前でインタビューを試みた――「あなたにとって辛いことは何ですか。今、悔しい思いをしていることはありますか」(Kübler-Ross, 2009)。それはまさに「あなたはどのようにお苦しいのですか？」という問いかけであった。

患者たちは混沌とした苦しみを物語にするという仕方で、これに応答した。キューブラー・ロスは、患者が公的な場で自分の物語を語ることができるように、周到な準備を重ねた――公開の物語に先立って、どれほど多くの物語が病室や診察室で語られ、聴かれたことか。そして患者たちの苦しみと悲しみは、物語ることを通して「耐えられるもの」に変えられていったのである。

同様にシシリー・ソンダースは、患者の物語に耳を傾け、そこに刻印された固有の偶然性と個別性を注意深く受け止めた。「あなたはどのようにお苦しいのですか？」と問いかけ、物語るという行為に患者たちを駆り立てる苦しみの正体を探究した。その真摯な探究は、患者を苛む「痛み pain」の対処法の確立とセント・クリストファー・ホスピスの創設に結実した。

両者をパイオニアとする死生学は今や、学際的な研究分野として確立されつつある。しかしそれとともに物語的・対話的思考という原点が見失われていないだろうか。物語・対話を通して考えるという探究の態度は、グリーフケアと死生学双方の存立基盤に関わり、それゆえ両者を架橋するポテンシャルを秘めている。本書は、その可能性を現実化しようとする試みである。

対話する死生学――本書の物語

本書では対話を通して、喪失とともに生きるという課題が探求される。ここで「対話」は、いくつかの意味を持つ。そのうち本書の成立に直接にかかわる、二人の編者の出会いと対話を紹介しておこう。

編者の一人(竹之内裕文)は、ある在宅緩和ケア医との出会いを通して、死生学研究に携わることになった。宮城県で在宅緩和ケアに従事していた故岡部健医師(二〇一二年九月に逝去、享年六十二歳)である。岡部医師との出会いは、二〇〇二年の秋に遡る。東北大学文学部で開催された臨床倫理学の研究会で初めて顔を合わせたところ、死生学研究会の創設に加わるよう声をかけられたのである。

――今日の日本社会では、看取りの場が医療関係者によって占有されてしまっている。にもかかわらず医療専門職は、医療的枠組みを超えて、死について広く思索する基礎訓練を積んでいない。他方で、人文社会科学系の研究者は、看取りの場と接点をもたず、文献的考察に終始している感がある。看取りの場を開放するから、そこに身を置きつつ、死生の問題について共に探究しよう。現場の生きた経験と人文社会科学の学知を融合する場として、研究会を創設しよう。

翌年四月一九日から、「タナトロジー研究会」と称した研究会が始まった。患者の言葉を囲むというスタイルで、在宅緩和ケア専門職と人文社会科学系研究者の対話が試みられた。患者宅に出かけ、患者や家族と対話する機会にも恵まれた。編者が死生学研究に魅せられるまで、時間はかからなかった。

編者にとって岡部医師は研究会のパートナーであるにとどまらず、師であり、父ないし兄のような存在でもあった。それゆえ二〇一二年の死別は、編者に測り知れない喪失感をもたらした。岡部医師の遺志を受け継いで、静岡の地で何か新しいことを始められないか、編者は模索していた。もう一人の編者(浅原聡子)と出会ったのは、ちょうどその頃である。編者が共同代表を務める哲学カフェ@しぞ〜か(https://www.facebook.com/philo.c.shiz)に、彼女は登場したのである。

後に知るところでは、彼女は二十年間、看護師として小児専門病院に勤務していた。そこで多くの死別体験を重ね、「喪失」と「グリーフ」に正面から向き合うようになった。やがてグリーフケアを本格的に学び、グリーフカウンセリングの専門家として活動を開始した。その臨床実践に携わるなかで、彼女は哲学者と協働する必要を感じ、哲学カフェに参加したのだという。

編者にはその姿が、かつての岡部医師と重なった。まもなく二人は、死ぬこと、生きることについて、時を忘れて語り合うようになっていた。今にして思えば、それは死生学とグリーフケアの対話でもあった。その後も二人は継続的な対話を重ね、「喪失とともに生きる」という課題を共有していった——一人は、自らの死別体験を喪失の経験として受け止めなおすことで、もう一人は「生きること」と「死ぬこと」の広がりを視野に収め、そこからあらためてグリーフケアを引き受けなおすという仕方で。

二人の編者の対話は、一つには、死生学カフェ(www.facebook.com/shiseigakucafeshizuoka)の創設に結実した。創設記念のカフェ(二〇一五年一月一〇日)では、「生きること、死にゆくこと、かけがえのないものを失うことなど、生と死にかかわる多様な課題について、当事者の語りに聴くという態度を大切にしながら、対話を試みる場」という死生学カフェの定義が示された――物語的・対話的な探究の姿勢が、ここにも見てとられるだろう。

二人の対話は、もう一つには、本書に結実している。編者のほかにも、死生学カフェの関係者数名が本書の執筆陣に加わっている。それ以外の執筆者も、それぞれの場所で物語と対話を大切にし、物語的・対話的な探究を継続されてきた方々ばかりである。その意味で本書は、物語・対話とともに考えるという態度によって貫徹されているといってよい。

本書の特徴――読者のために

最後に、本書の特徴を手短に紹介しておくことにしよう。繰り返し確認してきたように、人生は喪失に満ちており、私たちは多種の喪失とともに、どのように生きるかを問われている。読者の皆さんには、本書の各章で提示される多様な「喪失」の物語に身を置きながら、どのように生きるかについて、しばし立ち止まって考えていただきたい。本書の特徴は、一つには、喪失と悲嘆を専門領域に閉じ込めず、各人の生における課題と位置づけるところにある。

もう一つの特徴は、本書の構成と執筆分担にかかわる。各章は本文と二つのコメントから構成される。そのうち本文では、グリーフカウンセラー（一章）、小児救急医（二章）、助産師（三章）、緩和ケア医（四章）、僧侶（五章）、看護師（六章）、NPO経営者（七章）という順で、対人援助職が物語る。日常的に物語を聴き、物語とともに考えるという実践を重ねている専門職が、本書では語る者として登場するわけである。これらの執筆者は、それぞれが受け止めてきた「喪失」の切実さと「喪失とともに生きる」ことの意味を、臨場感をもって描き出してくれるはずである。

各章には本文に続けて、二つのコメントを設けている。最初のコメントでは、各章の主題に関する基本事項や背景の解説を、続くコメントでは、本文とは異なった見方や論点を提示するように努めている。哲学、宗教学、社会学、民俗学、日本思想史、国文学、仏教学、臨床心理学、看護学、助産学、農学など、多様な分野の専門家の手による対話の試みは、読者の皆さんを物語的・対話的な探究に誘い出すだろう。

「喪失とともに生きる」こと、それは全ての人間の共通の課題である。その限りで本書は、職場の学びや学校の授業など、多種の場で豊かな対話を生み出すはずである。本書を通して、物語とともに考えるという営みが始動し、「喪失とともに生きる」ことの理解が深められることを願っている。とりわけ「どうしてこんなことになってしまったのか」と途方に暮れ、混沌とした苦しみの渦中にある方、またこのような方に「あなたはどのようにお苦しいのですか?」と問いかけ、途切れがちな声に耳を傾ける方にとって、本書が少しでも希望と示唆を与えるものとなれば、編者として望外の喜びである。

あなたの旅路の歩みを緩めて、本書の物語に耳を傾け、ともに考えていただきたい。本書を読み終えたとき、あなたは既成の地図ではなく、あなた自身の物語的・対話的な探究に導かれて、未知の土地に旅立つ用意ができているはずである。

1

喪失とともに生きる人たちとの出会い
——グリーフカウンセリングの現場から

浅原 聡子 ASAHARA SATOKO

GCC 認定グリーフカウンセラー、看護師、静岡大学非常勤講師。1968 年静岡市生まれ。小児専門病院に 20 年間看護師として勤務。多くの出会いと別れを経験したことから、グリーフケアと出会い、人生における喪失・グリーフというテーマにいきあたることとなる。現在はカウンセリング、講演、セミナー等にて活動中。2013 年 3 月、グリーフカウンセリング ivy 設立。代表を務める。（http://gcivy.info/）

1　いのちに向きあうという課題

人が「生きる」時間の中には、いろいろな出来事がある。俗にいう「いいこと」ばかりではない。それだけでは人生の時間は成り立っていかないのかもしれない。悲しい思いをしたり、どうにもならない苦しみに遭遇することもある。ずっと一緒に生きていくつもりだった大切な愛する人を亡くすような、信じられない出来事に遭遇することもある。

そんなとき、自分の人生は何だったのかと、それまで築いた生活が崩れ落ちていくような感覚を持つ人も少なくない。社会や自分自身の存在を信じられなくなって、苦しみのスパイラルに入り込んでいく経験をする人もいる。私もそんなうちの一人だった。

私が看護師になるために看護学校へ通ったのは一九八〇年代後半のこと。治癒を至上の目的としていた当時の医療では、一般に死とは「敗北」であり、「あってはならないこと」「伏せておくもの」という理解が行きわたっていた。がんの患者さんには、本当の病名も状態も告知しないのが当たり前であった。

病院での実習では、看護学生としてがん患者さんと実際にやりとりをする機会がある。そんなとき、自分の本当の病状にうすうす感づいている患者さんは、実習生を相手にカマを掛けることがある。冗談めかして、だがその目は真剣だった。「学生さん、本当は俺は知ってるんだよ。だから、本当の病名を言ってもいいんだよ」と。

そうしたときに私は、「胃潰瘍ですよ」とか、「肺気腫ですよ」とか、その患者さんに伝えられている便宜上の病名を答えるしかなかった。当時の看護教育では、「人はがんと知ったらショックに耐えられない、生きる気力を失ってしまう」、「本当の病名を伝えないことは患者さんや家族のためなのだ」と教えられていたからだ。

学生なりの精一杯の笑顔で「よくなりますよ」「頑張りましょうね」と答えるのだが、それを聞いた患者さんはいつも悲しそうな顔をした。時に、怒りの感情を露わにすることもあった。私はその表情に気がつかない振りをしたり、その場を誤魔化したりしながら、内心では、このようなやり方が本当にこの患者さんのためになっているのだろうかと疑問を持った。でも、学生であった私には、現場の看護方針に対してそのことを言い出す機会も勇気もなかった。

看護学校を卒業してからは、こどものケアができる小児病院を勤務先に選んだ。小児科を選んだのは、実習のときに感じた、まっすぐに生きるこどもたちの姿に魅かれたからだ。ここでならば、また真っ向から人と向き合える気がした。いのちを助ける仕事、その輝きに寄り添う仕事ができたらと思ったのだ。しかし、ここでも私は、助かるこどもだけではなく、死を迎えるこどももいるのだという事実に直面することになった。

※プライバシー保護のため、本文中のエピソードに出てくる人物名や出来事の詳細については適宜変更を加えた。語りの場面では、泣いていたり、言葉が続かないことも多くあり、その場面は「……」と表記している。

2　出会いと別れの中で

小児病院で出会った一人に、こうちゃんという小学二年生の男の子がいた。長期入院の中で、甘えん坊で寂しがり屋の彼には夜勤のたびによく絵本を読んだ。くるくると丸い目をしていて、よくおしゃべりをしてくれる子だった。夜勤の忙しさを察して、「今日は何冊いっしょに読める？」——消灯前になると、バタバタと見まわりに動き回る私によくそう聞いてくれた。「忙しいからちょっとかも」とか、「ごめん、泣いちゃってる子がいるの」と言うと、「じゃあ、一番好きなのにする」。よくそんな会話をしたことが思い出される。

熱心に病院に面会に来られていたご家族とも、信頼関係を築けていたように感じていた。こうちゃんの夜の様子について伝えたり、ご兄弟のことを話してくれたり、ご家族の和にも加えていただいていた。

こうちゃんが亡くなったとき、職場に不在で立ち会うことのできなかった私は、やっぱりもう一度会いたくて、お通夜の日に自宅に伺った。ご両親と泣きながら話し、夜も更けていった。帰り際、私は「こうちゃんと出会えてよかった」と口にした。そのときは素直な気持ちであった。でも今思うと、その頃はいいことを言わなくちゃいけない気にもなっていたかもしれない。

——こうちゃんと出会えてよかったです。

そう言った私に、お母さんは急に顔を上げて激しくこう仰った。

浅原さんも、先生たちも大好きだけど、
うちの子が病気じゃなければ出会わなかったのに。
会わなくてもよかったのに……。

泣き崩れるお母さんを見ながら、私は謝罪して帰った。

こどもを亡くしたご家族であっても、病院を出るときは、「ありがとうございました」と言って帰られることが多い。しかし本来、そうした場面でお礼を言い合うことには無理があるだろう。こうちゃんのお母さんの言葉を聞いた私は、ショックを受ける以上に、これは当然の気持ちだと感じた。そして、自分の中のそれまでの捉え方の何が違っているのかを受け止めなければいけないという思いを抱いた。

大切な人を亡くすとき、湧いてくる感情は悲しみや寂しさだけに限られない。怒り、憎しみ、後悔や罪悪感、どこにもぶつけられないやり場のない気持ち、こうした感情を持つのは当然のことだ。病院という場所では表しにくかったり、人間関係が悪くなるのを恐れて口にしなかったり、これらの気持ちを自分の心の中にだけ収めて苦しんでいる方も多い。しかし、負の感情のように捉えられる怒りや憎しみの感情も、人にとっては、自然で大切な感情である。

病院にいる間、こうちゃんのお母さんはいつも笑ってくれていた。しかし、彼女はがんばってそうしていてくれていたのだ。きっと、こうちゃんが病気になり、入院し始めたときから、誰にもぶつけられない怒りや憤りはあったのだ。

こうちゃんが入院していたとき、私は、ご家族の本音の気持ちを受け止められていただろうか。もしも、それを知ったとして、ご家族に提供できるものはあっただろうか。後になってから、このことを考えさせられた。もし、お通夜の日のあの出来事がなければ、「ありがとうございました」とお礼を言い合って、それで終わりであっただろう。

「予期悲嘆」という言葉もあるように、グリーフ（悲嘆）、つまり喪失の痛みは、大切な人を亡くした後に初めて生まれるのではない。それは、大切な人の病気や事故をきっかけに病院を訪れたときから始まっている。医師から今後の見通しについて説明を聞き、その人を亡くす可能性があることを知る。家族はそれからずっと、やり場のない気持ちと必死に戦いながら過ごしていく。しかし、それを吐露する機会は少なく、人知れず苦しさの中で暮らしている。その気持ちをまず慮《おもんばか》ることが、本当は大切である。喪失へのケアは、その人を失う前から始まっている。苦しい日々をどうやり過ごしていくか、それは大きな課題だ。

その後、こうちゃんのお母さんから、次のようなお手紙を受け取った。

ひどいことを言ってしまった。許してほしい。
病気になったときからつらかった。
でも、こどもを亡くした今よりずっとマシだった。
あの子は今どうしているだろう。寂しくはないだろうか。
天国でも浅原さんに絵本を読んでもらっていたらいいのにな。
あの子の思い出を一緒に語る人がいない。またお話ししたい。

3　なくしたものから受け取るもの

私は二十年間、小児病院で働いた。当時は医療が革新的な進歩を遂げた時代だった。それでも、どうやっても助けられないいのちがあった。死の問題に対する構えのできていない当時の医療現場に身を置きながら、いのちの時間を生き抜いていくこどもたちを看取ることは、私にとって一つ一つが大きな喪失だった。

いくら経験を積んでも、いくら勉強をしても、よい看取りができたと感じられることはなかった。そもそもよい看取りというものがあるのか、ないのかも分からないまま、答えを探し続けていたのだと思う。生き抜く人を看護しながら、人の死やいのち、そもそもその人自身の生に私たちは本当に向き合っているのだろうかという疑問は消えることがなかった。相手に、その人生に、そしていのちに向き合うとは、どんなことだろうか。私が二〇一〇年に看護師を辞め、喪失を抱えた人を相手にしたグリーフカウンセリングの仕事を始めることになったのは、こうした想いがあったからである。

グリーフケアの勉強を重ねた後、二〇一三年にグリーフカウンセリングの仕事を始めた。今は人からの紹介や、インターネットを介して、「グリーフケア」という言葉を知った方から相談がもちかけられてくる。その中には、大切な家族や人を亡くし、のしかかるつらさに動きが取れなくなる方もいれば、そのつらさの中からまた何かを見つけて行動に移る方もいる。どちらがいいとかいうジャッジメント(判断)はない。それぞれの人生の時間を、さまざまな想いの中で人は過ごしていく。ただ、その苦しみの中で、生まれてくる感情や想いを変えていくもの、次の一歩をつくり出すものは何だろう。そのことがずっと気になっていた。

そのような折、Tさんが私のところへ相談に訪ねてきた。Tさんは保育士として働いていた。保育園での不慮の事故で教え子の園児を亡くし、その後すぐにご自身の父親を急に亡くすという経験をした。葬儀や法事に追われてばたばたと時間が過ぎていたときはよかったが、しばらくして体調が一気に崩れだした。動悸、焦燥感、ずっと胸に大きな物が載っている気がした。眠れなくなった。

職場で園児が亡くなったのは、他の人にとっても同じくらい大変なことだと思う。自分だけが弱いのかと思うと、誰にも相談できなかった。

病院に関係するものを見聞きしたり、救急車の音を聞くと、とてつもなく恐怖を感じる。近所の病院のそばを通ることもできない。出勤することさえ、困難な状況であった。しかし職場の保育園も忙しく、人員の余裕もない。心療内科に行き、精神安定剤と睡眠薬をもらった。病名はつかないと言われた。薬はきつくなったときに飲めばいいと言われたが、毎日精神安定剤を飲んで仕事に行く。飲まないと出勤できない。年度末までは休めない。三月までは何とか、そう思いながら仕事に行っている。そんな中でも何とか楽になりたい、カウンセリングに道はあるのかと思って予約をした。と、そのような状況であった。

こういう話が周りの人にできない。家族にも言っていない。

父が亡くなって、母もまだ元気がない。心配はかけられない。
友人や職場の人にも話をしにくい。話したところで、重すぎる話だろうと思う。
それを聞かせるのもどうかと思うと話せない。
今日は来てよかった。聞いてもらえるだけで楽になった。

一時間半ほど話をされた後、そう言って、帰られた。
数回の面談を通して、お話を聞くうちに、父親の喪失に関しては気持ちを収めることができるようになってきた。しかしそれでもなお、不安という思いが日常生活を脅かしていることへ会話は進んでいった。不安の中にも、いくつかの要素があることが見えてきた。それまで感じたこともなかったような、いのちを失うことの実感、若い年齢で亡くなることがあるという現実に対するショック、それによって大好きだった職場が恐怖を感じる場所に変わっていることへの不安、天職と感じていた保育士という職業を失うかもしれないという不安などである。何回目かの面談で、Tさんはこう話し始めた。

自分が体験してないことって分からないじゃないですか?
この一連のことは、想像の域を超えてました。
いい年だから、お葬式だって、人の死だって知っていると思ってた。
でもね、この年でね、経験して分かりました。
これほどつらいとは分からなかった。これって、前に比べたらいいことかな?

つらかっただけ、そう思えるのかな。分かったのに、まだ罪悪感があるんです。
職場が怖くなっちゃって……。
こどもたちといることが大好きじゃないといけない仕事なのにと思って。
行くことが苦しくて。時間がほしい。休みたい。

でも、こうやって話していると、本当は私は辞めたくないんだなって……。
それが本心だと、今思いました。
続けたいんだな、好きなんだな。
保育士という仕事も、こどもたちも、親御さんのことも。
そう思うのに、仕事に行けない気持ちがあるんです。

卒園の時期を過ぎた三月の半ば、カウンセリングを始めた頃に比べると寒さもだいぶ緩んできていた。
それに合わせて、話をするTさんの表情も、ずっと和らいで見えた。

今年の園児たちの卒園のとき、私が、亡くなったこどもの最後の担任だったなって思いました。
そんなことが起こると思いたくなかったことが起こってしまった。
自分が、他人にとってのそんな重要な場面に立ち会っているって、
信じたくなかったのかもしれません。それに加えて、いろいろなことが起こりすぎて。

だから現実をストップさせたかった。それが休みたい理由だったと思います。

これまでは、こういうときに休むのは、その人が弱いからだと思っていました。

いい加減な人、我慢が足りない人がこうなるってイメージがあって。

実際自分がなってみて、それが違うと分かって。

心に穴が開いてしまっていました。埋めようとしても、埋められない。

どんどん底が抜けてしまって。


でもその穴から、外を見たとき、見えたんです。

保育園に通える幸せ、保育士としてこどもに会える幸せ、
病気の人がつらくても日常を過ごしたいっていう気持ち。

一日の重み、今日が最後かもしれない。おめでたい意味でも、お別れでも。

以前とは全く違う感じ方ができています。

去年一年が夢だったみたい。整頓はまだできていないけど、気持ちは解放された気がします。

あの経験はもうこれからできない、大切な時間だったと思えてきました。

私に何かできる役割があると思う。また、保育士としてやっていけそうな気がします。


閉塞した状態から、Tさんが一歩を踏み出せたのは、保育士という役割に対して自分が抱いている気持ちに気づくことによってであった。生きていく時間の中で、何ができるか、喪失の経験を通して、保

育士という仕事が、自分の人生の時間や意味の中に捉え直されていったのである。

4　喪失を意味づけるもの

かつて人生の喪失や、それに伴う心の痛みは、受動的に受け止めることと考えられていた。今でも、自分自身の経験として「耐えるもの」と理解されている方が多いように思う。グリーフケアの理論では、「喪失は避けられないとしても、グリーフは必ずしも受け身に捉える必要はなく、むしろ積極的に取り組む生活対応と意味再構成の課題」と能動的に取り組むことと考えられている（ニーメヤー、二〇〇六）。この適応と再生という課題の中で、意味再構成とは当の喪失を自身の体験に意味づけるということである。個人に起こった選択の余地のない事象やなくしたものに、人は語る中で新たな意味を見出したり、それまでの自分の役割や経験から新しいアイデンティティを再構築していく。

「どうにもならない」「こんなはずではなかった」「考えていたより、こんな苦しいなんて」と表現される喪失体験の意味づけという課題に取り組んでいくとき、何が影響を及ぼしているだろうか。具体的なケースを通して、考えてみよう。

Sさんがカウンセリングに来たきっかけは、父親との死別であった。持病に由来する病死ではあったが、急な死別に家庭内が不安定になった。自分は父の死別は受け止めているが、揺らぐ家族をどう支えていったらいいのかという不安に駆られた。

インターネットであれこれ調べるうちに、「グリーフ」という言葉を知った。ホームページの「家族もそれぞれグリーフを抱える。その想いは家族であってもさまざまである」という一文に納得したと言われた。

本当にそうだなって。
同じ家族でも考え方も違うし、どうしていったらいいのか。
そう思っていました。家族がバラバラになってしまう。
私がちゃんとしていなければ。
でも、「家族だけでは限界がある」その通りなんです。

初回のカウンセリングで、このように話された。ご家族の様子を伺うなかで、家族に対するSさんの距離感が気に掛かった。今回のことに先立ってお父様を亡くされる以前から、何か思われていたことがありますか？　そう聞いた途端、Sさんの表情は崩れた。急に泣き始め、それまでの冷静な様子とは違う、大きな声で取り乱しながら訴え始めた。

うちは私が小さい頃から事業をしていました。
父は仕事が忙しく、家にはいない時間が多くて……。厳格でワンマンな人でした。
そのせいか母にも厳しく、母は精神的にいつも不安定でした。

私がこどもの頃、母が自殺未遂をしました。

発見したのは小学生だった兄と私です。

父が帰って来るまでの間、床に落ちている血を拭きました。

今でもこの手に血の感触が残っているんです……。

不安でいっぱいだった。でもこのことは家ではタブーになりました。

私と兄は、(母の自殺未遂の)理由も分からずに過ごしました。

自分の不安な気持ちも、両親への思いも、言ってはいけない、そんな空気がありました。

ずっと話したことはありませんでした。

だって、誰にも言えることではないですよね。

だから、なかったことのようにして生活をしていました。

母はそのときは助かったけど、同じことをその後も数回繰り返しました。


母はこどもより、自分のつらさが大事なんだ。

私たちのことなどどうでもいいんだ。

自分たちは愛されていないのだと、そう思いながら生きてきました。

親を頼ることはできず、自分で生きなくちゃって。

だから必死に大人になりました。

大人になって生活も自立し、その気持ちは収まったつもりでした。資格も取って、きちんとした仕事について。運よく、家庭も持てました。幸せだと思います。でも、また今回、家の中が死をきっかけにグラグラしている。それは自分のこどもたちをも巻き込んでいく。何が起こっていくんだろう。こどもたちも自分と同じ思いをしているのではないだろうか。あんなつらい思いをこどもたちがしているとしたら。そう思うと不安で、いても立ってもいられないんです。

そう一気に話された。そして、そこからは家族の話ではなく、Sさん自身のこどもの頃からの話に切り替わっていった。冷静だった家族の話のときとは対照的に、Sさんの語りは感情に溢れていた。亡くなった父親のこと、母への思慕の念、もっと愛してほしかったという気持ちは尽きることがなく続いた。数回の面談後、母親の生育環境について話していたときだった。母親も厳しい環境で甘えられずに育った人であることをSさんは知っていた。それを伝えながら、Sさんは話の途中で、はっとした表情で顔を上げた。そして、私に向かってこう聞いた。

母も寂しかったでしょうか？
母には母のつらさがあったのでしょうか。

起こった事実は変えられない、人が変えていくのは事象に対する自分の想い、それをどう捉えるかだ。自分の想いとともに、人との関係性やもともと抱えていた経験の捉え方や信念体系が変えられていく。喪失を経験するまでは、意識していなかった自分の考え方や思い込み、物事に対するフィルターやバイアスに気づいていくことになる。

Sさんの場合、自分の母親はこどもを顧みない自己中心的な人間だと捉えていた。そうでもしないと母親の行動を理解できず、愛されていない（と思いこんだ）自分自身が保てなかったのだろう。しかし、親もひとりの人間であり、そこにはこどもであっても読み切れない寂しさや切なさを抱えて生きている。それに気づいたとき、あらためて母親の違う姿が映し出されていった。

父の性格や母との関係、母が厳しい環境で育ってきたこと、
父とのすれ違いがあっても頼る人がいなかったこと。
いろいろなことがあるのでしょうね。
そして、それを分からなかったこどもの頃の私の捉え方も。
いろんな糸が絡み合っているんですよね。
先生は許せばいいって言うと思うけど。まだ簡単には認めてあげられないけど。

グリーフには幼少期からの愛着形成も大きく関与している。人は幼少期に無意識のうちに、愛着関係を心に育てて成長する。自分を養育してくれる人から受け取る無償の愛情、それにより自己を肯定して

いく。自分は生きるに値するという自己承認、それは心の安全基地となる。

グリーフはこの自分自身の安心・安全が揺らぐ反応を起こす。死別や喪失によって、愛着の絆が切れたように思うとき、自分自身の心の安全基地も揺らいでしまう。特に、自分は愛される存在なのだという想いを受け取り損ねていたり、そこにすれ違いが生じていると、成長してからも人生の喪失を経験したときには、自分自身の存在や生きる意味に揺らぐ人が多いように思う。

グリーフを抱えたとき、それまで自分が気づかなかったことに気づかずにはいられないほどに、心が反応してしまうということが起こる。カウンセリングの場で話すうち、自分自身の人生を何十年もさかのぼっていく人もいる。その多くはこども時代の話になる。そして、自分の心の傷やそれに起因する物事の捉え方に気づいたとき、人はまた違う視点を手にする。

Sさんの場合も、この気づきによって、それまでの憤る気持ちは和らいでいった。家族の心配でなく自分の不安と向き合い、こどもの頃の傷ついた想いを見つめたとき、生きる意味を考え、また自信を取り戻したように見えた。そして最後の回にこう話してくれた。

まだ母のことは許せないけど、それも私の気持ちですよね。
いつか私が、いのちが終わるまでにはもうすこし分かるでしょうか。
母とのことは、私の一生をかけて持っていく課題なのかもしれません。
もしそれまでにまたつらくなったり、許したくなったら……。また来ますね。
自分だけで無理になったら、一緒に話して下さい。

講演やセミナーで愛着とグリーフとのこうした関連に触れると、「あれほどの苦しみは大切な人を亡くした悲しみや寂しさだけではなかったことに思いあたる」という感想を多く頂く。「あれほどのつらさや苦しみ」が自分自身が揺らいだことに基づくというのであれば、感覚的に納得できるというのだ。

グリーフカウンセラーになり、グリーフケアは喪失の事象だけのケアでないことを実感している。グリーフは大切な人を亡くした悲しみやもう会えないという苦しみにとどまらず、自分自身を、自分の人生を振り返ることにもつながっていく。その中で、新しい絆を結び直すことが大きな役割を担っている。人は喪失後に希望を見出すためには、自分自身を見つめ、自分や人との関係性を認めることが必要であるように思う。それを経て初めて、それからの人生の、自分の課題が定まっていく。

5　ともにいのちの絆を紡ぎ直す

喪失の苦しみは、かつて一緒に過ごした人との愛情から発している。そうだとすれば、喪失の苦しみは、まるごと取り去ってしまえばいいというものではないはずだ。むしろ大切なのは、亡くなった人との絆を紡ぎ直すことである。グリーフとはそこから立ち直るべきものでも、乗り越えるべきものでもない。

だから、クライアントが亡くした人との関係を紡ぎ直す、その過程を援助することがグリーフカウンセラーの大切な仕事の一つである。しかし、それは単に外からの援助に尽きるものでもない。グリーフカウンセラーとしてそこに関わるとき、カウンセラーである私自身もまた、その関係の輪の中に入っていくからだ。

小児科の看護師時代から、つながりのある女性がいる。その方は、あーちゃんというこどもを生後一ヶ月とちょっとで亡くして以来、その子が生まれてきた意味をずっと探しつづけている。

あーちゃんは、小さい小さい赤ちゃんだった。妊娠二十五週、五百二十七グラムという身体でこの世に生まれてきた。そして、三十三日を生き抜いていのちを全うした。病院にいる間のお母さんはいつも泣きながら、それでも頑張って、保育器の前であーちゃんに声を掛けていた。傍《はた》からその様子を見ていて、そのうちに崩れてしまいそうな、そんな方のように感じていた。

あーちゃんが亡くなった後、お母さんから病院宛に一通のお手紙が届いた。その頃の心境が綴られた手紙だったと記憶している。私はあーちゃん担当の看護師ではなかったが、縁あってお気持ちを受け止めたという手紙を書かせていただいた。これがきっかけとなり、連絡のやりとりが始まった。

患者さんが亡くなると退院という形になるため、その家族と病院の職員がその後も関係を持ち続けることは通常は難しい。それまでもいくつかのご家族と連絡をとり続けたことはあったが、どうしても少しずつ縁遠くなる。しかし、あーちゃんのお母さんとのお付き合いは、あれから十年弱にもなる。なぜ、これほど続いてきたのだろう。

あーちゃんのお母さんが打ち明けてくださった話の内容は、悲しみの気持ち、それを人に理解してもらえない苦しみの気持ち、生活のこと、あの子が生きていた意味、自分の人生の意味など、多岐にわたっていた。毎年の命日には、あーちゃんが病院にいないのは知っていると言いつつも、病院へそっと来ていた。

今のようにグリーフについて知識も術も持たなかった当時の私は、お母さんの気持ちを必死で受け止めていただけだったと思う。あーちゃんのお母さんは、医療者への発信を続けてくださった方だった。その力は、お母さんの弱った感情のどこから出てくるのだろう。それを知りたいと思い、私も彼女と一緒に、あーちゃんを想う時間を過ごしていこうと思うようになった。

生まれてすぐに亡くなったこどもには思い出が少ない。それゆえのつらさもある。両親や関わった人がその子から、どのようなメッセージを受け取っていったらよいのか、その手がかりが少ないからだ。あーちゃんが生きたのは三十三日。平均寿命から見たら、ごく短い人生だ。言葉を発したこともない。ご家族が必死の思いで撮り、残った写真もアルバム一冊に収まる。こどものいる家庭からしたら、たった一冊という感覚になるかもしれない。実際にその子に会った人の数も少ない。「あの子の姿は、自分の中にしかない、私の勝手な思い込みでしかないのではないだろうか」——そう思うと親はあまりにつらい。こどもとの思い出も、そこから続く苦しみも、誰とも分かち合えない気持ちになる。

そんな中で、お母さんは必死に探していたのではないだろうか。あーちゃんが生まれてきた意味、存在した意味を。自分のところに来てくれたということが、こんなにつらい思い出になったことの意味も。もしも元気に生まれていたら、もっとたくさんの笑顔や泣き顔があって、もっと違う毎日だったのかもしれない。そんな気持ちが浮かぶ中で、歯をくいしばりながら、あーちゃんの人生と向き合ったとき、あーちゃんからのメッセージとしてお母さんが受け取ったのは、与えられた時間を必死に精一杯に生きたその姿だった。

現在、あーちゃんのお母さんは、「あの子がいて、結果よかった」と語られる。まだ多くの言葉にはならないけれど、共に過ごした時間を振り返るとき、この言葉が発せられる。やっと生まれた小さいいのちから、彼女が受け取ったもの。それは、ただ「生きる」、ひたむきに生きることが大切というメッセージだったであろうと感じている。私は、このお母さんの軌跡を追いながら、人はこれほどの苦しみからも人生を歩んでいくことを教えていただいた。
私がグリーフカウンセラーの仕事を始めたとき、あーちゃんのお母さんはこう伝えてくれた。

あーちゃんのこと、話していいですよ。
浅原さんが話してくれたら、
あんなに小さいあーちゃんが、
大人の人に生きることを伝えるんですよね。
あーちゃんはすごいなあ。

この想いが、またあーちゃんの「生きる」を伝えていく。お母さんとは今でもよく、私たちの生き方をあーちゃんがどう見てくれているだろうねとお話をする。あーちゃんはお母さんの記憶の中だけにいる存在なのではなく、私にも「生きる意味」を伝え、お母さんと私の人生を通じて、今もこうして多くの方々に働きかけ続けている存在なのだ。

人は先に生き抜いた大切な人から、受け取るものがある。受け取るものや時期は人によってさまざまである。どこかで守ってくれていると、故人をお守りにして生きる人、近くにその存在を感じ、生きる支えにしている人、残してくれたものや想いを自らの生きる指針とする人、また会えると信じてそれまでをひたむきに生きようとする人、それぞれが自分の生きる時間への大切なメッセージとして受け取っていく。

それは大切な人から受けとる、そしていのちの輝きが放つメッセージであろうと思う。自分の力ではどうにもならない出来事に直面したとき、そこから自分自身の苦しみやつらさを見つめたとき、人はそのメッセージを受け取るだろう。そうして先に生き抜いた大切な人との絆を紡ぎ直しながら、グリーフを胸に抱いて私たちはまた残りの時間を生きていく。そうやって、いのちをつなげて生きていく。

Comment-1

日本におけるグリーフケアカウンセラー
——臨床心理学と日本的心性の狭間で

浅見 洋
Asami Hiroshi

石川県立看護大学教授、石川県西田幾多郎記念哲学館長。一九五一年生まれ。金沢大学大学院文学研究科哲学専攻修了。博士（文学、筑波大学）。「死生観とケア」公開研究会を主催している。著書：『西田幾多郎　生命と宗教に深まりゆく思索』（春風社）、共訳：『死別と悲哀の心理学　悲しみに寄り添う』（新教出版社）ほか。

柳田国男は「先祖の話」（一九四五）において、戦死した多くの若者たちの行く方を想いながら、「別れの悲しみは先祖たちの世に比べると、さらに幾層倍か痛切なものになっているのである」と記した。その背景となったのは、古くから日本人に通底していた死者と死後の観念——死者の霊は遠くへ行かず、故郷の山々から子孫を見守り、正月や盆には「家」に帰ってくる——が希薄になってきているという民俗学の知見であった。それから七十年を経て、死別を永遠の別れ（死出の旅）、生者と死者の関係の断絶（死は消滅）と見なす死生観が一般化し、人々はより痛切な喪失に伴う悲嘆（グリーフ）を持つようになった。

近年、グリーフケアの必要性が語られるようになった背景として、上述のような日本人の死生観の変化と文化的なグリーフケアシステム——たとえば、葬送や供養などの儀礼——の衰退があると推測できる。日本における文化的変容から生じた人間の生死に関わるそうした課題に対して、外来のケア理論によって対処しようとする臨床的取り組みには共感するところが少なくない。しかし、そうした臨床心理学に基づくアプローチは生死をめぐるアクチュアルな現実に手が届かないのではないかという、ある種のもどかしさと危うさをない混ぜにしたような思いが払拭できないのもまた事実である。

本章は、グリーフカウンセラーとして関わった四件の「喪失とともに生きる人たちとの出会い」を通して体験的なグリーフケア理解とカウンセラーの役割に言及している。その体験的理解には現代ヨーロッパの臨床心理学、精神医学の理論に呼応するものと、そこではあまり見い出すことができない喪失に伴う日本人の「悲しみのかたち」と「悲しみへの寄り添い方」が垣間見られるように思う。

1 喪失者の気持ちに寄り添うということ

最初の事例では、こうちゃんという小学二年生の男の子の通夜での「こうちゃんと出会えてよかったです」という言葉に、お母さんが「浅原さんも、先生たちも大好きだけど、うちの子が病気じゃなければ出会わなかったのに。会わなくてもよかったのに……」と言って泣き崩れられたという。病院におられる間のお母さんは笑顔であったし、喪失後に病院を出られるときに医療者に感謝の言葉を述べられていたのに……。そのことを通して、お母さんが医師からわが子のいのちが危ないと知らされた日から「ずっと、やり場のない気持ちと必死に戦いながら過ごしていた」こと、喪失後も悲しみ、寂しさに加えて「怒り、憎しみ、後悔や罪悪感、どこにもぶつけられないやり場のない気持ち」を抱いておられたことを知った。その上で「こうちゃんが入院していたとき、私はご家族の本音の気持ちを受け止められていただろうか」「受け止めたとして、ご家族に提供できるものはあっただろうか」と自己に問いかけておられる。そして、グリーフカウンセラーの役割を、家族が喪失を予期したときから「その気持ちを慮ること」だと記しておられる。

現代の代表的な臨床心理学は喪失に伴う心理プロセスを段階モデルや課題モデルで説明してきた。たとえば、E・キューブラー・ロスの五段階（否認、怒り、取り引き、抑うつ、受容）説のように、心理学的な悲嘆研究は正常な悲嘆プロセスである諸症候の段階を辿ることをグリーフワーク（悲嘆の仕事）、と解してきた。そして、グリーフケアの一つの方法として諸症候に伴う感情の表出を促し、段階の終局に達するように支援することだとしてきた。ドイツで学んだホスピス医から「日本ではがんを告知したとき、否認したり怒ったりする人はほとんどおらず、割合平静に受容する人が多い」と聞いたことがある。日本人は西洋人のように喪失を受け入れがたい理不尽なこととして否認するのではなく、自然《じねん》で運命的なこととして諦念《ていねん》をもって受容するような心性を持つ人が多いのである。少なくとも喪失に臨んで無常観をもって堪え忍ぶことはあっても、否認や怒りを直接に誰かにぶつけることはほとんどない。また、人格的な絶対者との契約関係を意識することがない日本的霊性（スピリチュアリティ）においては、生死の事柄に関わって超越的な存在と取り引きすることも希である

本章で書かれているように、グリーフカウンセラーとして喪失者に寄り添う第一歩はおそらく喪失者の内にある心情を慮るということであろう。ただし、この慮りは文化的伝統に培われてきた個々人の心情に向けられるべきものである。その点で日本における臨床心理学的なグリーフケア研究は、日本思想や民俗学においてなされてきた悲哀の研究――たとえば、竹内整一『「かなしみ」の哲学　日本精神史の源を探る』――の知見に学ぶべきではなかろうか。ともあれ西洋の心理学や精神医学の悲嘆理論にのみ依拠していたのでは「日本人の喪失者と真に出会うことはできない」ということをこうちゃんのお母さんの事例は示唆している。

2 アイデンティティと関係性の再構築を支援すること

S・フロイトによれば「悲哀(Trauer)とは通常、愛するものを失ったための反応」、つまり対象喪失による反応である。本章で紹介されている第二、第三の事例は共に「父親を亡くす」という体験が引き金になってはいるが、両事例における最も深刻なグリーフは対象喪失から直接に生起したものではない。それゆえ、第二事例では「保育士として生きる意味の捉え直し」、第三事例では「母親との関係の再構築」が最も重大なグリーフケアの課題であった。

第二事例は「保育園での不慮の事故で教え子の園児を亡くし、その後すぐにご自身の父親を急に亡くすという経験をした」Tさんのケースである。葬儀や法事後に、体調不良、動悸、焦燥感、不眠などの複雑性悲嘆に陥り、職場の保育園に通えなくなった。数回の面談によって父親の喪失に関しては気持ちを収めることができたが、職場への恐怖感は払拭できなかった。しかし、カウンセリングを通して、保育士という役割に対して自分が抱いている気持ちに気づくことによって、Tさんは職場復帰することができた。この事例から筆者は、グリーフケアとは「喪失者が自分の人生の時間や意味を捉え直す事ができるように援助することである」と記している。

第三事例は「父親との死別によって母親との関係が揺らぎ、自己のアイデンティティが見い出せなくなった」Sさんのケースである。過去に母親は忙しく厳格であった父親が原因で、こどもたちを残して自殺しようとしたことがあった。その体験を通して母親は自己中心的で、自分たちこどもを愛していないという疑念を持つようになった。しかしカウンセリングを通して、母親も寂しさや切なさを抱えて生きてきたひとりの人間だと気づいた時、それまでの憤り、満たされない思いは和らいでいった。そこから筆者は「人が変えていくのは事象に対する自分の想い、それをどう捉えるかだ。自分の想いとともに、人との関係性や……信念体系が変えられていく」と記しておられる。

筆者はR・A・ニーメヤーを引きながら「グリーフケアは喪失の事象だけのケアでない……、自分自身を、自分の人生を振り返ることにもつながっていく。その中で、新しい絆を結び直すことが大きな役割を担っている。人は喪失後に希望を見出すためには、自分自身を見つめ、自分や人との関係性を認めることが必要であるように思う」と総括している。V・E・フランクルのロゴセラピー――自己の「生の意味」を見出すことを援助する心理療法――であれ、母子の関係（絆）を重視するJ・ボウルビィの愛着理論であれ、現代の臨床心理学が目指してきたものはアイデンティティの獲得と新しい関係性を再構築することである。その点で、浅原氏のグリーフカウンセラーとしての働きは、現代の心理学の諸理論の展開に呼応している。

3　死者との関係を紡ぐこと

四番目の事例は「あーちゃんというこどもを生後一ヶ月とちょっとで亡くして以来、彼女はその子が生まれてきた意味をずっと探しつづけている」と書き出されている。喪失者と病院職員が退院後に関係を保ち持ち続けることは通常は難しいが、小児科の看護師時代から筆者は十年近く喪失者と関係を持ってこられた。そのためカウンセラーも死者を成員とする関係の輪の中に組み込まれることになった。

あーちゃんからお母さんが受け取ったメッセージは「与えられた時間を必死に精一杯に生きる」ということであった。そのようにグリーフケアは実存的な意味を問う契機になり得るという意味でスピリチュアルケアでもある。また、死者は喪失者の記憶の中で生きる意味を問いかける存在にとどまらず、カウンセラー、さらにお母さんとカウンセラーの人生を通じて多くの方々に生きる意味を問いかけ続ける存在である。筆者は最後に「先に生き抜いた大切な人との絆を紡ぎ直しながら、グリーフを胸に抱いて私たちはまた残りの時間を生きていく」と結んでいる。

この第四の事例で語られている最も重要なグリーフカウンセラーの役割は「クライアントが亡くした人との関係を紡ぎ直す、その過程を援助すること」であるが、私にとって最も気になるのは死者と生者との関係のありようである。というのは、セラピストであるM・ホワイトが「再会——悲哀の解決における失われた関係の取り込み」で記しているような紡ぎ直された関係は、単なる心理的な関係に過ぎないように思えるからである。それに比して、高度成長期以前の日本では家の中に仏壇があり、そこに故人が祀られ、毎日の食事やお茶を供え、家人は朝夕の挨拶やこまごまとした日々の相談を故人に持ちかけていた。こうした習俗となった仏教的伝統を精神科医であった小此木啓吾は、死者との関係の断絶ではなく、再配置するというグリーワークの典型的なモデルとして紹介した。喪失者が死者とともに暮らし、いのちの受け継ぎが仏事や神事として存在していた伝統的な「悲しみへの寄り添い方」と臨床心理学者が提唱するグリーフケアが重なって見えるのは、日本思想を学ぶ者の幻想であろうか。

Comment-2

グリーフサポートと民俗

井藤 美由紀
Ito Miyuki
園田学園女子大学、佛教大学、非常勤講師。同志社大学、学外嘱託研究員。京都大学大学院人間・環境学研究科修了。博士（人間・環境学、京都大学）。現在、佛教大学で「生と死の心理学」、来年度から甲南大学で「死生学」の講義を担当する。主著『いかに死をうけとめたか――終末期がん患者を支えた家族たち』（ナカニシヤ出版）。

あなたは、瞬時に心身の状態が異変を起こすような強い衝撃を伴う悲嘆を、一度でも経験したことがあるだろうか。西洋先進国では、一九四四（昭和十九）年に精神科医のE・リンデマンが、急性悲嘆反応の症状と臨床的介入の方法を述べた論文（Lindemann, 1944）を発表してから、グリーフには支援が必要なケースがあると広く認識されるようになり、精神医学や心理学の領域で本格的な研究が始まった。しかし日本では、長い間、死別の悲しみで専門家の支援を求める人はほとんどいなかった。死別の悲しみがグリーフに当たり、グリーフケアの専門家になるための知識と方法を学べるということが、日本社会に広く知られるようになったのは、二〇〇八（平成二十）年以降のことである[1]。そこでここでは、近年、日本でも専門家によるグリーフケアのニーズが高まっていることを踏まえて、このような変化が生じた背景について解説する。その上で、日本の次代を担うこどもたちのために、今、どのような対応が早急に必要とされているのかを述べる。

（1）二〇〇八年に東京都で発足した日本グリーフケア協会と、二〇〇九年に兵庫県で設立された日本グリーフケア研究所（現上智大学グリーフケア研究所）が、グリーフケアの専門家養成講座を開講したのがきっかけである。

1　悲嘆の渦中で思い出した離島の話

それは二〇〇一（平成十三）年三月のことだった。恩師が食道がんの末期で、もう手の施しようがない状態だと知らされたとき、わたしを取り囲む日常世界は一気に崩壊し、どす黒い煙幕がむらむらと広がって、あっという間に何もかもを呑みこんでしまった。心の中では狂ったように絶叫する声が響きつづけ、頭の中では「先生が死ぬ？」というフレーズが、果てしなくリフレインする。あの時まで、わたしは心身に深刻な打撃を与える悲嘆を経験したことは一度もなかった。

いったいどうしたらいいのだろう。身近な人は、その答えを持っていなかった。誰に聴けば教えてくれるのだろう。最初に思い出したのは、一九九九（平成十一）年の夏に、一ヶ月間滞在した三重県鳥羽市の離島で出会った、小柄で口数の少ない四十代の女性のことだった。その人は二十七歳のとき、まだ幼い三人のこどもを遺して夫に死なれたという。夫は漁師で、海で遭難したそうだ。それから女手ひとつでこどもたちを育ててきたと聴いた。井戸端会議の最中に、本人の目の前でその話をはじめて聴いたとき、わたしは思わず「おつらかったでしょうね……」と声をかけた。すると、その人は、少し間をおいてから、ぼそぼそと低い声でこう答えた。

まあ、でも、周りの人らみんなが、わあわあ騒いでくれたから

「みんなが、わあわあ騒いでくれた？」。ぴんとこなかった。「いや、どれだけ周りの人たちが騒いで

も、ご主人は帰ってこないじゃないですか」と、頭の中で考えていた。聴けば、夫の死後、事情を知っている周りの人たちが仕事をくれたから、それでこどもたちを育てられたのだという。「でも、それとこれとは少し違うような……」と思っていると、傍で忙しそうに用事をしていたその人と同年代の奥さんが、「この人は、本当に働き者だから」と、話の輪に加わってきた。そして、「でも、お盆の間は（仕事を）頼めない。この人は、お盆にいのちをかけているから」と笑いながら言った。

それから数日後、その奥さんの切り盛りする民宿で、お盆の間、アルバイトをすることになった。奥さんの実家では、数ヶ月前に父親が亡くなっていた。三人姉妹の真中で、実家とも姉妹とも頻繁に行き来していた奥さんは、民宿の仕事に加えて、実家で親戚一同が集まって盛大にする新盆——四十九日を過ぎ、はじめてこちらに戻ってくる御精霊様をお迎えする法要——にも参加しなければならず、猫の手も借りたい心境だったのだろう。民宿の厨房で手伝っていたとき、勝手口から若い衆が元気な声で奥さんやそのご主人に声をかけ、束の間賑やかに話していたかと思うと、出て行く姿を何度か見かけた。奥さんの甥たちだった。奥さんの高校生の娘さんたちは、亡き祖父の家に手伝いに行っていた。故人のこどもたちだけではなく、孫たちも一緒になって生き生きと新盆の準備を手伝っているように見えた。

二〇〇一（平成十三）年の夏、悲嘆を抱えていたわたしが、この島とその隣の島を再訪したのは、それに先立って偶然このような経験をしていたことが大きく影響していた。

2　悲しみを隠しながら、悲しみから抜け出せた理由

「日本人には、個人的な悲しみを外に出したくない、内に秘めておきたいという、それこそ非常にプライベートな感情があります。本当に自分と悲しみを分かち合える人には、その悲しみを出すけれども、そうではない場合は一種の微笑みの陰にそれを隠してしまうのです」

これは、一九七一（昭和四十六）年に刊行されるや一躍ベストセラーになり、国際的にも代表的な日本人論として高く評価されている『「甘え」の構造』の一説である。「確かに、そういうところがあるなぁ」と思う人は、今でも少なくないのではないだろうか。

とはいえ、深い悲嘆は、隠したくても隠しきれるものではない。変わりない日常を生きている人々が、事情を知らずに悲嘆の渦中にある人と接した場合、その人が発する非日常性を感知し、時に精神的に、あるいは社会性に問題があるように見なすことがある。また、たとえ事情を知ったとしても、悲嘆を経験したことがなく共感的に理解するのが難しい場合は、適切な距離のとり方や配慮の仕方が分からず、心ならずも傷口に塩を塗るようなことをしがちだ。

このようなことが度重なると、悲嘆の渦中にある人の胸中では、悲しみと怒りが荒れ狂う。だが、情動があまりに激しすぎて、かえって外に出せない。「本当に自分と悲しみを分かち合える人」でないなら、心を閉ざしてやり過ごすしかない。このように最初に悲嘆をもたらした出来事に加えて、さらなる悲嘆に見舞われる出来事を誘発する「公認されない悲嘆[2]」は、悲嘆の渦中にある人を孤立感と疎外感の中に追いやり、悪循環に陥らせる。私もそうだった。だから、あの離島の人たちのもとに逃げ込んだの

だ。そして、分かったことがある。

あの離島のように、人口の流入がほとんどなく、三代以上前からその地に住み続けているような人が集まって暮らしている島では、島中の人が親戚だと言ってもよいぐらい人間関係が濃密だ。その中の誰かの死は、当然、誰もが知るところのものとなる。誰かが亡くなると、漁協は三日間の出漁禁止を告知する。故人の葬送儀礼を内々に済ますことはなく、親族に加えて、故人と生前に親交のあった人たちの多くが仕事を休んで手伝い、参列する。葬送儀礼の過程で、程度の差はあれ多くの人が、遺族の前で悲嘆感情を表に出す。「本当に自分と悲しみを分かち合える人」は、一人や二人ではなく、最も心を許せる人から顔見知り程度の人まで、悲嘆感情を共有する人たち全てだ。だから、悲嘆に陥ったことで疎外感や孤立感を深めることはない。さらに、暮らし向きが激変する遺族には、親類縁者から有形無形の支援の手が差し伸べられる。離島の暮らしは、相互扶助の精神をなくしては成り立たない。それは誰もが身に染みて知っている。あの離島では、故人を知る人みんなで悲しみを受け止め、最も悲嘆の深い人を支えていた。それが「みんなが、わあわあ騒いでくれた」という言葉の表すところだったのだ。

（2）「公認されない悲嘆」は、悲嘆に陥ったとしても、他の人にとってそれが受け入れ難いことだと思われ、それゆえ自分の感じている痛みを誰とも共有できず、話すこともできないときに経験する悲嘆で、専門家の支援を必要とすることが少なくない。たとえば、①悲嘆に陥った人と喪失対象の関係が、悲嘆に陥って然るべき関係性だったと認識されていない場合（パートナーや家族と見なされない人、たとえば同性愛者、元配偶者、友人など）、②悲嘆に陥った人が喪失体験をしていたことが認知されていない場合（たとえば流産、死産、中絶など）、③悲嘆に陥った人が、悲嘆を経験できる力があると思われていない場合（たとえば重度の認知障害がある人、幼いこどもなど）、④故人が死に至った状況が、社会の偏見を誘発することが予測される場合（たとえばエイズや自死など）等に経験させられる。詳細は、Kenneth J. Doka, *Disenfranchised Grief: New Directions, Challenges, and Strategies for Practice.* Champaign, Il.: Research Press. (2002)　を参照のこと。

このような死別の悲しみの受け止め方は、あの離島だけではなく、近代化が極度に進む前の日本では、おおかたどこでも当たり前に見られたことだろう。「本当に悲しみを分かち合える人」でなければ、悲しみを隠すのは、何も言わなくても悲しみを共有し、支えてくれる人が身のまわりに大勢いたからだ。言わなければ分からない人にまで言う必要などなかったのだ。大勢の人に支えられていることをどこかで感じていたから、時間の流れと共に悲嘆は癒えていったのであろう。先に紹介した、日本人の悲しみの表現のしかたは、このような民俗――ひと昔前の庶民の生活文化――が育んできたものだった。

3　悲しみの向こうにある世界をどう伝えるか

近年、主に都市部でグリーフケアのニーズが高いのは、われわれが職住一体の生活共同体を成り立たせていたような濃密な人間関係を手放してきた結果だということは、もうお分かりになるだろう。それともう一つ、心して考えなければならないことがある。日本では、一九七五（昭和五十）年頃を境に、病院で亡くなるのが当たり前になってゆき、以前なら自宅で家族を看取る過程で、自然と上の世代から下の世代に伝わっていったものが、伝わらなくなったということである。さらに核家族化や個人化の浸透は、弔いの民俗も衰退させた。今、都市部を中心に、悲嘆についての知識とそれを和らげるための方法を求める人が続々と現れているのは、そういったこと全ての帰結なのである。

弔いの民俗は、湯灌《ゆかん》から始まり、通夜、葬式、火葬・埋葬、初七日、四十九日と続く葬送の民俗と、お盆、墓参り、仏壇まいり、回忌・年忌法要等に代表される供養の民俗がある。これらは全て、遺された人たちが故人のことを想い、故人のために何かをすることができる機会である。故人のために何かができると、遺された人たちの自責の念は昇華され悲嘆も和らぐ。葬送や供養の場では、故人と親交の深かった人たちが集い、故人を偲び、時に故人に語りかける。こどもたちは、そのような大人たちの姿に触れ、人は亡くなっても、遺された人たちのなかで、生前と同じように生き続けることを知っていった。たとえ死が訪れても、どこかに亡くなった人たちが集まって暮らす世界があり、そこからこちらの様子を見守っているようなイメージも自然と刷り込まれた。仏壇や墓に手を合わせている人が、故人に話しかけ、対話をつづける姿は今もよく見られる。このような情景はこどもの頃から見慣れていても、悲嘆を経験するまではどこか奇異に映る。だが、いったん悲嘆に見舞われると、そうして故人との対話を続けることが、やりきれない悲しみとやり場のない怒りを徐々に落ち着かせ、故人との間に新たに安定した関係性を築くのを促していたことに気づく。弔いの民俗が、悲嘆を和らげていたのである。

　このように考えると、グリーフケアやグリーフサポートは、弔いの民俗が内包していた機能を代替するものとして捉えることができる。しかし、管見のかぎりでは、今はまだ、大人ばかりが参加するムーブメントの域を出ていないように思われる。グリーフサポートの提供者のなかには、家族と死別したこどもに門戸を開いているところもあるが、大半を占める身近な人との死別経験がないこどもたちのことは、置き去りになっているのではないだろうか。

　はじめて死別で悲嘆に陥った人の多くは、「もう二度と会えない」ことに愕然とし、「今、どこでどうしているのか？」と亡き人を探し続ける。しかし、既成宗教とも、弔いの民俗をとおして受け継がれてきた宗教文化とも疎遠な人にとって、この問いは正解のない問いであるがゆえに、ブラックホールのようなものにもなりかねない。身のまわりにいる友人・知人の多くが、死別の痛みを知らず、悲嘆の渦中にある人への接し方を見聞きする機会もないまま成長した人たちであれば、「公認されない悲嘆」に陥る危険性は非常に高い。悲嘆にくれる人を受け止められない社会が、「公認されない悲嘆」に陥り、社会生活に支障をきたす人々を生み出しているのである。

このように考えると、かつてのこどもたちが、日常生活のなかで身近な人の死を経験していたことや、ものごころつく前から、弔いの民俗を通して身近な人たちと共有できる死後のイメージを吸収していたことの重要性に気づかされる。しかし、今のこどもたちの多くは、その親世代がすでに「かつてのこどもたち」のような育ち方をしておらず、将来、親世代以上に「公認されない悲嘆」を経験させられることになる可能性が高い。悲嘆に陥ってはじめてグリーフに関心を持ち、悲嘆の渦中にある人がグリーフケアの専門家の支援を受けるというのは、いわば対症療法である。本当に必要なのは、対症療法ではなく、悲嘆にくれる人を受け止められる社会を再生させることではないだろうか。

日本はこれからますます少子高齢化が進み、多死社会となる。誰もがさまざまな形で、生老病死の不条理に触れる機会が増えることが予想される。それならば、なおさら「公認されない悲嘆」に陥る人の増加を未然に防ぐ手立てを考えなければなるまい。かつて弔いの民俗を踏襲することで感受してきたものを、今を生きるわたしたちが、全く同じやり方で下の世代に伝えることは難しい。だからこそ早急に、多様な立場の人が、死別がもたらす痛みと悲しみを、そして死別と悲嘆の向こう側にある世界を、次代を担うこどもたちにどう伝えるかという課題に取り組むことが必要とされているのである。

2

こどものいのちを看取ること
——小児救急の現場から

植田 育也 UETA IKUYA

埼玉県立小児医療センター集中治療室・救急準備担当。1967 年生まれ。千葉大学医学部卒業。1994-1998 年、米国（オハイオ州）シンシナティ小児病院にて臨床研修。帰国後、長野県立こども病院、静岡県立こども病院にて、小児集中治療室（PICU）の設立にかかわる。2015 年より現職。専門領域：小児集中治療医学。米国小児科専門医、米国小児集中治療専門医、日本救急医学会救急科専門医、日本集中治療医学会集中治療専門医。

1　はじめに

職業として医療に携わると、人の死に接する機会は、一般の方に比して必然的に高くなる。ただし、医療者であってもどのような患者の、どのような様相の死に直面するかは、従事する専門領域によって大いに異なる。

私は小児の救急医療に携わり三十年弱になる。救急医療の目標はもちろん患者さんを救命することにあるが、残念ながら力を尽くしてもそれが果たせない場合がある。今でも、自分が診療したこどもが目の前で、毎年十五名ほど亡くなっていく。家族とともにそのこどもを看取っている。

たとえ病の末の死であったとしても、高齢者の死は、誤解を怖れず言えば、ある意味「天命」「天寿」という部分があるかもしれない。しかし一般的にこどもには通常、死すべき必然はない。ただ、さまざまな病気や事故によっていのちを失うこどもは存在する。私はこれまでそのようなこども、そして家族に接する機会を少なからずいただいて過ごしてきた。

本章では、一般の方が接することの少ない、突然の「こどもの死」に直面したとき、家族にどのようなことが降りかかるのか、ある患者さんの診療経過とともに提示する。とりわけ患者さんがいのちに関わるような状態で救急病院に運ばれ、治療を受ける際、私が実際に家族に行う説明内容をそのまま、順を追って挙げていく。読者には、そのこどもの家族の役割を仮想的に担い、自身がその立場であるとしたらどう感じ、考え、判断するのかを疑似体験し、「こどもの死・こどものいのち」というものについて考えていただきたい。

2　五歳女児、窒息にて心肺停止

私の勤務する小児病院の小児集中治療室（PICU: Pediatric Intensive Care Unit）には、緊急用の電話（ホットライン）がある。このホットラインの番号は、救急隊やドクターヘリの管制局、また地域の病院に周知されている。これらの機関が、（いのちに関わる状態のこどもの）救急患者の発生を察知したとき、すぐにホットラインを通じて、小児集中治療室に入室依頼が届くようになっている。

ある春の日の午後、またホットラインが鳴った。患者の名前は静岡あおいさん（仮名）。病気一つなくスクスク育った元気な五歳の女の子である（皆さんの娘さんと考えていただきたい）。今日は休日で、あおいさんはきょうだいとともに地域のこども会の集まりに出掛け、帰ってきたばかりのところだった。あおいさんは突然アメを喉に詰まらせ、顔を真っ青にして苦しがった。あおいさんはまだ小さいので、普段はアメを与えていないが、出掛けた際に誰かに貰ったのかもしれない。家族がアメに気づく前のわずかの間の出来事だった。

急いで救急車を呼び、救急車を待つ間、１１９番の電話に出た人の指示でお腹を押して窒息の解除を行おうとしたが、うまくできなかった。そのうちにあおいさんはぐったりとして、呼びかけても反応がなくなってしまった。気が動転してしまい、その後どうしたかはよく覚えていない。

数分して救急隊が到着し、隊員はあおいさんの様子を確認した。「心肺停止です」と言われた。彼らは慌ただしく器具を使って人工呼吸、心臓マッサージなどを行いながら、救急病院へ運ぶという。突然のことに、依然として何が起こったかも理解できず、半ば気が遠くなりながら、あおいさんとともに救急車に同乗して最寄りの病院へと向かった。車内でも隊員たちが必死に処置を続けていた。隊員の一人が時折何か声を掛けてくれていたが、覚えていない。

そのうちに近くの救急病院に到着した。そこであおいさんは担架に乗せられたまま処置を受け、救急外来の処置室へ運ばれていった。応対に出た看護師らしき人に、「ご家族はここでお待ちください」と言われ、その場であおいさんから引き離された。そして、救急病院の待合室で待つことになった。しばらく、何の連絡もなかった。待合室の隅で、なぜこんなことになってしまったのだろうと、悔やむ気持ちで一杯だった。やがて一時間ほどして医師が現れた。

救急処置の末、何とか心臓の動きは戻った状態です。戻るまで一時間かかってしまいました。けっこう長い時間です。この後、救命のための治療が必要ですから、この近くの小児病院へ転院を依頼しています。ご家族の皆さんがよろしければ、ドクターヘリを頼んで転院させようと思いますが、よろしいでしょうか？

——お願いします。

と声を絞り出すのがやっとであった。心臓の脈は戻ったという、よかった！　しかしこれからどうなるのだろうか、こどもには一体いつ会えるのだろうか。

3　小児病院へ

またしばし、その救急外来の待合室で待つことになった。今日これまでに起きた、たくさんの出来事が、頭の中でグルグルと回り始めた。いつどうなるとも分からないこの時間をただ呆然と過ごすしかなかった。すると目の前に、今度はつなぎのような服を着た男性が現れた。

私はドクターヘリの医師ですが、これからお子さまを小児病院まで転院のためお運びします。ご家族のうちお一人、ヘリコプターに同乗できますか？

その背後では、あおいさんが担架に乗せられて、救急外来の処置室から出てきた。心臓の動きは戻ったと言うが、あおいさんの顔色は蒼白で、呼びかけても目を開けることはなかった。容体を詳しく聞く間もなく、ヘリには家族の一人が同乗し、後の家族は陸路、自家用車で小児病院に向かうことになった。どこをどう走ったのか、カーナビの指し示すままに、とにかく事故だけは起こさないようにと小児病院へと向かった。小児病院の受付に名前を告げると、救急棟の位置を教えられ、そこの三階の待合室で待つようにと案内された。

待合室で家族と合流し、ヘリコプターでの様子を聞いていると、まもなく手術着をまとった医師（筆者）が現れた。

静岡あおいさんのご家族ですか？　こんにちは。小児集中治療科の植田といいます。私はこの集中治療室の責任者です。今、あおいさんの診療をしています。向こうの病院では、時間はかかりましたが、やっとの事で心臓の動きが再開しました。ドクターヘリで運んでいただき、心臓は何とか動いている状況です。今、運びこまれたばかりですので、まずは状況をよくするための救命治療をいたします。ご家族の皆さんとのお話も大切ですが、その前にいくつか救命処置をさせて下さい。その間、大変心配でしょうが、もう一時間ほど待合室でお待ちください。治療が落ち着き次第、また来ます。そこで病状や、今後どういう治療をしていくかについて、お話をさせていただきたいと思います。

私は家族にそう話すと、すぐに小児集中治療室に戻った。またひとしきり、家族を待合室で待たせなければならない。早くこどもの顔が見たいだろう。そんな気持ちで、家族がまんじりともせず窓から外を眺めているところへ、緊急処置が一段落して、私は再び入っていった。

4　初回の病状説明

私は家族を待合室の隣にある個室に通し、次のように話しはじめた。

お待たせしてすみません。今しがた、とりあえずの救命治療は終わりました。いろいろな診察、検査をして、あおいさんの身体の状況をおおよそ把握したので、お話しいたします。

あおいさんは今日、心肺停止という状況になり、小児病院に運ばれてきました。まずは、心臓や肺の役割、についてご説明しようと思います。肺というのは呼吸によって、空気中の酸素を血液の中に取り込む臓器です。血液の中に酸素が取り込まれている間、心臓が動き続け、心臓から酸素を含んだ血液が全身に流れます。これによりわれわれの身体は酸素を常にもらい、生きているのです。今日あおいさんはアメが喉に詰まって窒息状態になり、呼吸や心臓の脈が止まってしまいました。すると酸素が全身に行き届かなくなってしまいます。それが今一番大きな問題です。

通常、全身の内臓は五分以上酸素がない状況になると、障害を受けて傷み、壊れてしまいます。あおいさんはこの状態が六十分も続きました。窒息してから病院に運ばれ心肺蘇生、つまり心臓マッサージなどを行いましたが、心臓の脈が戻り、再び酸素が届くまで六十分かかったのです。これは非常に長い時間であると言わざるを得ません。そのため、現在全身の内臓に障害が起きています。

たとえば、心臓。心臓は酸素をたくさん使って動く筋肉の塊です。これが六十分も止まっていたので、心臓の筋肉にかなり重い障害を受けています。今、血圧が非常に低く、強心剤という血圧を上げる薬で、心臓をがんばらせています。さらに、たくさんの点滴もしなくてはいけません。今、この二つで何とか血圧を保っています。

肺も、心臓が止まると血液が流れなくなり、肺の中に血液がたくさん滞ります。この状況が六十分続くと、肺は溜まった血液で、むくんでしまいます。そうなると、普段は柔らかい風船みたいな肺が、きちんと呼吸できなくなってしまうのです。今は、自力で呼吸ができないので、人工呼吸器を使い非常に強い圧力で酸素を押し込んで肺を膨らませ、呼吸を助けています。

次に肝臓。肝臓も酸素がいかないと障害を受けてしまいます。血液検査の結果、肝機能値に異常があり、重症と言えます。これが今後どういう方向に推移していくか、心配して経過を見守っています。それから腎臓です。腎臓は尿を作る大事な臓器で、やはり酸素がいかなくなると、尿が作れなくなってしまいます。腎臓が働きを取り戻し、充分、尿が出てくれるようになるかが、これからの大切な要素です。

それから脳。酸素がいかないことで、脳がどれだけの障害を受けたか、これが最終的に一番重要になります。今、あおいさんの意識は、呼びかけたり、少し刺激をしただけで、ぱっと目が覚めるというわけではありません。つまり、意識が強く障害されている状況です。

診察だけではなく、脳のCT検査もしました。CT検査というのは、頭の中が断面になって見える検査で、今しがた、あおいさんを集中治療室からCT室へとお連れして撮ってきましたので、その画像をお見せしようと思います（**図1**）。

これはあおいさんの頭部CT画像です。外側一周の白い部分は骨で内側が脳です。心臓が止まって酸素がいかない状態になる

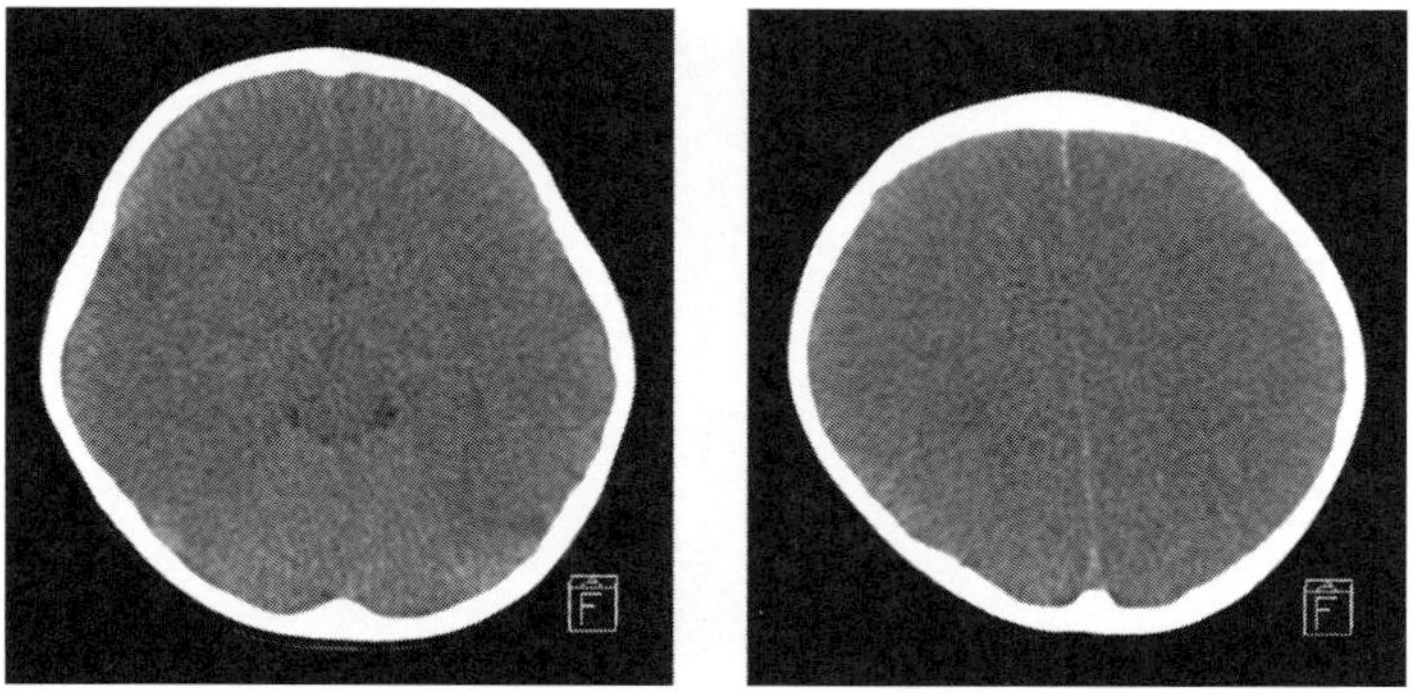

【図 1】あおいさん入室時頭部 CT 画像

と、脳は非常に腫れてきてしまいます。先ほど肺がむくむ、という話をしましたが、同じように身体のいろいろなところが腫れてきます。脳もすごく腫れてしまっています。

ただ、皆さんはこういう画像をご覧になったことがないと思うので、同じくらいの年齢の正常な方のCT（**図2**）を並べてみますと、ご覧のような違いがあります。脳にはたくさんの「しわ」があると聞かれたことがあるかもしれませんが、**図2**のように表面にたくさんしわが見えています。しかし、あおいさんの脳（**図1**）は非常に腫れているので、この骨と脳の間が、ぴっちりと隙間がなくなり、正常（**図2**）では見える骨と脳の間のスペースが、見えなくなっています。やはり六十分間、脳に酸素がいかなかったことは非常に重大で、脳はすでに重い障害を受けてしまっていると言えます。

今お話ししたような状況で、全身の内臓が障害を受けています。まずは、今日明日のことをお話しします。今は心臓が弱り血圧が低い状態、呼吸もしっかりできていない状態ですから、これを乗り切れないとこのままいのちを失ってしまう可能性があります。正直申し上げると、今日明日が、あおいさんのいのちに

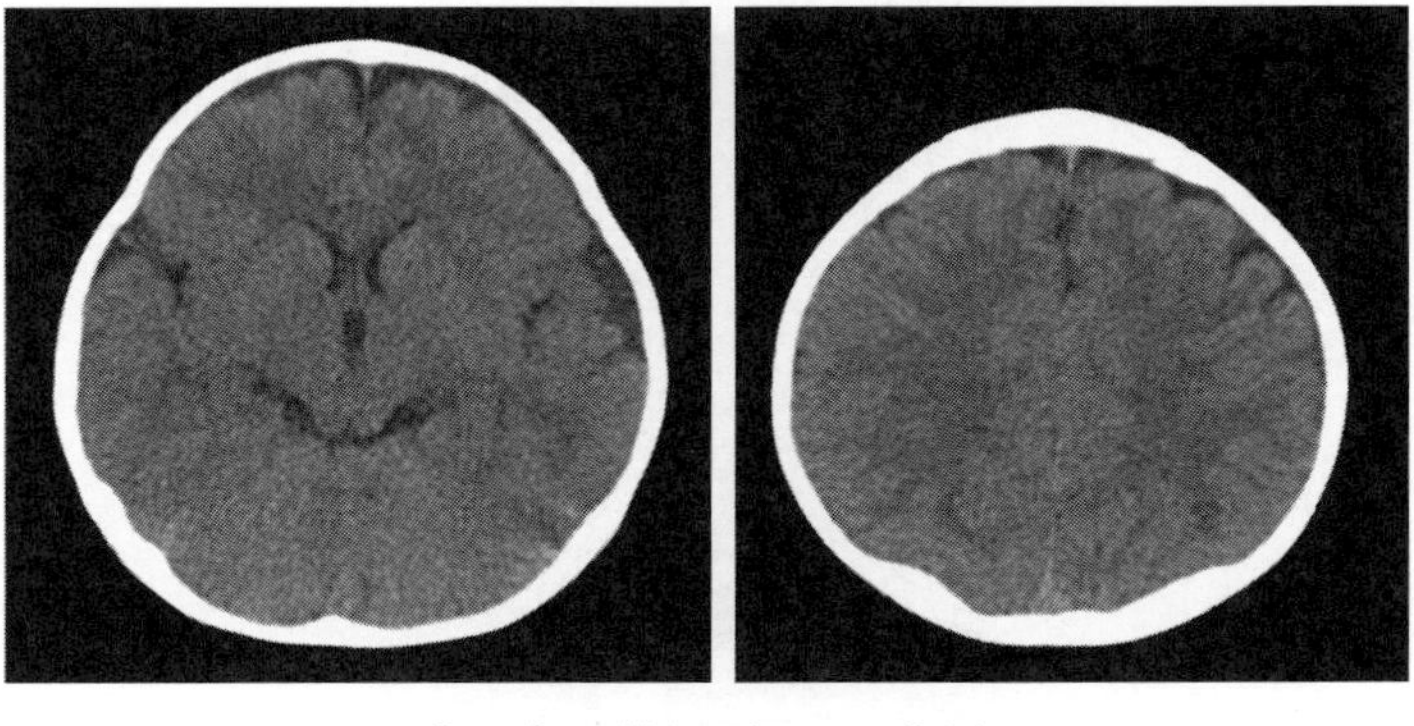

【図2】正常な頭部CT画像例

とっての山場と言えます。今は、心臓と呼吸をしっかりサポートして、救命の治療として全力でできることをいたします。しかし、現在はあおいさんのいのちをつなぎ止めておくのにギリギリの状況で、ひょっとすると今日、今晩を乗り切ることができないかもしれません。今日明日、心臓、肺がこの状況を乗り切ってくれることが、いのちを助ける上での大きな課題です。そこのところの集中的な治療をしっかりしていきます。ここを乗り切れると、こどもの内臓は特に回復力が強いですから、心臓の機能も肺の機能も徐々に回復していくでしょう。

ただ、その場合、次は脳の障害がどのくらい残るかいうことが心配になってまいります。正直、他の内臓はある程度時間がたてば回復しますが、脳は人間の存在そのもので、一度大きなダメージを受けると回復することがありません。したがって、脳全体がやられてしまい、回復しないと、他の内臓は生きていても脳だけ機能が回復しない、つまり「脳死」という状態になってしまう可能性があります。では、全体ではなくて、一部分がやられ、一部分は機能が残っているという状況になると、これはいろいろな後遺症が出ることになります。具体的には、嫌な言葉ですが、寝たきり、介護、つまりお世話が必要になってしまうとか、一番重症ですと、今行っている人工呼吸器を外すことができない、家に人工呼吸器を持って帰らないと介護できない、という状況になります。

今の時点ではまだ先が見えません。そこまで詳しくお話するのは早いので、とりあえずは今日明日、いのち自身が失われないように、この山を何とか乗り切るために集中的な治療に専念させてもらいます。いのちが助けられるよう、できる限りのことをします。ざっとですが、一度にとてもたくさんのことをお話ししました。何かご質問はありますか？

——助かる可能性はどのくらいなのですか？

正直申し上げて、今はあおいさんが生きるか亡くなるかという瀬戸際です。そういう意味では五分五分と思っていただいてよいでしょう。可能性何パーセントというのは実際にそのお子さん次第のところがあり、助かる方もいるし助からない方もいます。助けられるように頑張って治療します。

——今はそれ以上質問はありません。

では、またご質問があれば、いつでもお答えいたします。もう一時間以上もお待たせしていますから、あおいさんにご面会していただこうと思います。

5　あおいさんとの面会——PICUにて

小児集中治療室のベッドサイドに通されると次頁写真のような状況であった。私は説明を続けた。

こういった状況で、あおいさんは治療を受けています。先ほどお話ししたように呼吸のチューブを口から喉のところまで入れて、人工呼吸器で、呼吸を助けている状態です。また、心臓を助ける強心剤というお薬をはじめ、各種の点滴類を入れて、血圧は何とか正常な値近くに維持できています。とりあえず、面会時間はお昼から二十時くらいまでと長くとっています。ご面会は、五分経ったら出てくださいということではなくて、面会時間中はずっとベッドサイドにいていただくことができます。ただ、何しろ今日のことですから、ご家族の皆さんも非常にお疲れと思います。適度に入ったり出たり、また控え室で休むなどしていただいて結構です。基本的にあおいさんは意識のない状態ですが、われわれが何かをするときは声かけなどしながら、身体を動かしたり、呼吸のチューブから痰を吸い出したり、という処置をいたします。そんな中で皆さま交替でご面会ください。もし容体が変わることがあればまたお話しいたします。

小児病院に集まったあおいさんの家族は、交替で面会をして、その日が過ぎていった。いのちを失うかもしれないと言われたが、ベッドサイドはとても静かだ。あおいさんの顔色は優れないが、眠ったような様子で、ぴくりとも動かない。受け持ちの看護師は、やさしくあたたかみのある言葉で話しかけてくれた。内容は覚えてはい

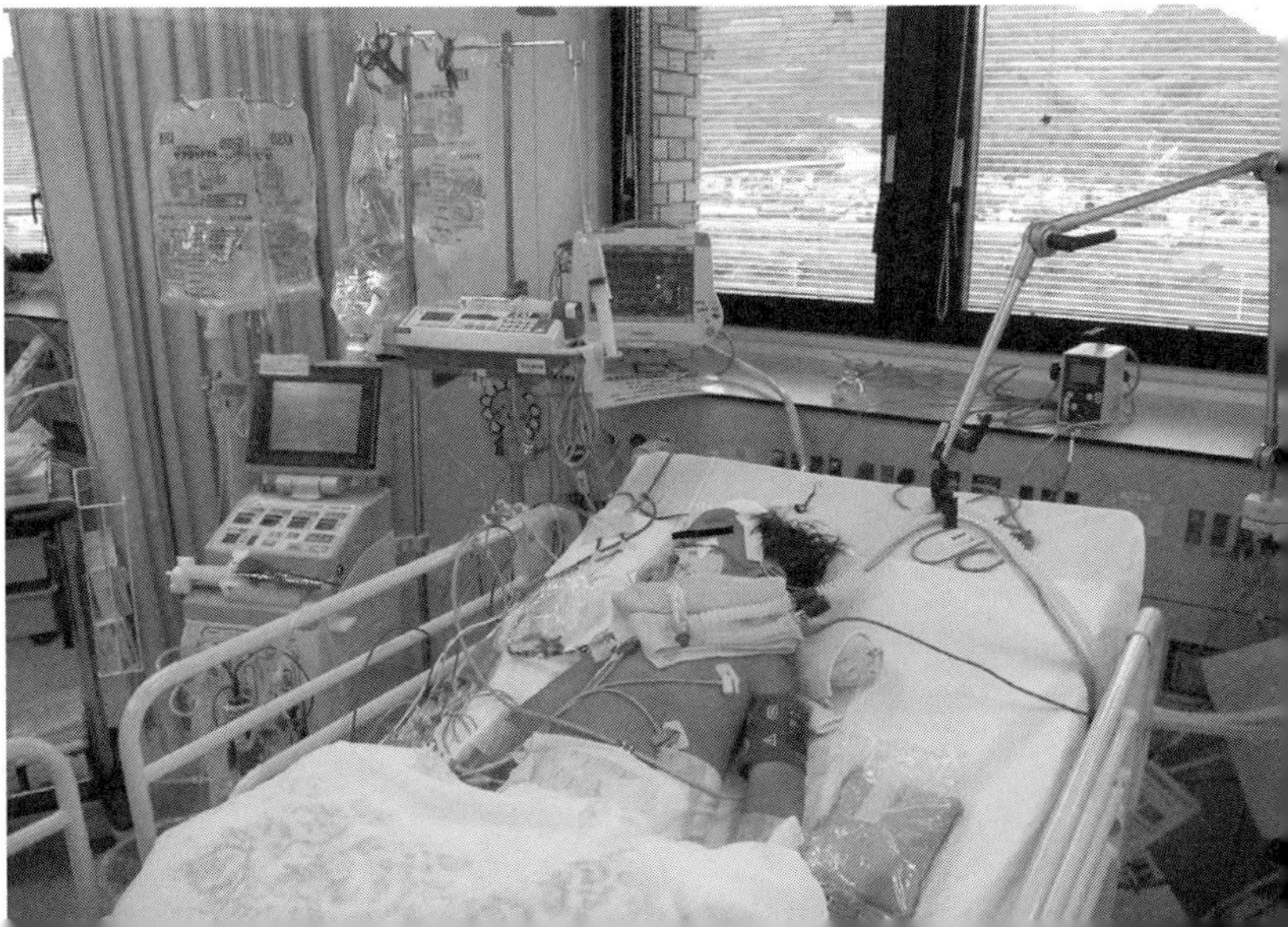

ないが、そのやさしい声色に、気を遣ってくれていたという印象は残っている。

6　二回目の病状説明――脳の障害について

翌日、逐次ベッドサイドで小児集中治療室の医師、看護師から、家族に対し大まかな容体についての説明が行われた。夕方近くになり、あらためて私から話をすることにして、家族を別室に通した。

こんにちは。ご心配でしょうが、また少し昨日の続きのお話をいたします。

昨日は、心臓や肺が山を乗り切れるか、という話をしましたが、どうやら心臓も肺も元気を取り戻したと言えます。血圧は上昇し安定しまして、強心剤の量は少しずつ減らすことができました。大量に入れていた点滴も減らせています。さらに、肺も少しずつ改善をしてまいりました。昨日は強い勢いで、肺に酸素を送り込まないと呼吸を維持できませんでしたが、その人工呼吸器の力も少しずつ下げられています。幸いなことに、自分で尿を作ることもできていますので、身体全体のバランスは保たれています。昨日申し上げた、昨日今日でのいのちの危険性があるという状況から、何とか脱出できていると言えます。

それはいいお話なのですが、ただ脳の状況は依然、心配です。むしろ心臓と肺が山を乗り越えられたという時点で、次はあおいさんの脳がどれだけの障害を受けているのかということが、今後何よりも大切になります。

われわれは脳の機能を診察するために、光を目に当てて反射を診ます。目の真ん中には瞳孔という穴が開いていて、そこに光を入れると通常、われわれの意思とは関係なく瞳孔が縮む、ということが観察されます。それは人が生きているか亡くなっているかを判定するときに医師が診るサインなのですが、その光への反応があおいさんの場合、見られないのです。光を当てても瞳孔が縮まない。この点は非常に心配しているところです。それから、治療中には呼吸のチューブから痰を吸い取っていますが、そういう刺激に対しても、身体がもぞもぞ動いたり、目が覚めたりといった反応が見られません。また、自分で呼吸ができるということも、正常な脳の機能としては非常に大事なことなのですが、あおいさんは自分で呼吸をしていない状態です。

瞳の反応がない、それから身体がまったく動かない、さらに呼吸をしていない状態なので、脳については大きなダメージを受けていることを心配しています。

その中で、今までは安静を保つために眠り薬を使っていたのですが、そのままですと、脳の状態をしっかり評価することができません。そこで、今日から量を減らして、最終的には明日の朝以降に眠り薬を止めます。眠り薬を止めて、身体の中から眠り薬がなくなるまで、だいたい一日から二日くらいかかりますから、その後、脳の機能を評価する診察・検査をしっかりといたします。すると、その時点で脳の状態が分かると思いますので、あらためてお話しします。それまでの間は、現在の治療を変わらず続けてまいります。

一晩が経ち、これまでお話ししたように、心臓や肺は何とか維持できる状態に落ち着いてきました。したがって、今すぐに心臓が止まっていのちが失われてしまうということには、恐らくならないだろうと思います。

今日の話はここまでですが、何か分からないことはありますか？　どんなことでも構いません。

以上のように話をした。基本的に、あおいさんにはあまり変化が見られない。ベッドに寝かされたまま、起き出して体が動くことはない。周囲の状況も、スタッフが駆け寄ってくるような著しく緊迫した様子ではなく、比較的静かで、人工呼吸器の作動音だけが響いている。

こうしたあおいさんのベッドサイドで家族は二日間を過ごした。小児集中治療室に入室した当初は、急変していのちを失う可能性が高かったため、家族は院内の宿泊室に泊っていた。しかし、ずっと詰めていると精神的、肉体的に疲労してしまう。さらに家にはあおいさんのきょうだいがいて、その世話もしなくてはならず、通常の生活も同時進行していくという社会的状況が出てきた。入室四日目以降は、後ろ髪を引かれる思いはあったが、二十時の面会時間の終了後は、自宅に帰った。そしてさまざまな用事を済ませながら、翌日には病院に戻るようになった。親戚も顔を見せていた。

先述した眠り薬の減量と中止から二日が経過した。このような中で、もう一度あおいさんの現在の脳の機能をしっかりと評価するための診察・検査を行い、再び夕方に話をすることにした。

7　三回目の病状説明——脳死の告知

今日であおいさんが入院されてから五日目になります。お話をしていたように、当初使っていた眠り薬を中止し、あおいさんの脳の状態について、今日いろいろな診察や検査をしました。そのことについてお話をします。

まずあおいさんの脳の機能のお話をする前に、一般に人間の脳にはどのような働きがあるかというお話をします。人間の脳の上の方を大きく占めるのが大脳です。大脳は非常に大事で、われわれ自身の知能、人格、それから感情などがここに宿ります。さらに体の動きや感覚を司る部分でもあります。また言葉を話すのも大脳の働きです。つまり、われわれの存在そのものが大脳にあると言えます。

次に、後頭部のあたりには小脳があります。小脳には特別な役割、身体のバランスをうまくとる働きがあります。たとえば階段を下りるときに、階段の段を見なくても自然と足を下ろせる、こういった感覚があるのは、小脳が身体のバランスをとってくれるために可能なのです。

さらに脳幹と呼ばれる場所が、脳の幹、脳の一番奥深くにあります。脳幹とは、一昨日ちょっとお話ししましたが、われわれが眠っていても生きていくために維持すべき機能を担当している部分です。一番大切な機能は「呼吸」を継続させることです。われわれは、不思議なことに眠っていても呼吸が止まらない。眠る前は生きていて、寝ている間もしっかりと呼吸を続け、目覚めてもまた生きていられるのは、大脳つまりわれわれの人格の本体が眠っている間も、脳幹がしっかり起きていて、呼吸をさせ続けているお陰なのです。

瞳の反応というのも、意識的に、光が見えたから閉じようとする反応ではなく、反射的に無意識のうちにそうするもので、やはり脳幹が関わっています。咳もそうです。食事をしていて何かむせたときに、咄嗟にコホンと反射的に咳が出る。大脳でしっかり考えなくても、脳幹の働きにより反射で咳をして、喉の中に物が入らないようにするという作用があります。こういう大事な、人間が基本的に生命を維持するためのいろいろな反射をつかさどるのが脳幹です。脳は、これまでお話しした大脳、小脳、脳幹という、この三つに分かれています。

今日は、あおいさんの脳の機能を見るためにいろいろな診察や検査をさせてもらいました。まずは呼びかけをして目を開けてくれるのか、それから手足を触ったり、場合によっては触っても身体が動かなかったら、爪をぎゅっと握って刺激をしました。しかし、目が開いたり、身体が動いたりという反応はまったく観察されませんでした。つまり、「あおいさんには意識がない」と言わなくてはならないと思います。

それから、自分で呼吸ができているか。先ほど説明しました非常に大事な脳幹の作用です。われわれが患者さんの痰を取るときに、いつも手で押して呼吸を助けてあげる呼吸バッグがあります。あおいさんの安全を確認しながら、しばらくそのバッグをつけて観察しましたが、自分で呼吸をしている様子が確認できなかったのです。それから、呼吸のチューブからさらに細いチューブを入れて、肺の中から出てくる痰を取りますが、そのチューブが奥まで届くと反射的に咳が出ます。それも何回か慎重に試してみましたけれど、自分でコホンと咳をすることができない。自分で咳をする反応が見られなかったです。

瞳の反応も、これは入院されたときからずっと、数時間おきに見ています。しかし、まぶたを開けて瞳の真ん中に光を入れてみても、瞳孔が開いてしまったままです。光を入れても瞳の反応がありません。

それから、今日もう一度、頭のCTを撮り直しました。それがこちらの画像（図3）です。この間とほぼ同じですが、脳はさらに著しく腫れています。しかし、むしろ腫れという以上に、脳の構造自体がはっきり見えなくなってきています。これはやはり、脳全体が障害されていると言わざるを得ないでしょう。

脳自体の機能、脳細胞の活動ということに関して、脳波もとってみました。脳波は、頭皮の表面に小さな電極をつけ、脳の中から出てくる電気を調べるものです。脳細胞が生きているとごく弱い電気を出しますから、それを測定すると、脳の中からいろいろな波が出てくるのが分かります。それを見ると、脳細胞がどれだけ活動しているかが分かるのです。そこで、今日その脳波を測定しました。しかし、あおいさんの脳波には脳細胞の電気的活動を示す波が一切見えません。さらに倍率を上げてやり直しました。それでも残念ながら波が見られないのです。

今お話をしたように、本人の意識、呼びかけに対しての反応が出ないので、大脳は非常に強く障害を受けていると考えられます。身体の動きもバランスがとれないので、小脳も同じです。また脳波で分かるのは大脳の活動ですが、電気的な波も現れないので、大脳の活動も失われています。それから自分の呼吸、咳の反射、瞳の反応も今日、何回も見てみましたが、それもありません。つまり、脳幹の機能も失われています。これを総合しますと、脳全体が障害を受けてしまい、われわれが見ることのできる脳の活動はないと言えるでしょう。脳全体が機能を失っており、その状態が回復することはないと言えます。つまり、脳死と判断しないといけないと思います。今までざっと急ぎ足で話してしまいましたが、何かご質問はございますか？ もしあれば……。

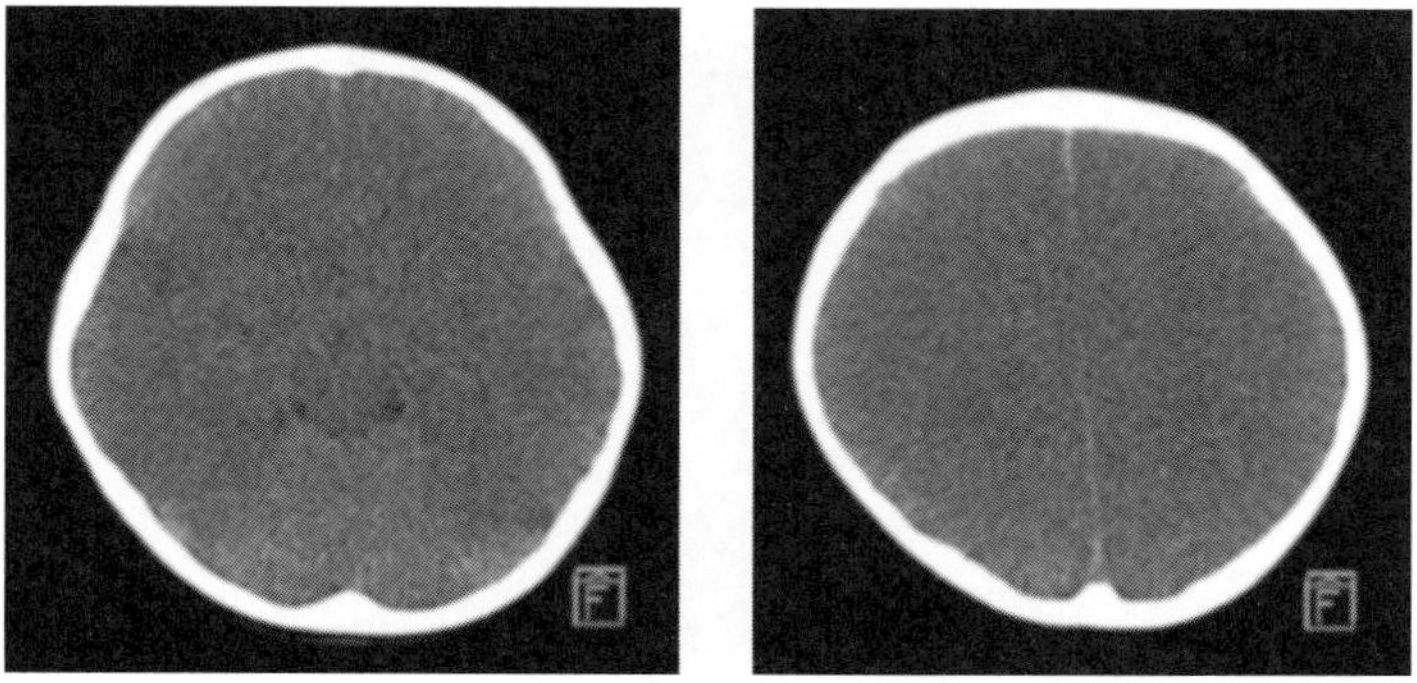

【図 3】入院 5 日目の頭部 CT 画像

――脳の機能は回復しない、と言われましたが、本当に回復しないのでしょうか？

これは私の経験からいっても、回復というのは大変申し訳ないですが、残念ですが、望めないと思います。

一体これは、どういうことなのだろうか。あおいさんは今、小児集中治療室に入院中で、ベッドの上で静かに寝ているように見える。人工呼吸器が取りつけられているが、触れば手足が温かく、心臓が動いている状況。しかし私は、「脳の機能は戻りません、回復しません」、という宣告を行った。これは、どういうことなのだろうか。

家族は何度か病状説明を求めた。同じ事の繰り返しの部分もあったが、私は丁寧な説明を心掛けた。家族が、何度聞いても、あおいさんの脳の機能は全て失われてしまい、回復しない、との説明は変わらなかった。

混乱した家族には少し時間が必要である。私はいつでもお話ししましょうと伝えつつ、いったん話を切り上げ、ベッドサイドでの面会をすすめた。

8　四回目の病状説明――家族の選択

しばらくの後、私もベッドサイドに赴いた。沈痛な面持ちの家族に掛ける言葉がなく、私も黙ってあおいさんの顔を見ていた。すると、「そうしたら、うちの子、どうなっちゃうんですか？　この先……」

という言葉が家族の口から出てきた。私は、あらためて場を設け、四回目の病状説明を行った。

今までのお話の流れでは、「脳の評価」により、残念ながらあおいさんは医学的に脳死と判断されてしまい、回復は不能です。そこまではお伝えしました。ただ、もちろんあおいさんは今も小児集中治療室に入院していて、治療を続けています。ご家族からもご質問がありましたので、それでは今後のことについてのお話をいたします。

一つ、まず最初にお伝えしたいことは、脳死になった患者さんからは、臓器の提供をすることができる、ということです。あおいさんがこういう状況の中、非常に申し上げにくいことなのですが、同じように重い病気で、たとえば心臓や肺、肝臓などの臓器を移植しないといのちをつなげない患者さんがいます。そういう患者さんのために臓器を提供していただくという気持ちがもしあれば、移植医療のコーディネーターをご紹介します。これはご家族の方々のご自由な意思ですので、もしそういったご希望があるようでしたら仰ってください。またこういう話をして非常に不愉快だということがあったら申し訳ないです。ただ私も、あおいさんのような患者さんもそうですが、また他方で、臓器を移植しないといのちを失ってしまう患者さんも、両方診ておりますので、どうぞご理解をいただきたいと思います。すみません。

臓器移植に関する法律が改正され、二〇一〇年七月より、自己の意思を表明できない小児に関しても、家族の同意に基づいて臓器提供をすることが可能になった。脳死状態から臓器提供をする場合、家族に意思を確認するのは、実際にはこのタイミングになる。突然、このような話を聞かされ、読者はどう思われるだろうか。しかしそれが進歩した現代の医療現場での現実である。

臓器提供の意思を示した場合、移植医療側の専門家である移植コーディネーターを家族に紹介し、以後はこのコーディネーター主導で話を進めることになる。今回、家族は悩んだ末ではあるが、臓器提供は望まないという結論に至った。これを受けて、さらにその後の話を進めていくことになる。


それでは、さらに先のお話、今後のことについてお話しします。

まずは、脳死になってしまった人の身体が将来どうなっていくか、ということを説明します。心臓というのは強い筋肉の塊です。不思議なもので、私たちが寝ている間も心臓はずっと動き続けます。ですから脳の状態がどうであろうと、心臓の筋肉は当面は自動的に動き続けます。あおいさんは今、脳死となって自分で呼吸ができないので、人工呼吸器をつけています。この人工呼吸を行っている限りは、肺から血液に酸素が取り込まれ、その血液が心臓から送り出されるので、全身に酸素が行き届きます。脳はもう回復しないと話しましたが、他の内臓にはきちんと酸素が届いていて、人工呼吸器によってこの状況を続ければ、全身の内臓の機能をある程度まで維持することができます。

ただ、脳からの指令というのは非常に大切で、心臓は自動的に動くとは言いましたが、脳からの指令がなくなってしまうと次第に弱っていきます。そして、最終的には心臓も止まってしまうのです。

「最終的に」と言いましたが、それまでどのくらい時間があるかと言いますと、それは私の経験上からですが、そのお子さん次第です。全身の状態が悪ければ数日ということもありますし、心臓が比較的元気に動いてくれた場合は、たとえば数日から一週間、二週間ということもあります。場合によっては一ヶ月、それ以上ということもあります。この心臓が止まるまでの時間というのは、率直に申し上げて、あおいさんと皆さんご家族に残された最期の時間になります。そこで、その時間をどう過ごすかということをご家族で考えていただきたいのです。

これは私からの、こうしてはどうか、というおすすめではありますが、医療的に身体にどんどん負担をかけてこの状態を維持していくことは極力避け、ご家族があおいさんと最後にされたいこと、限られた時間になりますから、あおいさんの心臓が止まりゆくまで、それまでの間、お別れに何かあおいさんにしてあげたいことがありましたら、病室の中になりますが、していただけたらと思います。

多少一方的で押しつけがましいお話だったかもしれませんが、お話ししたように心臓が止まるまでの時間がどれほどあおいさんと皆さんに残されているかは分かりません。ただ、確実にどこかで終わりがやって来ます。

また一方で、今のお話をとても受け入れられないと思うご家族もいらっしゃいます。身体に負担のかかるようないろいろなお薬を入れたり、点滴を行ったり、たくさんのことをしなくてはいけなくなり、身体がむくんでいってしまったり……、いろんな困難がありますけれども、そういう治療を続けていけば、心臓が止まるまでの時間をある程度、先延ばしにできる可能性はあります。もちろん脳は回復しませんので、意識が戻って活動できるようなことは起きませんけれども。それを選択される家族もいらっしゃいます。そういうご希望に対して、私自身は非常に本人の体にも負担がかかりますのでおすすめはしないですが、それはお父さんお母さんのご意思でそれを行って、最終的には人工呼吸器をつけてでも、おうちに連れて帰りたいというご希望があれば、サポートいたします。

以上のことをご家族の皆さんでよく考えていただきたいと思います。こう決めたから、決めた皆さんの責任だと丸投げすることは、私はしません。お知りになりたければ、このままいくとどういう状況になっていくのか、詳しいことをお伝えしましょう……。また家に帰るとなったらどういう状況になっていくのか、ということについても詳しくお話しできます。このことについて少し時間をとって、ご家族でご相談して決めていただきたいと思います。迷いがあれば、決心するための材料となる情報は私が責任を持ってお話しいたします。何か分からないことはありますか？　詳しく知りたいことがあれば、繰り返しご説明します。

ここにおいて選択肢が示された。一つは治療の続行、もう一つは治療の差し控えによる看取りである。この選択は家族にとって非常に大きな意味を持つものである。結果的には家族が診療方針を選択することになる。しかし家族に、Aがいいですか？　Bがいいですか？　と選ばせ、一方を引いたら後はあなたたちの責任ですよ、という単純な流れにはならないように留意している。選択を行った主体は形としては家族であるが、これまであおいさんの救命治療に関わってきた医療チームとの共同での結論であると、その場の関係者全員が納得できるものにしたい。家族には理解が進むまで、何回でも質問してもらい、家族と医療チーム全員で選択をしたという気持ちを持てるように配慮している。

またこの選択をする場合に、大切にしていることがある。家族には、家族自身の希望を問うのではなく、「その子にとって最も幸せな道」を考えてもらうように話すことだ。ご家族が判断に迷ったら常に、「○○ちゃんならこうしてほしいのでは」と、その方向で考えることをおすすめしている。

9　五回目の病状説明——看取りのケア

家族に「どうすればこの子にとって最も幸せな選択ができるか」を考えてもらうよう促し、家族と対話を続ける中で、私の経験では身体に負担をかけずに看取りのケアをしながら、小児集中治療室で最期まで診て欲しいとの選択が多かった。家族の希望に沿って看取りの医療を行う方針となった場合、家族には次のような話をすることにしている。

これからあおいさんの心臓が止まってしまうまでの間、病室の中ではありますが、なるべくご家族に有意義な時間を過ごしてほしいので、提案をさせていただきます。

まず、具体的な治療についてお話しします。あおいさんは、自分で呼吸ができないので人工呼吸器が手放せません。そこで、肺に無理のかからない程度にですが、人工呼吸を続けていきたいと思います。点滴も大量に入れると、身体がむくんでしまいます。すると顔立ちも変わって、大変つらい感じに見えますので、点滴は身体の維持ができる程度に行います。

その間、ご家族にしていただけることを、お話しします。たとえばこれから話すことは一つの例であって、必ずこれを行ってください、というのでは決してありません。ただ、参考にしていただければ結構です。

あおいさんは入院して以来、病院服を着ていますが、あおいさんの好きな服があれば、家から持ってきてそれを着てもらうことができます。それから、たとえば好きだったおもちゃとか、いつも一緒に手元にあったようなものがあれば持ってきて、ベッドサイドに置いていただくことができます。それから好きだった本、そういうものも、ご家族が読み聞かせしていただいてもよいと思います。

あおいさんの病室を個室にお移ししますので、添い寝をしていただいても結構です。病院の大きなベッドですから、まだ小さなあおいさんの横でご家族が眠ることもでき、そのまま泊まっていただくことも可能です。また、これを行うにはある程度スタッフの人数が必要ですが、あおいさんをベッドから持ち上げて抱っこしていただいてもいいです。また、あおいさんは長い間小児集中治療室に入院していますので、お風呂にも入れず手足はもちろん身体全体もきれいな状態ではありません。そこで、手浴や足浴、また洗髪も、ご家族と一緒にしてもらっていいと思います。その際、記念に手形や足形を採られるご家族もいらっしゃいます。

繰り返しになりますが、今お話ししたいろいろなことは、そういうことをやってくださいと押しつけているわけでは決してありません。その点は誤解されないでください。そのようなことを言われても、今も何も考えられない……、というところがご家族の本当の気持ちかもしれません。ただ、これからこの状況が当座は続く中、ご面会の際にちょっとこんなことができないかとか、思いつかれることがあると思います。ご家族が遠慮して考えるよりも、かなりいろいろなケアができますので、それは私なり看護師なりに相談していただければ、できるようにしたいと思います。

これからの時間はご家族にとってきっと大切な時間になると思うので、われわれが主導で何かするよりはご家族がこうされたいと思うことをしてください。ご家族が主体になって、あおいさんのケアを考えていただきたいと思います。

この後は、医師からの医学的な話ばかりでなく、受け持ち看護師や臨床心理士などがより密接に家族に関わる中、あおいさんの看取りのケアに関する家族の要望を引き出し、それを実行していくことになる。家族は徐々に、医師の説明を聞くのみでなく、医師以外の医療スタッフにもあおいさんの状態を聞いたり、また元気だった頃のあおいさんの話をするようになった。あまりにも突然、家族に降りかかった重大な出来事の経緯を、このところ少しづつ受け止め始めたようだった。その中で家族は、あおいさんに読み聞かせ、添い寝をし、洗髪などをすることができた。

もう一つの家族の懸念は、あおいさんのきょうだいが赤ちゃん返りをしてしまい、家族の手を焼かせるなど精神的に不安定になってきていることだった。小児集中治療室では、中学生以下のこどもの面会を制限している。この年齢のこどもは水疱瘡やはしかといった感染力の非常に強い病気にかかっていて、症状が無くても潜伏期でウイルスを持っている可能性がある。それを面会時、重症患者にうつされてしまうのを避けるためだ。

あおいさんが入院して以来、やがてひと月が経つ。突然きょうだいの目の前からいなくなってしまったあおいさん、両親の暗い表情、甘えられないもどかしさ、急に誰かに預けられてしまうなど……、きょうだいにとってもつらい日々であることは想像に難くない。

10 家族でのひととき——お別れ

きょうだいの気持ちが不安定になっていることを、受け持ち看護師が家族から聞き、看護師長と相談

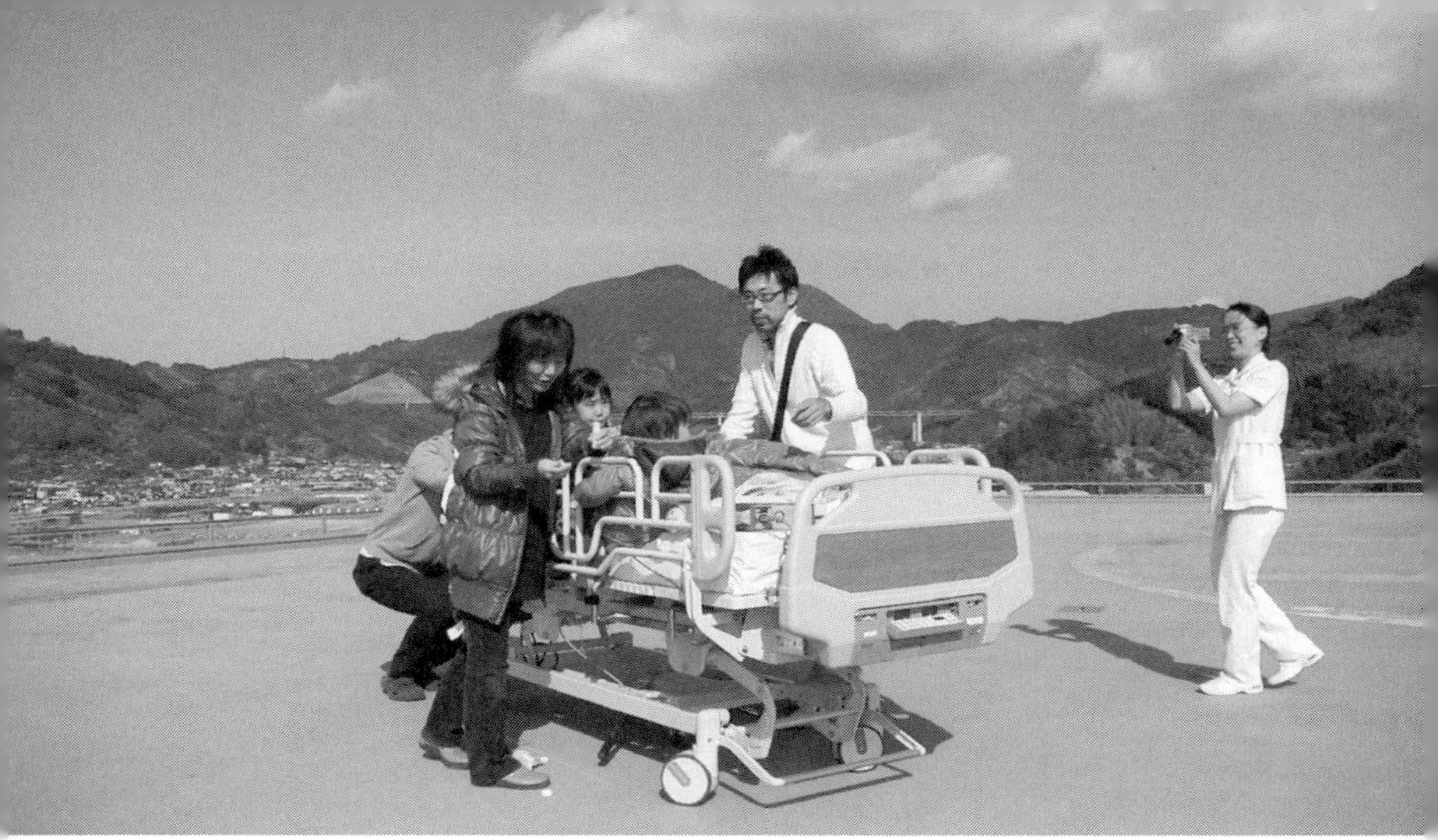

して一つの提案をした。
あおいさんの容体は比較的安定して経過する中、家族も毎日面会に見え、看取りのケアについて少しづつ進められているが、病室には何となく日々閉塞感のある雰囲気が流れている。そんな中で、ひと月振りに外の空気を吸ってみてはどうだろうか、という看護サイドからの提案だった。スタッフの付き添いのもと、小児集中治療室の外にお散歩に出てみてはどうだろうか。そしてその際、久しく会えていないきょうだいたちにも会わせてあげたい！
このような提案を受けて、医療スタッフ、家族で意見交換を行った。院内の、あまり人目につかない場所を選ぼう、ということで、最終的には病院の屋上ヘリポートへのお散歩が実現した（**写真**）。約一ヶ月前、あおいさんがこの病院に運び込まれたその場所だった。よく晴れた冬の寒い日だった。お母さんがシャボン玉を用意し、きょうだい皆で吹いた。澄み切った冬の空にシャボン玉が高く飛んでいった。
その日の面会時間が終わり、家族が帰宅する際、お父さんが私に言った。

──きょうだいに会わせられたし、先生、何か一つ区切りがついた気がします。

何気ないお父さんの言葉だったが、ちょっと私の心に引っ掛かる感覚があった。その日の日付が変わる頃、家族に見守られてあおいさんは息を引き取った。

11　その後

あおいさんが亡くなって二ケ月ほど経過したある日のこと、ご両親が私を訪ねてきてくれた。私は治療を尽くしたがあおいさんを救命することができず、申し訳ありませんと話した。家族は予想よりも落ち着いた様子で、小児病院での診療に関して、看取りのケアも含め感謝の意を表していただいた。その際、ガラス細工の花をいただいた（次頁写真）。

「明るく元気な子だったあおいのイメージそのままなんです」とお父さんは寂しそうな笑顔で話してくれた。

私はそれ以来、この「あおいさんの花」を医師室の自分の机の上に置いている。そして診療上の困難に向き合うとき、しばしじっと眺めている。小児の救急医療に携わっていると、さまざまな困難、特にいのちとその選択に関わる話をしなければならない機会に遭遇する。初対面の親にこどものいのちの危険について話をしなければならないとき、頑張ったが治療がうまくいかずいのちが救えないと分かったとき、脳死となったお子さんの家族に臓器提供の意思を問うとき──数々の困難な局面で、私はこの花

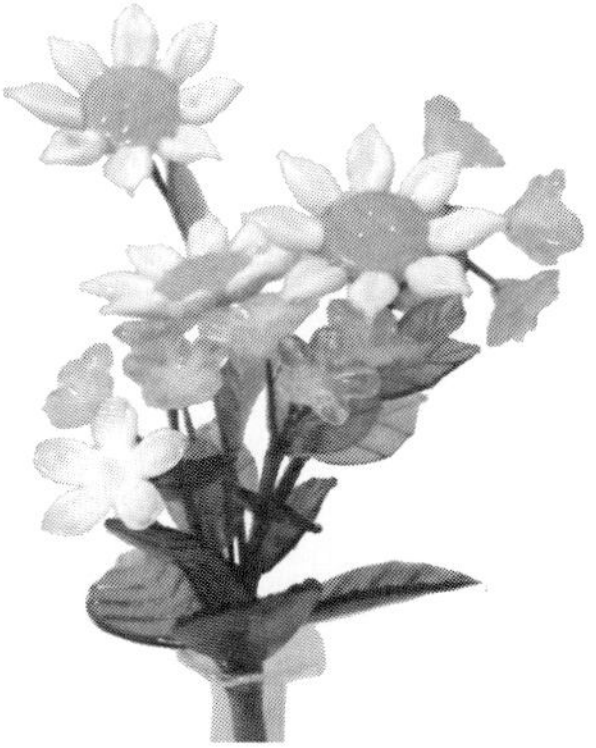

に、「あおいさん、先生、あのお父さんお母さんにいったいどう話そうか……ねぇ」と問いかける。そして私はそのたびに、あおいさんを診療していたときのことを思い出す。

この仕事をして実感することがある。私はこどものいのちを救うためにこの仕事をしている。当たり前のことであるが、救命できて回復したこどもたちは、やがて小児集中治療室から外の一般病棟や依頼元の病院へと出て行く。あとは退院までの療養を担当する新しい主治医にバトンタッチすることになる。そしてこどもたちは笑顔を取り戻し、家族の元に戻る。このように、回復した患者さんは皆、私の元からは離れていく。

これとは逆に、小児集中治療室でいのちの終わりを迎えた患者さんは、そこでその子の歴史が止まってしまう。そしてそのいのちは誰の元にも帰ることはなく、思いはずっと私の心の中にとどまっている。

小児病院では、年に一度、亡くなったお子さんの家族に連絡をして、希望者を募り、遺族会を行っている。こどもを亡くした家族が集まって、小グループを作り、家族のいろいろな思いについて語り合ってもらう。またその後で、お子さんの診療に関わった医療者と対面する機会も設けている。私たちと家族はそこで久し振りに再会し、当時の事、その子のことを思い出して、語り合う。

その子が亡くなってから三年、五年が過ぎると、来てくれた家族がこう感慨を漏らすことがある。

うちの子が亡くなって五年が経ちます。昔は周りの皆もいろいろ気を遣ってくれていましたが、最近は誰も、そんなことすらなかったようにしていて、あの子の話をする機会も少なくなりました。皆あの子のことを忘れてしまっているようで……。

――いえいえ、私は忘れないです。自分の目の前で亡くなったこどもたちのことだけが、私の心の奥底に、ずっと溜り続けています。その子たちだけが、自分の患者さんなんです。お子さんのことはずっと忘れないですよ。

私はそんな感慨を率直に口にする。

今日も、「あおいさんの花」を前にこの原稿を書いている。これまでのいろいろな出来事を思い出しながら、書くべきことは書き終わった。ここで筆を置くことにする。

Comment-1

寄り添いの変容
——一世紀を経た二つの手記より

浅見 洋
Asami Hiroshi

石川県立看護大学教授、石川県西田幾多郎記念哲学館長。一九五一年生まれ。金沢大学大学院文学研究科哲学専攻修了。博士（文学、筑波大学）。現在日本思想の研究と生命倫理学などの講義を行っている。著書：『西田幾多郎とキリスト教の対話』（朝文社）、『二人称の死―西田・大拙・西谷の思想をめぐって』（春風社）ほか。

「こどものいのちを看取ること——小児救急の現場から」を読ませていただいて、こどもの生死に寄り添う経験とその風景は、時を経て変容するものとしないものがあるのだと思った。一九〇七年一月十一日、哲学者西田幾多郎は四歳になったばかりの次女幽子《ゆうこ》を気管支炎で突然に喪った。その悲哀の経験を、藤岡作太郎著『国文学史講話』の「序」で「余《よ》もわが子を亡くした時に深き悲哀の念に堪《た》えなかった。特にこの悲しみが年と共に消えゆくかと思えば、いかにもあさましく、せめて後の思い出にもと、死し子の面影《おもかげ》を書き残した」として、逝った愛児の追悼文を書いた。植田氏の手記は小児科医の立場から重篤な状態に陥ったこどもの救急救命、看取り、その後の思いを記したものだが、哲学者のそれはこどもを喪失した体験、悲しみ、そこから生起する哲学的問いについて記している。二つの手記の記述の差異は、小児科医と肉親、医療者と哲学者という立ち位置の違いとともに、時の流れに伴う看取り、喪失体験の変容から生じているように思われる。

1 救急医療と看取りの風景の変容

一世紀という時の流れは日本国内での救急医療と看取りの風景を確実に変えてきた。植田氏の記述は、アメをのどに詰まらせて心肺停止になったあおいさんという五歳の女児の事例である。小児救急における治療と看取りケアの現状、両親への病状説明、インフォームド・コンセントと家族の意思決定について詳細な記述がなされている。その文章は、現在小児救急の場で働いている医師にしか書けない、臨場感にあふれた筆致である。西田の次女が亡くなった頃、現在のように発達した小児救急は無かった。小児医療の進歩、死に逝くこどもたちへの医療者の関わりの増加、小児への終末期医療、病院での看取りケア、それらは全て極めて現代的な事柄である。

治療を待つ親の精神状態を小児科医は「なぜこんなことになってしまったのだろうかと、後悔の気持ちで一杯だった」、「たくさんの出来事が、頭の中でグルグルと回り始めた。いつどうなるとも分からないこの時間をただ呆然と過ごすしかなかった」と記している。哲学者も「いかなる人も我子の死というごときことに対しては、種々の迷を起さぬものはなかろう。あれをしたらばよかった、これをしたらよかったなど、思うて返らぬ事ながら徒《いたず》らなる後悔の念に心を悩ますのである」と記している。昔も今も、直接診断や治療に関わることのできない親は、死に瀕したりこどもや死別に遭遇したとき、無力感を覚えながら呆然と時を過ごしたり、後悔に苛《さいな》まれたりするのである。

西田の生きた時代、大半の人々は死からこどものいのちが守られるように自己を超えた存在に加護を願い、わが子のいのちを委ねた。比して、世俗化が進行し祈る対象を喪った現代の父母の多くは、願いや祈りを自分に代わって実現する可能性を持つ医療者にこどものいのちを託している。哲学者は「何事も運命と諦めるより外はない」と書いたように、悲しみぬいた末に、いのちの喪失を「天命」「天寿」として受け入れることができた。「何事も運命と諦めるより外《ほか》はない。運命は外から働くばかりでなく内からも働く。我々の過失の背後には、不可思議の力が支配しているようである」とも記した。対して、小児科医は「一般的には、こどもには通常、死すべき必然はない」と記している。こどもの死は人のいのちの必然である老衰やそれ伴う病によってではなく、多くは予期し得ない事故や突然の罹患によって起こる。加えて、現代医学の発達によって死の淵に立たされたこどもたちを救命する可能性は高まっている。親たちはそれが間接的でかつ不確かなものだとしても、現代医学によって危険にさらされた幼いいのちを救い、延命するという期待を膨らませたのである。その反面、旧約聖書に「知恵が深まれば悩みも深まり、知識が増せば痛みも増す」（「コヘレトの言葉」一章十八節）とあるように、親の悩みを深め、痛みを増す可能性もまた増加したのである。

2 インフォームド・コンセントと代理決定

本章における十一節中五節が「病状説明」という表題がつけられている。現代医学の知見とＣＴスキャンの画像を組み合わせた懇切丁寧な病状説明に、小児科医の優秀さ、経験の深さを十分に見て取ることができる。病状説明（インフォームド）の目的は主に、①両親にこどもの現在の治療、状態を的確に把握できように情報を与えること、②今後の治療、終末期の過ごし方、延命治療の継続・中止の是非に同意（コンセント）するかしないかを、代諾者ないしは代理者として決定するに十分な情報をもたらすこと、の二点である。現代終末期医療の発達はこどもたちの運命を左右する代理決定権をこどもの親や代理決定者に付与したのである。

本事例における最初の説明は「今日明日が、あおいさんのいのちにとって山場である」というものである。この説明の目的は「この山場を何とか乗り切るために集中的な治療に専念させてもらう」という同意を得るためである。二回目は「山場を乗り越えたが、脳は大きなダメージを受けている」可能性があるという説明であり、その目的は脳の機能検査の同意を得ることである。こうした病状説明において医師は何度か「何か分からないところはありますか？」と問いかけ、患者の理解を深めている。こうしたインフォームド・コンセントにおける対話的な姿勢もまた、非常に現代的な医療者―患者関係である。インフォームド・コンセントの概念がまだない西田の頃の病状説明はよりパターナリスティックであったと推測される。

三回目の病状説明は「脳死の告知」である。告知の後、医療者は両親に質問を促し、親は何度か繰り返して病状説明を求めている。「回復しない」という説明の繰り返しによって、両親は脳死を受容していった。小児科医に最も求められていたのは両親の理解を深めるような関わりであった。四回目の病状説明時には「臓器提供の確認」が行われた。臓器提供の確認は二〇一〇年七月に「改正臓器移植法」が施行されて以降、小児救急の臨床現場に義務づけられている。この法律による義務づけが現在小児科医と親に大きな精神的負担を課している。事例では、悩んだ末に家族は臓器提供を望まないという結論に至っている。この結論は次の意思決定のためのプロセスでもある。というのは、次いで家族は看取りについて意思決定を迫られるからである。小児科医は家族に「あおいさんと皆さんご家族に残された最期の時間だと思います。なので、その時間をどう過ごすかということをご家族で考えていただきたいと思います」と問いかけている。

また、小児科医は何度も家族に決断の時を与え、家族と医療チームの全員で選択をしたという気持ちが持てるように配慮していた。こうした家族やチーム医療の意思決定の原則は「その子にとって最も幸せな方法」(最善決定)、「〇〇ちゃんならこうしてほしいような方法」(代行決定)である。病状説明が現代の医療倫理原則を踏まえながら実施されているのは、感動的でさえある。だが、決断を繰り返す親の苦悩を想像するといたたまれないような思いにさせられもする。

3　死に逝くこどもと死者となったこどもへの寄り添い

五回目は「看取りのケア」に関わる説明である。看取りの時間においては「われわれが主導で何かするよりはご家族がこうされたいと思うことをしていただきたいと思います」と小児科医は話している。そして、看取りケアにおいて家族の要望を引き出すためには、さまざまな職種がチームを組んで密接に関わることが重要だと記されている。臨床スタッフのそうした関わりによって、家族は少しずつ事態を受け入れ、寄り添いができるようになっていった。また、看護サイドから「小児集中治療室の外にお散歩に出てみてはどうだろうか」という提案があった。それが実現した後、お父さんが「先生、何か一つ区切りがついた気がします」と語られた。そのように、看取りケアがチーム医療として取り組まれていることもまた、極めて現代的な寄り添いの一つの風景である。

亡くなって二ヶ月ほど経過したある日のこと、ご両親が医師を訪ねて、「明るく元気な子だったあおいのイメージそのままなんです」と記念のガラス細工の花をプレゼントされた。そして、その花を見ながら小児科医は「死んでいった幼いいのちが看取った医師に力を与える姿である」と記しておられる。また、年一回開催される遺族会に来てくれたある家族が「うちの子が亡くなって今度で五年経ちます。……あの子の話をする機会も少なくなりました。皆あの子のことを忘れてしまっているようで……」という感慨を漏らされたという。それに対して小児科医は「いえいえ、私は忘れないです。自分の目の前で亡くなったこどもたちのことだけが、私の心の奥底に、ずっと溜まり続けています。その子たちだけが、自分の患者さんなんです。お子さんの事はずっと忘れないですよ」と語っている。

西田幾多郎は追悼文の中に「今まで愛らしく話したり、歌ったり、遊んだりしていた者が、忽《たちま》ち消えて壺中《こちゅう》の白骨となるというのは、いかなる訳であろうか。……死の問題を解決するというのが人生の一大事である、死の事実の前には生は泡沫のごとくである、死の問題を解決し得て、始めて真に生の意義を悟ることができる」と記している。

人の死に寄り添うことは悲しみであるとともに、大きな創造性を持つように思われる。小児科医が働く力を得たように、哲学者は思索の動機を得た。それゆえ、西田幾多郎は「哲学の動機は悲哀である」と書き記している。

Comment-2

こどもを看取る家族への看護

阿川 啓子
Agawa Keiko
島根県立大学看護学部講師（在宅看護論）。一九六八年生まれ。鳥取大学医療技術短期大学部看護学科を卒業後、約十五年間、集中治療室などの救命救急領域で看護師として働く。その後、新生児集中治療室勤務などを経て、二〇一一年から石川県立看護大学大学院コミュニティケア分野で、小児を対象とした訪問看護実践や看取りに関する研究を進めている。

医療の中でも救命救急医療は緊迫した場面が多く、生と死が隣り合わせの場でもある。当たり前に繰り返される日常で、突然起こった死は、遺された家族の生活すべてを一変させてしまうほどの衝撃を与える（野嶋・渡辺、二〇一二a）。なかでもこどもが瀕死の状態に陥ったとき、家族は自分より先にこどもが亡くなるという苦悩、自責の念、罪悪感を強く抱く。そこで看護師には家族が頑張りすぎないように精神面だけでなく、体調面にも配慮した看護を行うことが求められる。

1　こどもを亡くした母親の気持ちに寄り添う

家族にとってこどもを亡くすことは、非常につらく苦しいことであり、その事実を受け入れていくためにはさまざまなサポートが必要である（野嶋・渡辺、二〇一二b）。救急現場には、事故により突然そのような体験をする家族もあれば、在宅での療養中にこどもが急変し訪れる家族もいる。

看護師は、医師と異なる立場で、こどもを見守る家族に直面する。治療をしているとき、医師は常に患者の近くにいることが多いが、看護師は、治療がスムーズに行われるよう、廊下や検査室を走りまわり、人的・物的環境を調整している。この走りまわっているときに、廊下で泣き崩れている家族に出会うことがある。

医師と家族との話し合いは、多くの場合、落ち着いた環境で進められる。これに対し看護師は、そういった状況で話をする事もあれば、廊下で突然、家族と深い話になることもある。この危機的状況のなか、自ら医療者に声をかけられる人は少ない。そこで私は、「気が利かないので何でも言ってください。察することは苦手ですから、まずは話していただけると嬉しいです」と家族に声をかけている。こうした何を話しても絶対に安心できる人間関係を構築するように心がけてきた。医師とは違い看護師には、家族と同じ立ち位置で信頼関係を築くことが求められている。

今回の執筆を機に、私は亡くなった患者さんやその家族のことをあらためて振り返ってみた。すると当初は、「死」に対して後悔の念を抱いていたことに気づいた。生きているはずのこどもが亡くなり、「なぜ？　どうして……」と家族が苦悩していた看取りの現場では、もっとよい関わり方があったのではないかと自分を責めていたのだ。もし私が担当でなければ、病状が急変することはなかったのではないか——私は以来、必死で病気について勉強をした。がむしゃらにしていた看護や医学の勉強は、お亡くなりになった人への罪滅ぼしのように感じた。私は悔いなく患者を看護する為に勉強をしてきたのかもしれない。

しかし、私の「死は悪いこと」という認識に基づく苦悩は、看取りの経験を重ねるごとに変化を見せた。「死」は誰にでも訪れることであり、死にいくことを当人がどのように思い、これを見守る人々がどのように「死」を受け止めているのか、それが重要であると考えるようになっていったのである。また、突然の死別を体験した家族は、「現実」を見誤って受け止めることで、自分や他人を責め、苦しんでいる人が多いという印象を持っている。ここで思い浮かぶのは、危機介入の研究者ドナ・C・アギュララが提唱した「問題解決型危機モデル」である（アギュララ、二〇〇四）。

人は生まれつき精神の均衡（バランス）を保つメカニズムがあり、そのメカニズムを支える要因（バランス保持要因）には次の三つがあるとされる。①ストレスをもたらす出来事を現実的に、歪めず捉えているか（出来事の知覚）、②問題解決のため、まわりに手を貸してくれる人、援助をしてくれる人がいるか（社会的支持）、③ストレスに対して適応しようとする、自分を守るための無意識にとる行動は何か（対処機制）。ところが強いストレスが続きバランスが揺らいだとき、もしこの回復が上手くいかないと人は危機的状況に陥ってしまう。そこで医療者は、これら「バランス保持要因」を変更したり促進することにより問題解決を図っていくことが求められる（危機介入）、というものだ。

さらに遺族による苦悩の回避には個人差があるようにも感じているが、これは、前述の社会的支持や対処機制が影響していると考えられる。対処機制は、過去の経験に基づき個人の日常生活での体験のなかで獲得されているものなので、たとえば「現実からの逃避」といった行動になると、危機回避に時間を要することになる。

死別はつらいことではあるが、部分的に苦悩の緩和は可能であると考えている。その為には、死別後の持続的な苦悩に対して家族なりの対処がとれているか、バランスよく多彩な対処方法がとれているかに留意した看護が大切である（野嶋・中野、二〇一二）。

精神科医の村上晴彦氏は『摘便とお花見』のなかで、看護師は患者の不安やさまざまな感情に徹底的に寄り添いながらも、自分の感情を揺さぶられないように一定の距離を保っているものだと述べている（村上、二〇一四）。たとえば看護師経験の浅い時期は、「つらい、死にたい」と言われたら私も同様に「つらいよね」と患者と向き合った形で共感していた。しかし、経験を重ねると、私は黙って患者を見つめ、患者の見つめている方向に視線を向け「そうね」と同じ方向を向いて考えるようになった。つまり共感と同時に患者はなぜその言葉を私に伝えたのか、患者を取り巻く人々を意識しながら、意味を問うようになったのである。

2　私が経験したこどもの死

E・キューブラー・ロスは、こどもの死を受容していく過程で、親が看病することの重要性を指摘している（キューブラー・ロス、一九八二）。

今も忘れられない経験に、事故で搬送されて一命はとりとめたものの、長く意識のない状態が続いた患者さんの例がある。あるとき川沿いの道路から車が転落し、車中から免許取り立ての十代後半の男性が発見された。この男性の母親は変わり果てた息子の姿に、「朝出かけるときにはいつもと変わらない元気な声だったのに」と諦め切れない胸のうちを何日も話し続けた。

本章のあおいちゃんと同様、脳に不可逆的なダメージを受けていたこの患者は、徐々に心臓も弱り、長い療養生活の末に亡くなった。その療養中、母親は、「あの看護師さんにはこどもを受け持ってほしくない」など、さまざまな不満を口にした。その一方で、「今の○○ちゃんの顔は嬉しい表情だと思う。気持ちよかったのね」と、看護師に対して肯定的な感情で話すときもあった。一見静かに眠っているように見える息子さんと、事故以来全く会話できない状況は、とうてい受け入れられるものではなかったに違いない。

病棟看護師や医師と相談し、私は病棟を代表して、二週に一度の頻度で母親と個室で面談した。そのときもやはり、医療に対する不満や息子さんへの看護師の接し方、事故当日の様子など、さまざまなことを話した。

息子さんが亡くなった後も、私は母親に会うために、毎年命日にご自宅へ向かった。そして毎年、同じような療養生活の話をした。その後五年が経過した頃からか、会話の内容が徐々に変化していった。穏やかに亡くなった息子さんのことや、その友人の話をしてくれるようになっていった。

3 救急医療での終末期ケア

家族看護研究者の野嶋佐由美氏によると、救急医療での終末期患者の家族に対する援助目標の一つとして、「突然起きた患者の重篤な状態の現状認識」があり、心肺停止状態の家族に対する最も重要な援助目標は「患者が死んだという家族の現状認識」にあるという（野嶋、二〇一二a）。家族は対象喪失（または突然の出来事）に対する心理的防衛反応が強く、またそれが長期に及ぶため十分な現実認識ができず、悲嘆に伴い食欲不振や不眠などの通常の悲嘆過程を歩むことができないからだ。本章のケースでいえば、屋上での面会はあおいちゃんの「現実」に家族が向き合い、受け入れた象徴的な場面だと思う。

私は家族のいない病室で、意識のない患者に「あなたは何を見て何を感じているの？」と語りかけることがしばしばある。話しかけても言葉は返ってこないが、家族が話していた言葉の意味を不思議と理解できることがあった。そのようにして私は患者に問いかけ、複雑な思いを抱く家族に寄り添い、病院に来ることができない人々の思いにも関心を寄せるようになった。

また私は、患者・家族の思いと医療者たちの考えを確認することで、あらゆる立場の家族に寄り添いながら医療者間の調整をするという、看護師だからこそ担える役割を大切にしている。具体的には、医師、薬剤師、臨床工学技士などの専門職に対し、客観的に病状を説明すると同時に、自分の解釈を介在させず家族の思いをできるだけ「家族の言葉」によって伝えることで、共通認識の確立に努めてきた。その一方で、家族に話をするときには次のようにしていた。家族は当然、長い時間をかけて培ってきた人間関係がある。それゆえ、そのままの言葉を伝えると感情的になることがある。母親が外出しようとする娘に「今日は早く帰れるの」とよかれと思って声をかけても、娘はイラッときてしまうように。家族関係は、良好なときはよいが一旦こじれると憎悪のるつぼと化す。私はあえて、私の言葉に直して伝えることで客観的に事実を受け止め、家族間の理解を深めてもらえるような支援を心がけている。

これからも医療チーム全体で、患者・家族を支える医療の提供に努めていきたいと願っている。

3

生を享けること、失うこと
――周産期医療の現場から

増田 智里 MASUDA CHISATO
静岡赤十字病院助産師。東京女子医科大学看護学部卒。浜松医療センター周産期センターでの臨床経験を経て、ケニアのNGOにてHIV母子感染予防活動事業に従事する。帰国後は現職へ復帰すると同時に、静岡市での「死生学カフェ」の運営に世話人として携っている。

物心がついた頃にはすでに、看護師になりたいと思っていた。周囲に医療関係者がいたわけではない、家族や友人に付き添い、病院へ行った記憶もほとんどない。そんな自分がなぜ看護師になりたいと思ったのか、今振り返っても不思議である。看護学校へ進み勉強を始めてからは、学ぶたびに看護の魅力に惹きこまれていった。

看護学生は基礎の学習を終えると、小児科・精神科・産婦人科など、さまざまな分野の看護を学び始める。私はそこで初めて、助産師の仕事と出会う。それはまるで、頭をトンカチでたたかれたような衝撃だった。

初めて自分がとりあげた赤ちゃんの感触は、いまだ忘れられない。「ひと」から小さな生身の「ひと」が出てきたという驚き。そして産まれて数秒間、ぐっと息を飲みこむ間をおいて、はじけるような元気な産声が分娩室に響いて、「あぁ、この子は本当に無事に生まれてくることができたんだ」と実感し、安堵感に包まれて、目の前が涙で見えなくなった。そして何よりも、長い長い陣痛に耐え抜き「その子」の泣き声を待ちに待っていた母親が、その瞬間にそれまでの苦悶の表情から、一転して慈しみのある笑顔に変わったこと。女性が最も美しく輝く瞬間の一つは、出産直後の表情だと思った。

「それまで自分の体内にいた赤ちゃんと、初めて出会うその瞬間」という人生の一大イベントを、助産師は、母親と家族と共に築き上げていく。妊娠が分かったときは、誰もが嬉しさの反面で驚き・戸惑い・不安を抱える。それでも月日を重ねるにつれ、徐々に母親として強く優しくなっていくその姿。「女」として生まれてから、出産を経て子育てを終えるまで、身体も心もさまざまな変化を迎える、母としての役割を果たすため、その全てがあらかじめ身体に備わっているという生命の神秘。産む前も、産んだ後も、そんな女性たちを見守り支えていきたい。そのように思い続けられるこの仕事に出会えたことは、私が人生で得た大きな恵みの一つである。

これまで出会ってきた何百人という赤ちゃんとお母さんたち。新たないのちを身体に授かり、生まれてくるという奇跡に立ち会いながら、そして時に、そのいのちが旅立つ瞬間を見届けながら、共に過ごしてきた。本章では、そのような場面を、この本を手にとってくださった方々と共に振り返りたい。

医療の目覚ましい進歩により、多くのいのちが助かるようになった。それらのいのちは、生を享け、生き抜く力と奇跡について教えてくれるだろう（第一節）。しかし他方で、お腹の中で、または生まれてまもなく旅立ってしまったいのちもある。それらのいのちと母親たちは、たとえ短い人生であっても、この世に生を享けた尊さについて教えてくれる（第二節）。「生を享けること」は、決して私たちの思い通りにはならない。それとどのように向き合っていくのか、本章の最後に、私が経験し、考えてきたことを共有したい（第三節）。

1　いのちが生まれるという奇跡

医療の進歩により助かるいのち

妊娠六ヶ月の赤ちゃんがどのような姿をしているかご存知だろうか。身体の大きさは大体二十五センチくらい、重さは四〇〇〜五〇〇グラム。手も足もミニチュアだけどしっかりとした造りで、羊水の中に浮かびながら子宮の壁にくっついたり、その小さな手を当ててみたりしている。もう音を聴くことができて、周りの声やお母さんの身体の中の音を聴いて過ごしている。出産予定日までの半分を過ぎたあたりで、残りの半分の期間、お母さんから酸素と栄養をもらいながら、ぐんぐん成長発達をしていく。

そのような時期に突然陣痛が来たり、破水をしてしまったりして、やむを得なくこの世に生まれてくる赤ちゃんたちがいる。五〇〇グラムの「ひと」を想像できるだろうか。身体の大きさばかりではない。身体の中のいろんな臓器が未熟なままに外界へ出てきて、その後生き続けることができるかどうかは、利用可能な救命医療と、そして何よりもその子の生命力にかかっている。自力で呼吸して栄養を摂って排泄をするために、機械や薬の力を借りながら、今この瞬間も、日本のいたるところで、小さないのちが一日一日を全力で生きている。

日本全体の出生率は下がり続けているが、実は、低出生体重児（二五〇〇グラム未満）と超低出生体重児（一〇〇〇グラム未満）の出生率は増加している。このような小さく産まれた赤ちゃんたちを救うため、医療者たちは全力を尽くし、施設の整備にも取り組んできた。そのおかげで低出生体重児が生きて産まれる、またその後生き延びる確率は顕著に高くなってきている。たとえば、小さな赤ちゃんが生きて産まれる（生存）限界とされてきた妊娠二十二週での分娩を見ても、約二〇年前の一九九五年ではわずか一〇パーセントの生産率であったのに対し、今日（二〇一〇年）では三〇パーセントの生産率に達している。

早く小さく産まれてくる赤ちゃん

人工呼吸器の作動音、時折鳴るアラーム。赤ちゃんの泣き声がどこからか聞こえる。ＮＩＣＵ（新生児集中治療室）では、早く産まれてきた赤ちゃんや生まれつきの病気を抱える赤ちゃんが治療を受けている。

あるお母さんに起きた出来事を紹介しよう。妊娠二十八週ほどで、急にお母さんの血圧が高くなり、その後もなかなか下がらなかった。妊娠中に起きる突然の高血圧はしばしば、赤ちゃんに血液を送りこんでいる胎盤での血流が悪くなっていることを意味する。そして事実、このケースでも赤ちゃんの成長が滞っていた。赤ちゃんの体重は一〇〇〇グラム程度で、現状のまま胎内で育てるよりは、呼吸器を着け保育器内で育てていく方が児の発育はよいと判断し、医師たちはできるだけ早めに出産することを検討した。以上のことをご両親へ説明すると、二人ともに「無事に産めるなら、そのために一番の方法を選んでください」と出産を早めることに同意した。

医師が病室を出た後、残された二人の間に空白の時間が漂う。「一〇〇〇グラムって、どのくらい？」「わかんないけど……普通の子は三〇〇〇グラムくらいあるんだよね。三分の一だ」。二人の会話を聞きながら、私はお母さんの枕の隣に飾られたウサギのぬいぐるみに目をとめた。このぬいぐるみが赤ちゃんとちょうど同じくらいの大きさであることに気づき、「これくらいですよ」と両手に抱かせた。「小さい……ちゃんと育ってくれるのかな……怖いよ……」とこわばった手でぬいぐるみを抱いたまま、二人はうつむいていた。

外来での妊婦健診から突然の入院へ。それから両親たちは一心に赤ちゃんの無事を祈ってきた。急展開で進む出来事に、気持ちの整理がつくはずもない。そんな強い緊張と不安の中で、無事に帝王切開による出産を終えた。赤ちゃんはＮＩＣＵに入院し、母親は二週間ほど経ってから、先に退院した。

面会時間になると、わが子に会いにお母さんとお父さんがＮＩＣＵへやって来る。お父さんの首にはカメラがぶら下がり、お母さんが右手に携える保冷バックには、夜な夜な搾った母乳がたくさん入っている。赤ちゃんのか細い手に点滴がつながれ、鼻や口元を覆う呼吸器は見るからに痛そうで重そうだ。予想よりはるかに小さな赤ちゃん、しかしそれは確実に自分たちのこどもである。保育器越しのわが子にお母さんお父さんが「会いに来たよ、頑張って」と話しかける。お母さんは「こんなに小さく産んでしまってごめんね」と、時に自分を責める。恐る恐る触れた小さな手、かすかな力で、赤ちゃんがその手を握り返す。言葉にこそできないけれど、つらいであろう治療や病気に向かい合っている赤ちゃん。

保育器越しに語りかけるそんな様子も、徐々に変化していく。それまで触るだけだった赤ちゃんを初めて抱きあげることができたその日。「怖い、怖い！」とはしゃぐと同時に、「思ったよりも重い」と、噛みしめるように話してくれる。どんなに小さくても、精一杯に生きるいのちは重い。両親の表情はだんだんと明るくなり、一日のうち数回だけれど、自分たちの手でおむつ換えや授乳をしてあげられることを楽しみにやってくる。不安気に赤ちゃんを見つめていた二人に、いのちの危機を乗り越えて、当のいのちを懸命に生きる赤ちゃん自身が、親としての自信を持たせてくれる。

最初にショックを受けたときから、悲しんだり苛立ったり、喜んだり、また戸惑ったりしながら、ついに退院を迎えるその日。その日のために準備しておいたベビー服を着せ、すっかり表情が豊かになった赤ちゃんを胸に抱きあげながら、笑顔を見せるご両親は、キラキラと輝いて見える。今ここに赤ちゃんが生きているという喜びが、自分たちの毎日の生活にやっとこの子が加わるんだという喜びが、ひしひしと伝わってくる。

生まれてきた奇跡

産まれる瞬間、人は最も死に近づく。
産まれることは、常に死と隣り合わせだ。

出産の現場にいると、この言葉の意味を実感する。受精や受胎のしくみ自体が奇跡的だし、妊娠してからの二八〇日間、母胎では、ドラマのような出来事の連続が起きている。そして出産時には、母子共に生きるか死ぬかの瀬戸際をくぐり抜けて、ようやく新しい家族の誕生を迎えることができる。

私たち大人の心拍数は、どんなストレス下にあっても半分以下になることはまずない。あるとすればそれは死に瀕した時のことだろう。しかし、産まれる直前の赤ちゃんの心拍数はしばしば、半分以下になることがある。だから、産まれてきた赤ちゃんに私たち医療者がまず施すのが「蘇生法」なのである。どんなお産であっても、苦しい状態をくぐり抜けた赤ちゃんの心音が正常な値にまで戻り、元気な一声をあげるその瞬間まで、緊張を緩めることはない。

そんな瞬間を乗り越えられたことが、奇跡。だから今生きていることは、奇跡。今生きている人は全員が、こうした奇跡を経験して生まれてきたのだ。

実際のところ私たちは、生きていることが奇跡であると思って毎日を生きているだろうか。そう思って、毎日家族や友人と接しているだろうか。赤ちゃんは当然、元気に産まれてくる、こどもは当然、元気に育っていく、そう思いがちであるかもしれない。でも時々この奇跡を振り返ることができたら、生きているだけでパーフェクトと、今ここにあるいのちを抱きしめられるのではないだろうか。

2　いのちを失うこと

笑顔で赤ちゃんを抱く親の姿を見たい。日本でも世界でも、医療者は誰もがそう思い、またそれができると信じて、学び働き続けている。しかし、全てのいのちが、無事に産声をあげられるわけではない。赤ちゃんやこどもは、これからどんどん大きくなっていく存在である。希望にあふれた未来が、彼らを待ち受けている。そんな思いがあるだけに、赤ちゃんが亡くなったときの両親や家族の悲しみは、何よりも深い。

医療者としてそのような場を何度経験しても、赤ちゃんの死に立ち会うことに決して耐性はつかない。どうして、赤ちゃんは旅立ってしまったんだろう。どんなに祈っても、反発しても、怒っても、戻ってこない、死にゆくいのちを目の前に、自分の無力さを省みずにはいられない。医療者としての職務を終えたときに、ずしっと肩に圧しかかるのは、全てが思い通りになるわけではないという現実だ。

他方では、こんな思いもある。どこの病院も「安全な出産」を第一目標に掲げて、日々それを追求している。でも、もし無事に産まれることができなければ、すべてはダメになってしまうのだろうか？いのちを享けるということは、そんなに単純なことなのだろうか。

お腹の中で二十八週間を生きたいのち

子宮の中では生きられるけれど、外に出たら生きていくことができない赤ちゃんたちがいる。そのような場合、出産すること、それがすなわちその子とのお別れになる。

そのお母さんは、妊娠二十八週（八ヶ月）で「胎児水腫」という診断を受けた。胎児水腫とは赤ちゃんの全身がむくんでしまい、それ以上は育つことも生きていくこともできない病気だ。

いろいろと調べたけれども、原因は分からなかった。これから先、問題なくまた妊娠できるのかという不安も抱え、お腹の子を見送る覚悟を固める間もなく、家族と一緒に涙に浸るような夜を越して、そのお母さんは帝王切開の手術の朝を迎えた。

帝王切開は腰から下の麻酔で行われるため、母親の意識は保たれている。手術は粛々と進められ、開始から三〇分もしないうちに赤ちゃんは静かに産まれた。一番にその赤ちゃんを受け取った私は、ドキッとして息を飲んだ。全身が水ぶくれのその姿は、いつも見ている赤ちゃんたちとは明らかに違ったからだ。それでも、いち早く対面させてあげなくてはと、精一杯の笑顔で「産まれましたよ」とお母さんのお顔に近づけた。

お母さんから出た一言は、「かわいい……」だった。これまでの間ずっと、お腹の外からかけていた言葉と、それを支える愛情と、何ら変わらない。ずっと会いたかったわが子と会えたときの一言だ。

それからお見送りをするまで、ずっと家族は一緒だった。お父さんに温かいお風呂に入れてもらって、ベビー服を着て、そらちゃんと名づけられたその子は、静かにお母さんの隣で眠り続けていた。そらちゃんは、お母さんとお父さんの初めてのこどもとして、これからもずっと大切にされていくだろう。そらちゃん自身も、お母さんのお腹の中で二人の声を聞いたりなでられたり、愛された思い出を胸に旅立ったに違いない。

私にとってもそらちゃんは大切な存在で、今でもその顔をすぐに思い浮かべられる。これまでとりあげてきた元気なこどもと何ら変わらない。そらちゃんは、病気の有無や、生きた時間の長さではなく、この世に、お母さんのお腹の中に来てくれたことが何よりも尊いことだと教えてくれた。

医療スタッフとして、私にはただその場にいることしかできなかった。だけれどご家族に一つ覚えておいてほしいと願うのは、赤ちゃんが精一杯生きたことを知る人は数少ないかもしれないけれど、私もまたそこに立ち会った一人であること、そしてその子は私の中に残り続けて、こうして時々思い出させてもらっているということ。生と死に向き合う職場で働き続ける意味を、今も伝えてくれている大切な存在だということである。

どうしても生まれてくることのできなかったいのち

早い週数で産まれ、助かる子もいれば、そうでない子もいる。早産のリスクが高くなってしまった妊婦さんは、まずは病院へ入院して、お腹の張り（子宮の収縮）を抑える薬を始める。そして身体を動かすとお腹が張ってしまうので、安静を指示される。

この「安静」がなかなかつらい。自分自身はいたって健康体であるのに、二十四時間できるだけベッドから動かないでいるということは、非常に酷な状況である。体も髪も満足に洗えない、トイレに行くにも、誰かを呼ばなくてはならない、足の筋力もみるみる衰える。それでも、お母さんたちはお腹の中のいのちを育てるために、従順に安静を守る。何よりも優先してこどもを守ろうとするその母親の強さを、敬わずにはいられない。

私が出会ったあるお母さんは、三人目のこどもを妊娠するものの、二十三週（六ヶ月）で切迫早産の診断を受けて絶対安静となった。実は、二人目のお子さんも早産で亡くしていた。予断を許さない状況で、生活の全てはベッド上、トイレにも行けず管につながれ、座ることもできないので食事は寝たまま食べた。日に日に増える五歳のお姉ちゃんの応援メッセージに囲まれて、そのお母さんは弱音も文句も一つも吐かずに、必死に安静をとっていた。

しかしある夜、突然破水をしてしまう。そして自然とお産は進んでいった。もう誰も、何も止めることはできなかった。

産まれてきた小さな男の子。肺が未熟で、治療の手立ても効果を見せなかった。一刻を争う状況になったため、集中治療室の赤ちゃんのもとに、お産を終えたばかりで動けない身体のお母さんが運び込まれた。医師からシビアな状況だとの説明を受け、お母さんは赤ちゃんを見送ることにした。

まだ温かく、もぞもぞと動く姿が、徐々におとなしくなっていく。二時間の間、息を引き取るまで赤ちゃんはお母さんの隣で過ごした。まるでこうなるのを分かっていたかのように、そのお母さんは優しく寂しそうな眼差しで赤ちゃんを見守り、看取っていった。

集中治療室に母親以外の家族は入ることができない。全てが終わり、赤ちゃんが助からなかったことを知ったお姉ちゃんは、お母さんに会うなり、こう言った。

「お母さん、私がいるからね」

その一言で、そのお母さんは初めて涙を流した。

「この子がいれば大丈夫。もう、いいかな」。退院の時に、その人は私にそう話してくれた。そしてこの数ヶ月ですっかり大人びたお姉ちゃんと、手をつないで病院を後にした。感情を表に見せることはなかったが、強い、強いお母さんだった。

どんなに短い時間でも、愛され生まれてきたいのち

産道を通って産まれてくる赤ちゃんというのは、ぎゅーっと顔をすぼめたような表情をしている。そして外の世界の空気に触れて、思いっきり泣く。

対して、これまで私が出会ってきた、亡くなってしまった赤ちゃんたちは皆、穏やかな表情をしていた。一人として、苦しそうな顔をしている子はいなかった。おへそが首に巻きついてしまって、苦しくなってしまった子もいた。そんな状況の子でさえ安らかな顔で、片手はおへそをぎゅっと握りしめていた。まるでこのおへそが自分とお母さんをつなぐ大切なものだと分かっているかのように。

この子たちは、自分たちがお腹の中にいることにお母さんが気づいた瞬間や、つわりでお母さんがつらい時期、お母さんとお父さんがこれから生まれてくる自分のためにいろんな物や環境を準備し始めている動きや声や感情を、全部聞いて感じているのだろう。そんな愛情を、しっかりと感じているのだろうと思う。

「人生は長さではない」ということはよく耳にする。たとえどんなに短い期間でも。そしてその人生は母のお腹で受精卵というひとつの細胞になった瞬間から始まっている。私たちが、あっという間に過

ごす十ヶ月、数週間、数日、数時間、数分。その長さにかかわりなく、この世に迎えられたひとつのいのちは精一杯に生きる。

もちろん親は、大切な、大切な自分たちのこどもだから、できるだけ長く一緒にいたいと願う。それでも、どんなに短くても、お母さんとお父さんに愛されたこと、これから一緒に過ごす未来を楽しみにしてもらえたこと、そんな思い出を持って、赤ちゃんたちは旅立っていく。

3　医療の行き届かない場所でのいのち

ここで時間は二〇一二年にさかのぼる。私はケニア、ザンビア、タンザニアなど、アフリカ数ヶ国の出産に関わる施設を訪れていた。かねてから国際協力に興味のあった私は、それまで勤めていた病院を退職しアフリカ大陸へと向かう決意をしたのだった。

助産師という仕事に携わり、新たないのちの誕生を尊く思うほどに、世界には出産を機に亡くなる母子が多い国があるという事実が心苦しく感じられた。どうしてそのような事態が起きているのか、自分に何ができるのか、それを知りたいがために、若気にまかせて日本を飛び出す決意をしたのである。

サブサハラアフリカ（サハラ砂漠以南の国々）では、日本と比べて

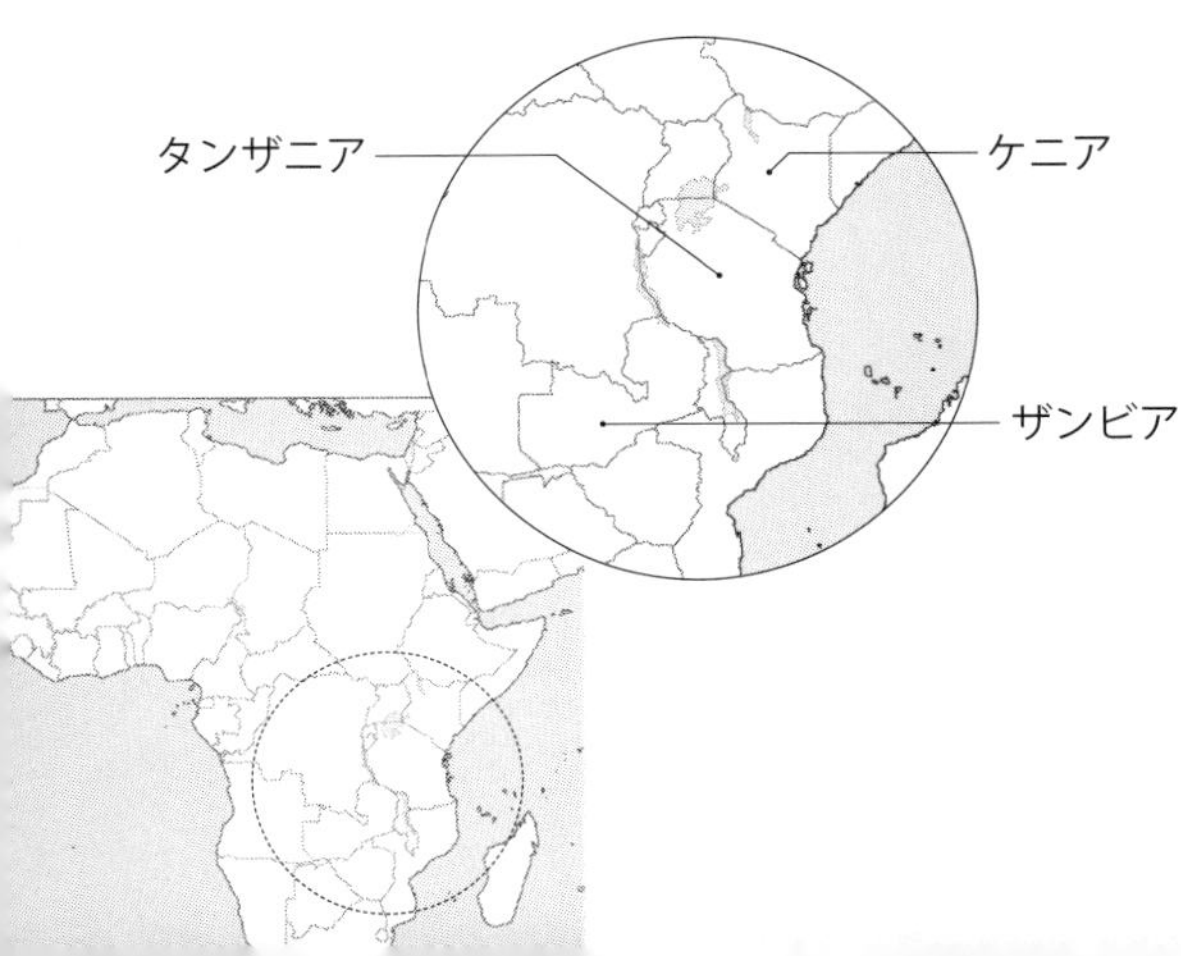

妊産婦死亡率は八十五倍、新生児死亡率は三十三倍と、出産に際する死亡率がはるかに高い（**下表**）。確かにどれだけ医療が発展しても、全ての死を防ぐことは不可能かもしれない。しかし「多死」の中には、最低限の医療が行き届きさえすれば救えるものも多い。日本だったら当然助かるはずのいのちが失われる場面を見るのは、悔しく、苦しかった。無事に産まれてくる保証がないため、ベビーシャワーのように、生まれる前から赤ちゃんの誕生を祝うことはしない。またたとえ無事に生まれることができたとしても、五歳の誕生日を迎えることができる赤ちゃんは一〇〇人中八十七人であり、九十九人以上が生きる日本の赤ちゃんとは格段の差がある（**次頁表**／http://www.unicef.org/sowc2012/pdfs/All-tables-including-general-notes-on-data.pdf）。

弱いものは生き残れない

縁あって、ザンビアの首都ルサカから三時間ほどにある村の診療所で、出産に立ち会わせてもらうこととなった。そこで出会ったお母さんは、以前の妊娠では胎内で赤ちゃんが亡くなってしまったという。今度も、子宮の入り口は全て開いているのにもか

妊産婦の死亡数（出生児10万人あたり）

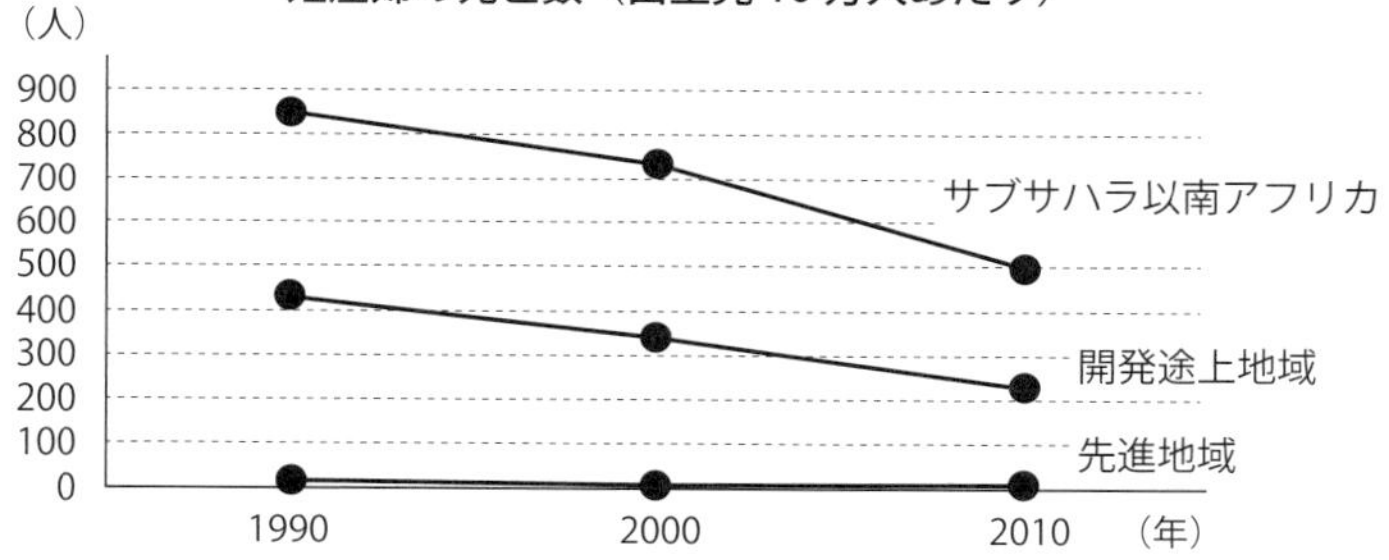

ミレニアム開発目標 2013（http://www.jp.undp.org/content/dam/tokyo/docs/mdgs/UNDP_Tok_millennium2013.pdf）より作成

かわらず、なかなか赤ちゃんが降りてこない。だんだんと赤ちゃんが苦しんでいる徴候が見え始めたが、その診療所には設備も人手も足りておらず、車で何時間もかけて手術のできる病院にたどり着いた頃には、赤ちゃんのいのちは途絶えていた。

その国で最も高度な新生児医療が提供されているという大学病院も訪れた。ＮＩＣＵや人工呼吸器もあった。しかしそこで感じたのは、何となく活気を感じない空気だった。保育器から聞こえるのはか細い泣き声で、筋肉の緊張も弱くぐったりと見える。治療のために行われる処置や看護師のケアにも、抵抗することなくされるがままだ。

その病院で最も小さいという、九〇〇グラムで産まれた赤ちゃんにも会った。呼吸器に助けられながら、一回一回呼吸を懸命にしていた。医療スタッフたちも、慣れない症例の中必死のケアを施していた。どうかこの医療を受けて自分の人生を切り拓く新たなひとりになってほしい、と願いながら私はその場を去った。しかしまさにその夜、「あの子が亡くなったよ」と連絡を受けた。望みが砕かれたという悔しい想いと同時に、同じ体重で産まれその後大きくなって退院していった日本の子たちのことを思った。

5歳未満児の死亡数（1000人あたり）

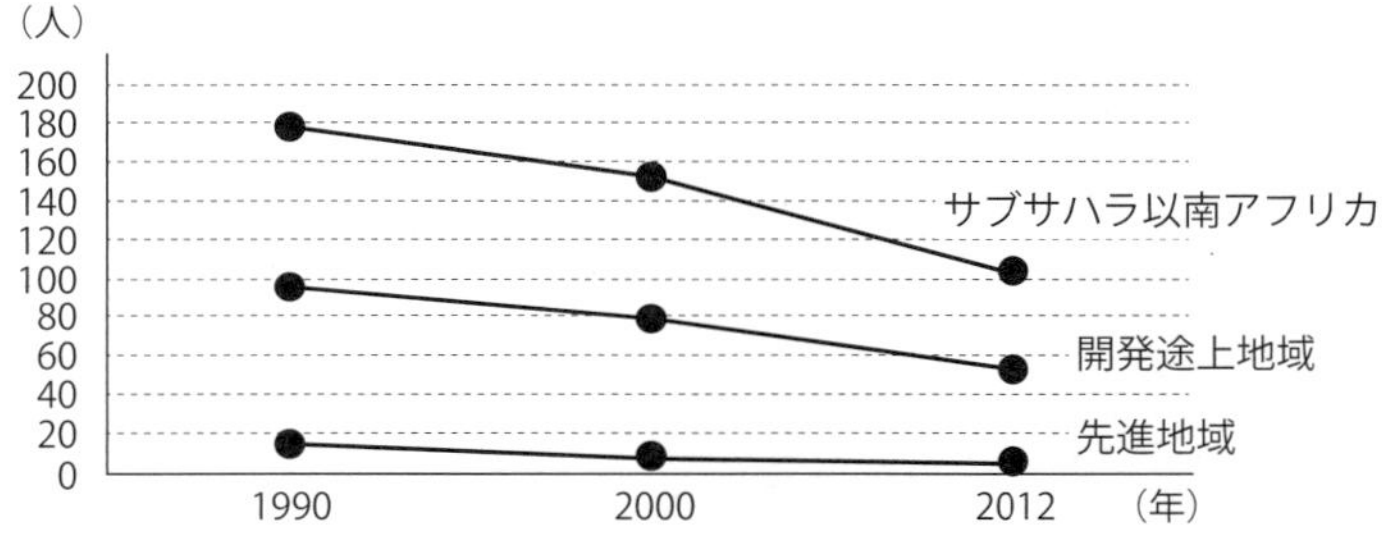

ミレニアム開発目標2013（http://www.jp.undp.org/content/dam/tokyo/docs/mdgs/UNDP_Tok_millennium2013.pdf）より作成

「この地ではまだ、弱いものは生き残ることができない」と痛切に感じた瞬間だった。

一方で日本ではありえないような状況で育つこどもたちにも出会った。アフリカは人種的に双子が多い。双子の場合は早いペースでお腹が大きくなるため、早産の可能性が高く、日本では予定日よりもかなり早い時期から管理を行う。しかしこちらでは、普段通りの生活で家事や畑仕事をこなさねばならないため、十分な配慮ができずに早産に至る母親が多くいる。しかもそのようにして一五〇〇グラム台で産まれたというこどもが、一ヶ月健診の時点では、それなりに大きくなって成長しているのである。小さく早く産まれたこどもは、呼吸や体温の維持、そして母乳の哺乳といった数々の試練に立ち向かわなければならない。早産であっても、文字通り母乳に「食らいつき」大きくなることができるというのは、「生命力」の賜物というほかない。

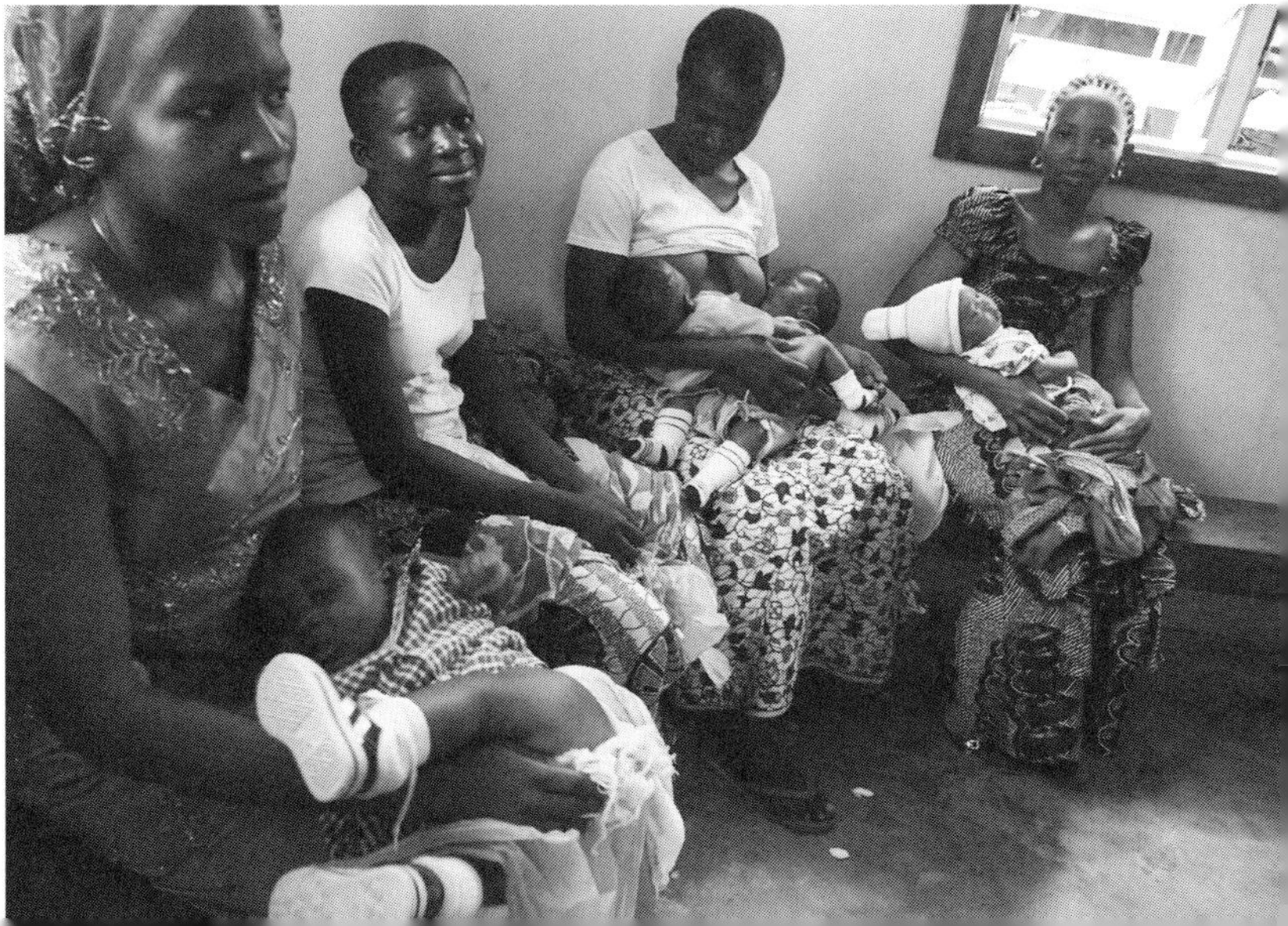

意のままにはならないいのちと向き合う

今日の日本のように、医療の進歩の恩恵を享受できることは素晴らしいことである。これまでは仕方ないと泣いて諦めていたような、小さく産まれた赤ちゃんが助かるようになった。それだけではない。医療は生まれてくる奇跡のみならず、授かる奇跡を手助けするようにもなった。今や体外受精で出産に至ったこどもは三十六人に一人を占める。早産の場合と同じように、医療技術の進歩なしには生まれてくることができなかったこどもたちがたくさんいるということだ。

ただ、恵まれた環境に生まれ育ち、医療が当たり前に受けられるようになったことで、生きることも死ぬことも自分でコントロールできる、新しい生を享けることさえも思いのままなのだという考えが、

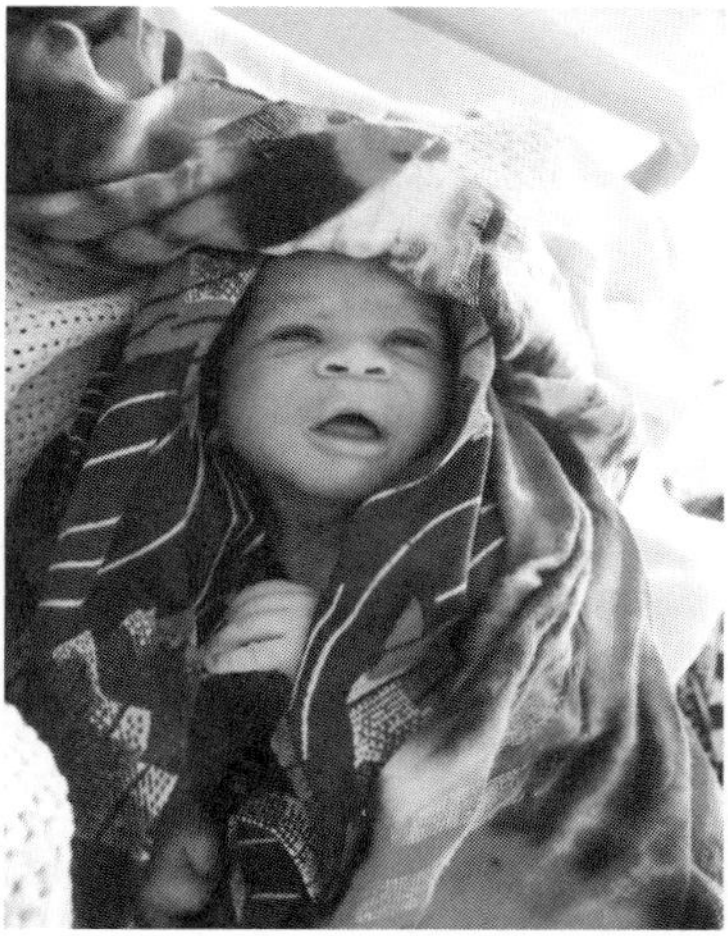

何となく私たちの心に広まっていないだろうか。助けられないいのち、死にゆくいのちと接していると、そのような考え方の傲慢さを思い知らされる。

日本でも世界のどこでも、そこがどのような環境であれ、無事に生まれてくることのできた赤ちゃんたちは、何か大きな力に動かされていて、生かされている。医療が十分に行きとどかない地に暮らす人々の生き方と死に方が、生と死は常に隣り合わせであることを思い出させてくれた。

アフリカで死を身近に感じたのは、お産の場面にとどまらなかった。感染症、犯罪、紛争、事故、日常生活の中で

いつそれらと鉢合わせていのちを失うか、その確率は日本にいるときよりもはるかに高い。

私が滞在していた短い期間でさえも、現地で出会った知人の一人が事故でいのちを失った。大切な人を失い、悲しみ嘆く姿はどの国であろうと、どれだけその機会が多かろうと、変わらない。抱き合い、泣いて、見送りの儀式を行う。悲しむ家族を見て、明日、私自身の訃報が日本の家族に届いても不思議なことではないのだと感じた。それでもなおこの地で私が生きているのはどうしてかと考えてみると、それは私の努力の範囲を超えるものであり、生かされているとしか言いようのない事態だと思った。

生を享けることや五体満足で健康でいることは、私たちが望み、選んで決めることができるものなのだろうか。望み選んだいのちのように見えて、実は与えられて生かされているいのちなのではないか。いのちとは、自分の意のままにできるものではない。

そして私は、生かされているこの身を生かすために、どのように生きていけばよいのかと考えるようになった。今のところ辿り着いた答えは二つ。一つには、生かされてきたなかで受けた恵みを自分の周りと社会へ還元すること。もう一つには、周りにいる人たちとの関係や過ごす時間を大切に思うことである。

選ぶことのできないいのちによって自らも生かされているあなた、そんなあなたにできることは何だろうか。先に旅立っていったいのちは、あなたに何を告げるだろうか。あなたの隣にいる、あたたかく触れることのできるいのちが、それを一緒に考えてくれるはず。

Comment-1

死産を経験した家族に対するサポート

河端 久美子
Kawabata Kumiko

金沢大学附属病院で助産師をする傍ら、石川県立看護大学大学院修士課程にて研究に取り組む。平成二十八年度からは静岡大学創造科学技術大学院博士課程に在籍。研究テーマは死産とグリーフケア。

1 赤ちゃんが元気に生まれてくるとは限らない

赤ちゃんが元気に生まれてくるとは限らない――私がこのことを認識するようになったのは、助産師として仕事を始めてしばらく経ってからのことだった。私は現在、大学病院に助産師として勤めている。高度医療施設である大学病院には、昼となく夜となく重症の患者たちが運び込まれる。大半の患者は治療によっていのちを救われるが、すでに手の施しようのない場合もある。たとえば「赤ちゃんがお腹の中ですでに亡くなっている」、「生存不可能と思われる重篤な疾患が赤ちゃんに見られる」、「赤ちゃんはまだ保育器に入れても生存できないほど未熟だが、これ以上妊娠を継続するとお母さんのいのちが危機的状況になってしまう」といったケースである。これらのように赤ちゃんの生存を家族が願っても叶わない場合もあれば、反対に、赤ちゃんやお母さんの身体に何も問題はないが、家族の経済的・社会的理由のために妊娠が中断させられてしまう場合もある。どちらも、赤ちゃんたちはこの世に生まれることなく死んでいく。

このような赤ちゃんは、いったいどのくらい存在するのだろうか。厚生労働省が発表した二〇一四年度人口動態統計によれば、日本の死産数（十二週以降の死児の出産）は二万三五二四胎であり、約二十二分二十一秒に一胎が死産している計算になる。

さまざまな理由から家族が死産を選択した場合でも、やむを得ず死産となった場合でも、赤ちゃんを喪った人々が大きな喪失感を味わうことに変わりはない。

2 「生まれることなく死ぬ」という矛盾

「この世に生まれることなく死んでいく――死産で赤ちゃんを喪った人々は大きな喪失感を味わう」。あらためて考えてみると、この表現は矛盾していないだろうか。

一般に、「生きる」ことは「生まれる」ことから始まる。そして「生きる」からこそ「死ぬ」のである。別の見方をすれば、人々や世界との関係性の中で認識され「存在」しているものは、その関係性が絶たれたとき「喪失」される。この世に生まれてこなかった赤ちゃんの場合はどうか。お母さんから産まれる時点で生命活動を停止し、この世で生き還る見込みもない赤ちゃんは、他者との関係性を自ら広げていくことはできない。それどころか、亡くなった事実、いや、そもそも妊娠の事実さえ周囲に知らされないまま埋葬されることもある。そんな赤ちゃんは「存在」と無縁なのだろうか？

私は、死産の赤ちゃんの「存在」を肯定する。妊娠が明らかになった時点で、赤ちゃんは他者（家族）との関係性を持ち始めるからである。ごく僅かな人々に限定され、双方的ではないものの、赤ちゃんは家族との関係性のなかで確かに認識されている。

このように、死産について考えるとき、私たちは根源的な問題について再考することを求められる。「生きる」、「死ぬ」とはどういうことなのか。「存在する」とは何をいうのか。「喪う」とはどういうことなのか。死産を経験した家族は、これらの問いと向き合いながら、自身の感情を整理していかなければならないのである。

3　死産による悲嘆反応を支える

W・J・ウォーデンによれば、妊娠前後の喪失は「非公認の悲嘆」を伴うとされる。一つには、突然の出来事であるため、悲しみという感情をうまく受け入れられない。もう一つには、周囲から喪失体験者であると認識されないため孤独感が生じる、また周囲からのサポートが得られない。最後に、赤ちゃんが亡くなってしまったことに対して、自責の念を抱く。

人は関係性の中で認識されることで「存在」し、それが絶たれることで「喪失」が生じると先に述べたが、お腹の中にいる赤ちゃんは、「大きくなっていくお腹を見る」、あるいは「胎動を感じる」というように、間接的な事象を通してのみ体感されるのである。また死産の場合は、亡くなった赤ちゃんの思い出や記憶が非常に限られており、赤ちゃんと家族の関係が十分に構築されているとは言えない。そのため家族は、赤ちゃんが「生きて」いたことや「存在」していたことを確信できず、喪失とそれに伴う悲しみをうまく受け入れられない、という状況が生じる。

戸惑い、困窮する家族を支えるために、病院では死産を経験した家族に対するサポートを実施している。死産したお母さんの入院期間は二日程度と短く、退院と同じ日に火葬を行うケースも多い。このように、亡くなった赤ちゃんと一緒に過ごせる時間は非常に限定されており、その中でさまざまな支援が行われる。具体的には、「赤ちゃんと面会する」、「赤ちゃんを抱っこする」、「家族で赤ちゃんを囲んで同じ部屋で過ごす」、「折り紙や花を供える」、「エンゼルメイク（顔色や外見を整えるためのメイクアップ）を施す」、「思い出の品を残す（臍の緒を残す、記念写真を撮る、手形足形をとる）」といった支援である。

これらの支援を通して、家族は赤ちゃんに触れる機会を得る。赤ちゃんとの触れ合いを通じて、赤ちゃんが生きていたこと、亡くなったことを家族は実感していく。さらに、触れ合う体験そのものが思い出や記憶となり、家族と赤ちゃんの関係が深まっていく。関係性が堅固になることによって、赤ちゃんは確かな「存在」として家族の一員となる。それによって家族は初めて、「喪失」という事実と正面から向き合うことができるようになるのである。

4　ほとんどの家族は赤ちゃんの遺体を怖がらない

このような話を紹介すれば、とても素晴らしい支援が行われていると受け止められるだろう。しかし私自身、死産後のケアを初めて目の当たりにしたときは、戸惑いを覚えた。家族が赤ちゃんと触れ合う機会を設けるということ、それはつまり、家族に赤ちゃんの遺体を見せることを意味するからである。

死産の赤ちゃんの遺体は、病死や老衰による大人の遺体とも、他の赤ちゃんたちの遺体とも異なる。

週数が浅く身体発育が未完成であることから、サイズが小さいことはもちろん、脂肪や皮膚が薄いため赤黒く、手足や胴体に対して頭が大きく外見がアンバランスである。このほかにも、奇形が見られたり、死後変化（体温の低下、死後硬直、乾燥、浸出液の漏出）が進んでいたり、出産に際して一部が欠損したりしていることも多く、ややグロテスクに映る。そのような赤ちゃんをはたして家族は受け入れることができるのだろうか、余計につらい思いをするのではないか、と危惧していたのである。

しかし実際には、赤ちゃんの遺体は肯定的に受け入れられることが多い。筆者の増田氏も言うように、多くの家族が赤ちゃんを「かわいい」と慈しみ、抱きしめるのだ。特にお母さんは、赤ちゃんと接することを受け入れやすい傾向にある。これと対照的に、お父さんは、お母さんが赤ちゃんと接することに反対する場合が少なくない。それは傷ついている妻を周囲から守るという役割意識によるのであろう。ただ、初めは赤ちゃんと触れ合うことに違和感を覚えていたお父さんも、徐々に受け入れていくことが多い。

赤ちゃんに触れることや母児同室にすることを提案されると、家族はまず驚きを顕わにする。あるお母さんは、亡くなった赤ちゃんとの病院での生活を振り返り、こう述べている。

初めはびっくりしました。一緒にいてもいいんだ、そういうことができるんだって。怖いとかそういうことは全然……。むしろ嬉しくて、かわいくて、もっとずっと一緒に居たかった。両親も友達もお見舞いに来て、赤ちゃんを見てくれて。折り紙でいろいろ作ってプレゼントしてくれました。

初めは、おっかなびっくり抱っこしていた家族も、積極的に赤ちゃんと関わろうとするようになっていく。また、親しい間柄の人に赤ちゃんを見てもらうことで、赤ちゃんは、家族の中だけでなく周囲の人々との間にも関係性を構築していく。

もちろん全ての家族が同じような反応をするわけではない。母児同室は選択せず、一日に一回程度、両親そろって赤ちゃんの顔を見に行くが、お母さん一人で赤ちゃんに会うことは絶対にしないという家族もいた。赤ちゃんを思い出すとつらくなるからと、思い出の品を一切残さない家族もいた。赤ちゃんを亡くしたことを嘆くあまり、一日中泣いて過ごす家族もいれば、赤ちゃんが亡くなっていると理解していないのではないかと思わせるほど、母児同室を楽しんでいる家族もいる。自分自身、配偶者、そして医療者に憤慨しながら、時間を過ごす家族もいる。しかし、どの家族にも共通していることは、赤ちゃんと触れ合うことによって心的外傷を受けている様子は見られないということである。

生を享けること、喪うこと。それは人間として避けて通れないことである。死を見つめることは、生の輝きと尊さに気づく機会をもたらしてくれる。増田氏は、あらためて死と生について考える機会を与えてくれた。

Comment-2

幼い子を失った親の経験について

井藤 美由紀
Ito Miyuki

園田学園女子大学、佛教大学、非常勤講師。京都大学大学院人間・環境学研究科修了。博士（人間・環境学、京都大学）。OL、高校教員を経て臨床心理学を学ぶために大学に戻るも、臨床現場の外に広がる社会への関心が高まり民俗学とフィールドワークに傾倒。専門は臨床死生学。主著『いかに死をうけとめたか――終末期がん患者を支えた家族たち』（ナカニシヤ出版）。

本章では、目覚ましい勢いで進歩している日本の新生児医療の現場に身を置く看護師、増田智里氏が、日々の経験をとおして実感しておられる「生を享けること、失うこと」に対する想いを伝えておられる。ここでは、少し視線をずらして時間軸をさかのぼり、医療が行き届かなかった時代の日本で、「生を享けること、失うこと」がどのように受け止められていたのか、その庶民感覚を民俗のなかから掘り起こす。そのうえで、かつての庶民感覚が失われた今の日本で、「生まれてくるはずだったいのち」を失うことが、親――特に母親にとってどのような経験であるかをお伝えすることで、本章を補完したい。

1 今の日本で幼い子を亡くすということ

「七つまでは神のうち」という言葉をご存知だろうか。似たような言い回しでもかまわない。これは、民俗学ではよく知られている概念で、かつては全国に流布していた。「七つ」というのは、数え年の七つのことなので、満年齢に換算すると五歳から六歳のことである。ここでいう「神」は、キリスト教のような唯一神ではなく、『もののけ姫』や『千と千尋の神隠し』に出てくるような、自然とのつながりが深い土着の神々を思い浮かべてほしい。「神のうち」という言い回しには、いのちを授けることも奪うこともできる神への畏怖の念が感じられる。「七つまでは神のうち」は、七つまでに死んでしまうこどもが多かった時代に、そのやり切れなさをなだめるために生み出され、広く受け入れられた言葉だったのであろう。数十年さかのぼれば、日本でも、幼いこどもの死はよくあることだったのである。

厚生労働省の人口動態統計（『平成二十六年人口動態統計』二〇一五、ほか）によると、明治・大正、昭和に入ってからも戦前は、五歳の誕生日を迎えることなく死んでしまったこどもたちが、年間三十万人を下回ることはなく、多い年は五十万人以上も亡くなっていた。しかも、一人前の働き手となる十五歳までに死亡したこどものうち九割近くが五歳未満のこどもだった。「七つまでは神のうち」は、実感を伴う言葉だったのである（下表参照）。

ところが、戦後間もなく状況は一変した。多産多死から少産少死へと推移したのである。グラフで見ると、年間死亡数に占める幼いこどもの割合が急激に低下していったことは一目瞭然だ。

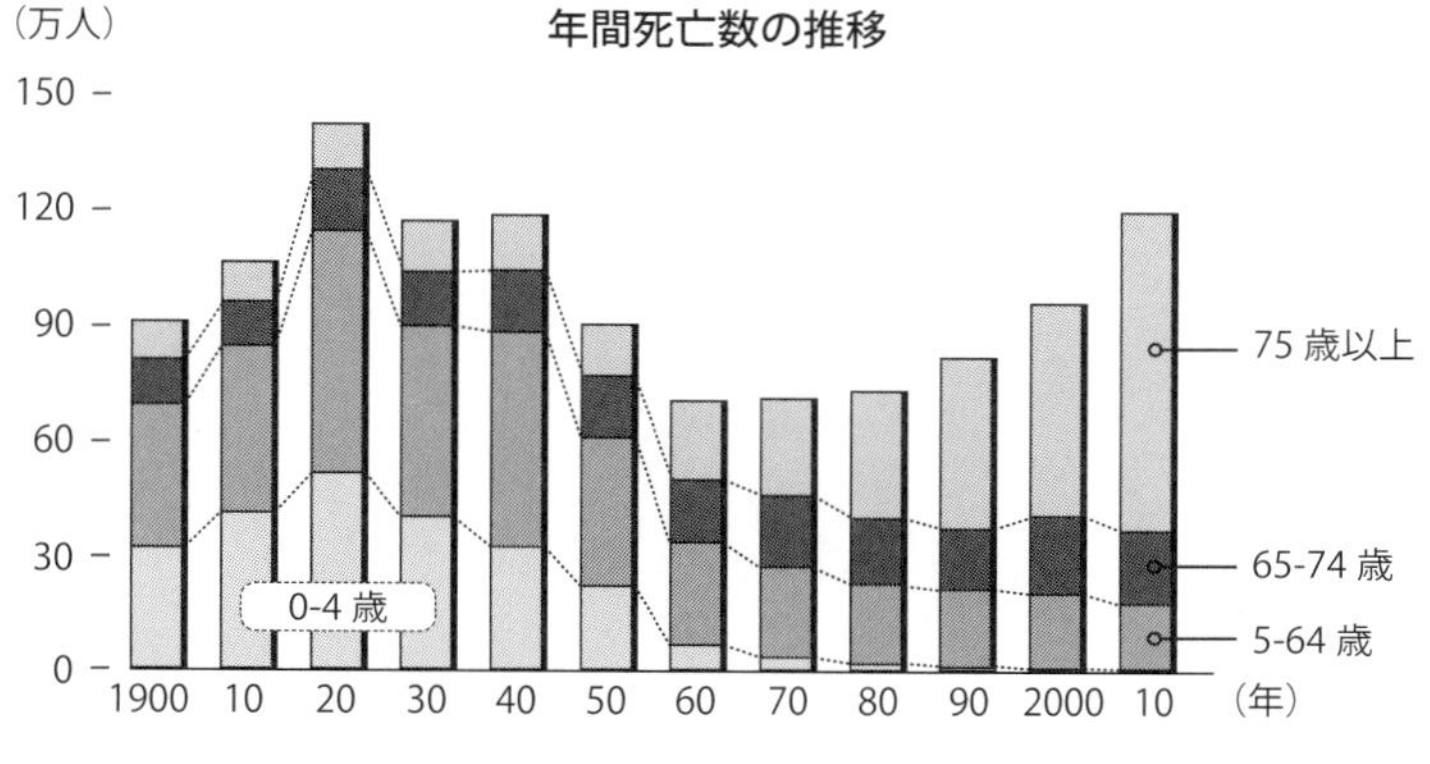

一九五〇年、つまり昭和二十五年には全死亡数の四分の一が五歳未満のこどもだったが、その十年後の昭和三十五年には十分の一以下になり、昭和四十五年には二十分の一、昭和五十五年には五十分の一になった。幼いこどもに代わって急激に増大したのは後期高齢者の死亡数である。近年は八十歳以上の死亡数の増加が顕著で、平成二十六年には、年間死亡数の六割を占めるようになった。一方、五歳までのこどもはわずか〇・二%に過ぎない（厚生労働省『平成二十六年人口動態統計〈確定数〉の概況、二〇一五』）。

死産についても触れておこう。調査を開始した明治三十年代は、死産率九〇前後——出産（出生＋死産）した人一千人に対して九十人前後が死産——という高率だったが、その後は緩やかに低下しつづけ、昭和十八年には四〇になった。ところが、戦後、死産率は急激な上昇をみせ、昭和三十二年からの五年間は一〇〇を越えた。その後はまた低下しつづけ、平成二十五年の死産率は二二・九である。

本章でも言及されているとおり、医療の目覚ましい進歩は素晴らしいことだ。そのおかげでどれほど多くのいのちが救われてきたことだろう。だが、だからこそ、それでも死が訪れたお子さんの親御さんは、孤立に近い状態のなかで深い悲しみと向きあわなければならなくなった。もはや「七つまでは神のうち」という言葉は、幼い子を亡くした親の気持ちをなだめる力を持たない。その痛みと苦しみを知っている人がつぶやくからこそ、暗闇の中でいくらか慰められたのだ。

半身がもぎとられるような痛みと苦しみを伴う死別経験は、心身に深刻な悪影響を及ぼし、身近な人間関係にも社会生活にも支障を生じさせる。生後間もないこどもの死や死産は、胎内にその子を宿していた母親にとって、まさにからだの一部をもぎとられるような痛みと苦しみをもたらす。生後しばらく経ち、夫もこどもと接することが増え、情愛が深まってから子に死なれた場合は、父親の悲嘆も深い。

こどもに死なれるということは、未来を照らす希望の光を吹き消され、暗闇の底に突き落とされるようなものなのだ。

だが、今の日本の都市生活者は、誰かが深刻な悲嘆に陥っていても、ほとんど気づくことすらできない。気づいても、幼い子を亡くした親に寄り添い支えられる人など滅多にいない。共感的理解や支えが得にくい環境で、幼い子を亡くした親は、どのようにしてその悲しみと向きあい、数々の試練を乗り越え、再び前を向いて歩み出しているのだろうか。

2　死産に打ちのめされた母親が再生するまで

こどもを亡くした直後の親の胸中には、絶望的な悲しみとやり場のない怒りが激しい勢いで渦巻いている。だが病院では、お世話になったと思う気持ちがあればこそ、医師や看護師の前では努めて怒りを抑え、品位を保ち、感謝の気持ちを伝えて退院する。それは、幼い子を亡くした親のなかでも、退院後、特に周囲からの共感的理解や支えを得ることが難しい、死産後の母親も同じである。

あるお母さんの話をしよう(1)。そのお母さんは、はじめてのお産だったので期待も不安も大きかった。しかし、実家が遠いうえに、両親が仕事で多忙なこともよく知っていたので里帰りはしないことにした。派遣の契約更新に難色を示されたのを機に、夫に相談して仕事は辞めた。夫の転勤ではじめて住むことになった街に親しい人はおらず、自宅でひとり出産準備を進めながら、臨月を迎えた。

初産は、出産予定日より出産が遅れてしまいやすいという。が、それにしても、その子はなかなか生まれてこなかった。どうして出てこないのだろう。家でひとり、いろいろ考えて気持ちを落ち着けようとしたが、不安は募る一方だった。予定日を十日過ぎたところで、夫の薦めもあり、医師に相談して陣痛促進剤を使うことにした。何とか分娩はできた。しかし、その子は泣き声をあげなかった。

女の子だった。へその緒が首に巻きついていて、降りてこられなかったらしい。そのお母さんは、その子が「降りてくる勢いで、首を吊って死んでしまった」と言った。「生まれるようにとしたことが原因で、死んでしまった」と言って泣いた。とはいえ、出産の日は、まだショックで何が何だか分からなかった。本当の苦しみは、翌日から始まった。わが子が出産途中に死んだことを知ったばかりの母親にとって、産科病棟は残酷なところだった。(2)

隣の部屋では、この前まで私と同じ妊婦だった人が、生まれてきた子に母乳《おっぱい》をあげているのに、私には母乳をあげるこどもがいない。でも、出産したので、母乳はどんどん出てくる。それを搾って、ただ捨てなくちゃなんない。どうしてあの娘は死んでしまったのだろう。どうすれば助けることができたのだろう。妊娠中に元気よくお腹を蹴っていたのは元気だからだと思っていたけれど、ほん

(1) この話は、二人の死産経験者から聴いた話を土台にしている。個人情報保護の観点から、及び、話者二人のたっての希望で、池田小百合『満点ママ——子育て奮戦記』(夢工房、二〇〇〇、二—七頁)を参照し、部分的に仮託する形をとった。

(2) 周産期医療に力を入れている病院のなかには、このような事態に備えて、配慮の行き届いた設備があるところや、大きな精神的打撃を受けている母親の専門的なケアができる人材(精神科医、看護師、臨床心理士)の速やかな対応が望めるところもあるが、このケースではそうではなかった。

とうは苦しくて蹴っていたのではなかったか。どうして私には、こどもの気持ちが分からなかったのだろう。

何をどう悔やんでも、取り返しがつかない。悔やんでも悔やみきれなかった。退院してからも、悲しみは続いた。「悲しいことは早く忘れなさい」。「若いんだから、また産めばいいのよ」。「助かっても、脳に障害が残ったかもしれない」。慰めてくれる人の言葉は、何の慰めにもならず、むしろ非情だと感じられた。

そう言われてもあの娘のことは忘れたくない。せっかく元気に生まれようとあの日までがんばっていたのに、私は何もしてやれなかった。あの子が死んでしまったことを、そう簡単に忘れられますか。

はたしてこどもを守ってやれなかったと打ちひしがれる母親の心に、届く慰めの言葉などあるのだろうか。体中から血を流し、生々しい傷口をさらしている人は、ふっと息を吹きかけられただけでも痛みを感じる。下手に触れられるのは、苦痛以外のなにものでもない。大きな喪失体験の後は、喪にこもり、人と接触しないでいることも一つの方法である。

このお母さんも退院後、引きこもりがちになった。誰とも話したくなかった。買い物に出て、乳児を見るのもつらかった。見ると、どうしても「生きていればあの子と同じ年頃だ」、「大きくなった」、「もうすぐ立つのに」と考えてしまう。妬ましく、腹立たしく、悲しく、寂しい。心の底から笑えることなんて、もう一生ないだろうと思った。

やがて二人目のこどもを妊娠した。でも、悲しみは消えず、前と同じことの繰り返しに、かえって悲しみが深まった。臨月が近づいてくると、「今度の子も生まれてこない」、「この子も死んでしまう」と、確信に近い不安に脅かされるようになった。

病院は、前と違うところにした。夫は医師に相談し、帝王切開をすることにして、妻を過度の不安から守ろうとした。予定日が来た。しかし、またしても陣痛は起こらず、妊婦はパニックになった。「胎児の首にへその緒が巻きついていたらどうしよう」と。

帝王切開をして、こどもが産声を上げた瞬間、涙があふれた。なぜ泣いたのか、うれしいのか悲しいのかも、よく分からなかった。涙が後から後から流れてきて止まらなかった。男の子だろうと女の子だろうと、どちらでもよかった。

このお母さんは、この後、生まれてきた子を育てることに忙しくなる。死産以来経験してこられた深い悲しみとやり場のない怒り、出口のない思考の連鎖は、生まれてきた子が次々と運んでくる喜びと新たな問題に席を譲り、徐々に生々しさを失っていくだろう。だが、勘違いしてはいけない。最初の女の子を亡くしたことで、お母さんの心に開いてしまった大きな穴を無事に生まれたお子さんが埋める——ということには、まずならない。

3　子を失くした親の再生を促すもの

こどもを亡くした親は、生涯心の中にその子を、その子を失った悲しみとともに宿し続ける。悲しみは愛しさと一体なのだ。その子の代わりになる子などいない。とはいえ、亡くした子の兄弟にあたるこどもが、闇に閉ざされた世界に射し込む一条の光となり、親にこれからの人生を生きる目的と勇気を与えることは少なくない。では、亡くした子以外にこどもがいない親御さんは、どのようにして悲嘆の淵から抜け出すのか。

幼い子を亡くした親は、往々にして、小さなわが子を守ってやれなかった自分を責める。「何もしてやれなかった」と悔やむ。やり場のない怒りを無理矢理抑えつけながら、「あの時、どうすればよかったのか」と考え続ける。

やがて、はたと気づく。「あの子が死んでしまったことで、わたしがいつまでもこんなふうにふさぎ込んでいたら、あの子はどう思うだろう」と。「ますますあの子が浮かばれないのではないか」と。その思いが強くなってくると、親は「あの子」を悲しませないように、これ以上傷つけないようにと、気力をふりしぼって立ち上がり、また歩きはじめる。自分自身の悲しみは消えなくても、心に宿した子を思う気持ちが、親を闇に閉ざされた悲嘆の淵から救い出すのである。

4

老病死に向き合う人から学ぶ
――終末期ケアの現場から

奥野 滋子 OKUNO SHIGEKO

医療法人社団若林会湘南中央病院在宅診療部長。順天堂大学医学部客員准教授。麻酔・ペインクリニック医から緩和ケア医に転向。ホスピス、緩和ケア病棟、大学病院緩和ケアチームで全人的医療を実践し、約 2500 人の看取りを経験。患者からの「死んだらどうなるの」という問いをきっかけに宗教学、死生学を学ぶ必要性を感じ、東洋英和女学院大学大学院人間科学研究科修了。著書：『ひとりで死ぬのだって大丈夫』（朝日新聞出版）、『「お迎え」されて人は逝く』（ポプラ社）ほか。

1　はじめに

私が麻酔・救急集中治療の仕事を離れて、緩和ケアを学ぶためにホスピスに移ったのは十五年前のことである。当時、日本ではホスピスという言葉を知らない人が多く、「末期がん患者が死を迎えるところ」「治療せず精神的支援をしてくれるところ」「宗教的な医療施設」などと理解されていた。緩和ケアは終末期ケアと同じとされ、緩和ケアを受けるということは一切のがんの治療を諦め、「死」を受け入れることを意味した。ケアとは本来「気遣い、配慮、世話」といった意味を持つ言葉であり、医師の本分とされる病気や怪我を治すことに限定されない。「治療」という概念が「ケア」という概念よりも重要視される点では、当時も今も変わらないように思われる。

ホスピス勤務初日、患者から「死んだらどうなるんですか。何もかもみんな失ってしまうのですか」と問われ、私は言葉を失った。本を読みあさったが、その問いに対する答えが見つからないまま患者は逝ってしまい、私は今も解決の糸口を求め続けている。

病や死に向き合う人間は、何を心の拠り所として生きているのか。繰り返される喪失体験をどのように乗り越えるのか。一生の間に、喪失は日常的に幾度となく繰り返される。喪失が単に人生のマイナス事象でしかないなら、何と人生とはつらく悲しいものだろう。

私が緩和ケア医として出会った患者や家族は、その苦しい体験に自分の納得がいくような意味づけをし、自分なりの物語を作っていった。意味を見出すには自己の死生観が必要である。私自身も親しい人との死別を何度も体験しているが、死に向き合う人から学ぶものは実に多い。本章では、診断時すでに治癒不能であった高齢男性がん患者を例として、老病死という喪失に向き合う人間の生き方が周囲の人に及ぼす影響などについて考えてみたい。

本章の事例は、筆者と患者・家族との間で取り交わされた断片的な回想の語りをもとに、筆者が経時的に整理し、再構築したものであることをあらかじめお断りしておく。語られている出来事はすべて事実であるが、微妙な心の動きについては筆者の個人的な思い込みが混じっている可能性は否めない。なお、プライバシー保護の観点から個人が特定されないようカズさん（仮称）と表記させていただく。

2 繰り返される喪失に向き合ったがん終末期患者

当事者たちのそれぞれの喪失とその悲嘆について、あなたならどのように受け止めるか、想像しながら読んでいただきたい。「人間が生きる意味」、「人間はいかに生き、死ぬべきか」といった問いが私たちに常に突きつけられていることが再認識されるだろう。

◀ ▶ ◭

カズさん（七十三歳）はイタリアンの料理人で、サファイア婚（結婚四十五年周年）を迎えたばかりの妻と二人暮らし。四十四歳の長男と四十一歳の長女がいる。

いっこうに改善しない倦怠感を、老いによる衰えだろうと思っていたカズさんであったが、精密検査の結果、胆管がんと診断された。奇しくも実弟を同じ病で一年程前に亡くしていた。治療後に再発し、次々に現れる症状にいのちの限界を感じていたが、妻はがんを克服するために治療を続けるよう夫を叱咤激励し続けた。

カズさんは生きる希望を持ちながらも、遠くない将来に死が訪れることを察している。できるうちに身辺整理し家族に残したいものがある。またわが子である自分を認識できない認知症の母親の姿に涙し、衰えた自分を母の姿に重ね合わせると一層虚しさが増した。がんの苦痛に加え、店、仕事などの生きがいを無くし、妻と本音で話し合えない苦しさと孤独を感じ、先の見えない不安に怯える。病気や死について話すと家族が傷ついてしまいそうで本音を言い出せない。

他方、栄養士でもある妻は、自分の栄養管理が行き届かなかったせいで夫ががんになったと思いこみ、自責の念に駆られ一人苦しんでいた。夫を死から守ることが自分の役割であると考えた妻は、夫が生き続けるための治療を継続させる。

死の直前、カズさんは「自然な死を迎えたい」という本心をようやく家族に伝えることができた。妻は愛情ゆえに夫に無理な治療を強要して、かえって苦しめたのではないかと後悔していた。このとき初めてカズさんは、自分を死なせまいとして苦悩していた妻の気持ちを知った。互いの気持ちが寄り添いわだかまりが解けていく中、カズさんは妻の腕に抱かれ安らかに最期の時を迎えた。

3　私が受け止め、考えたこと

当事者たちから発せられた言葉から各人の置かれた状況を理解し、どのように彼らが喪失に向き合っていたのか、どうすればつらい状況を好転させられるか等について考察を試みる。

老いについて

小さなイタリアン・レストランのオーナーシェフである七十三歳のカズさんは、少し前から食欲がなくなり異常なだるさを覚えるようになっていた。

「年かな」と度々口にしていたが、妻からは気の持ちようだと言われてしまった。「昔は運動が得意で、締まった体が自慢だったんだ。料理人になって少し丸くなったけれど、これも料理人らしくていいってみんなが言ってくれていたので、痩せたときはすごくショックだった」と振り返る。柔道で鍛え上げた体も精神も高齢になるにつれこんなにも衰えるのかと、寂しく感じたという。

医師から勧められてジム通いと食事療法を始めたカズさんは、体重減少もその効果だと一時は思っていたそうだが、そんな状態が半月も続くとさすがに不安になった。体重もいつのまにか五キロほど減っていた。妻に話したところ、「そんなに気になっているのなら病院で調べてもらった方がいい」と言われた。

老化による変化は全身に現れる。難聴になると、何度も聞き返さなければならないため会話そのものが困難になる。視力低下は、朝の習慣だった新聞を読む楽しみや、大好きな読書の時間を奪うかもしれない。味覚の変化は食欲低下の原因となり、食事の喜びを取り上げてしまうだろう。運動が得意だったのに、杖や歩行器などの補助具や介助がないと歩くことも難しい。肌つやも悪く、しわばかりの顔に気落ちする。身体は確実に老いの変化を受け入れ、今ある機能を最大に利用しながら生きている。他方、心は変わりゆく身体状況をいつまでも受け止められない。自分に起きている現実を自然なものとして迎え入れる覚悟がなかなかできないのである。

がんで痩せこけた姿を見たくないので鏡を片づけたとか、温泉や銭湯に行けなくなったという話をよく聞く。現代では、老いを遠ざけておきたいという願望からアンチエージングと称した医療や美容法がもてはやされている。しかし、どうあがいても老化は確実に進む。この体と心のギャップが老いの苦しみを生み出している。

カズさんから老いの不安を聞いた妻は、「体調の悪さは気のもちようだ」と即答しており、夫の気持ちを汲んでいない。仮に妻が、「あなたと同じように、私も体は昔と違ってどんどん変わっている。でもこれは自然なことだから仕方ないし、一緒によい年をとっていこう」などと共感的な言葉をつけ加えていたら、彼の不安や寂しさは軽快しなかっただろうか。妻もまた、夫と同様に自分が老いて弱くなっていくイメージができず、老いを病気と捉えてしまったように思われる。いつまでも若い、健康な状態が続くことを前提にしていると、老いは単に悲惨なものでしかない。

カズさんには九十五歳になる母親がいる。彼女は自分では身の回りのことは何一つできず、声をかけてもただ見つめ返すだけである。カズさんが会いに行っても息子と分からない。「しっかりものの母がどんどん壊れていくのを見るのが本当につらい」とカズさんは語った。しかし同時に、「認知症は周りの者にはつらいけれど、本人にとっては悪いことではないかもしれない。母は苦しいことも嫌なこともみんな忘れている。死の恐怖も感じないまま、気がついたら死んじゃっているかもしれない。ある意味、幸せだと思う」とも話していた。

物忘れは本人にとって深刻な問題である。認知症の場合、晩期になるまでは比較的元気に見える。少し手伝ってもらえれば、異変に気づかれることもなく日常生活を送ることもできるだろう。しかし認知機能低下の進行により、食べる行為も失われてしまえば、人工栄養なしに生きることはできなくなる。精神の崩壊を来たし、その人らしさを失っていく様子を目の当たりにする家族も、寂しさ・虚しさを感じ、またそれを将来の自分の姿に置き換えることで一層強い悲哀を感じてしまう。

老いは時間的にも空間的にも、ある種の限界・閉塞・終末の接近感をもたらすようである。多くの認知症患者は、病気の経過中に本人が物忘れや集中力低下を自覚することが多く、自律していた人ほど無能感・虚無感を強く抱く。

それと対照的に、外界の全てのものを認識できず、自己判断能力を失ってしまった認知症晩期の患者は、激しいがんの痛みすら忘れてしまうことが少なくない。会話も理解しにくくなり、患者の心を知ることは困難であるが、心身のつらさも将来の不安も、死に対する恐怖も訴えなくなる。そうであるならば、認知症は本人にとってはある意味救いとなりうる。

老人の死は自然なことではあるが、人間はいつまでも心に喜びと前進感を望むものであるので、老年期のさまざまな停滞感や喪失は、やはり人に深い悲嘆をもたらすに違いない。しかし老いを自然のものと大らかな気持ちで受け止められれば、人生の終末期を心穏やかに過ごせるかもしれない。

死別の悲しみ

カズさんはかかりつけのクリニックで黄疸を指摘された。子供の頃から仲が良かった実弟が一年半前に胆管がんで亡くなっていた。弟は、カズさんが見舞う度に皮膚の黄色味が増し、義妹から黄疸だと聞かされていた。そしてわずか四ヶ月間の闘病で亡くなってしまった。カズさんにとって「黄疸」は、死に匹敵するものだった。

弟はカズさんに、「仕事がつらくて胃が痛い」と何度か話したことがあった。もともと頑強な弟だったので、このときは気にも留めていなかったが、がんと診断されたとき、「なぜもっとあのときに体調を気遣ってやれなかったのか」とやるせない気持ちになったとカズさんは語った。

弟の死には自分の身体を失ってしまったかのような苦しみと、全てのエネルギーが抜けたような虚脱感があり、食欲不振、不眠が続いた。しかし、「悲しんでばかりいてはだめだ。弟の分まで頑張ることが供養だ」と周囲の人たちから叱咤激励され、自分を奮い立たせた。当時は、悲しいはずなのに涙も出なかったそうである。それが死後一年経った頃から、何でもないときにふいに弟の姿を思い出しては苦しくなることが何度かあった。散歩や仕事の途中に突然涙があふれてきて、恥ずかしい思いをしたという。弟との別れから立ち直れずにいたときに「黄疸」を告げられたカズさんは、「もしや自分も死んでしまうのか」と思わざるを得なかった。

カズさんは大切な弟をがんで失い、日常生活にも支障が出るほどの強い悲しみに襲われた。しかもその悲嘆反応は、死別からしばらく経過した後も繰り返しカズさんに現れた。

そして、自分の対応が弟の死を早めたのではないか、もっと他に彼を救う方法があったのではないかと悩み苦しむ。悲しさを振り払い、今までのように仕事に向き合うことが弟への供養だと思い込もうとするのだが、簡単に気持ちは切り替えられない。周囲からも叱咤激励され、気持ちを表出する場を失ってしまう。悲しみにきちんと向き合う時間が無いまま、カズさんは仕事に没頭していく。

私の経験では、悲しい気持ちを抑制して早期に日常に戻ろうとした人ほど、その後になって悲嘆反応が強く現われ、かえって悲しみが長引いてしまうようだ。一般には死別の悲しみは時間の経過とともに和らぐと言われているが、死別から何十年経っても悲嘆が続くことはよくある。これに対して、死後間もない急性期の悲嘆にはグリーフケアが必要だが、数年後まで続く悲嘆は病的で治療対象であるという専門家もいる。しかしこれは全くの間違いであると思う。私の経験では時間が経過しても、悲嘆が完全に消えることはない。喪失体験から何年経過してもケアは重要であるし、死別からの時間の長短に関わらず、悲嘆とともに人は変化し成長することができると確信している。また悲嘆は必ずしも乗り越えるべきものではなく、悲嘆とともに生きていく人生があっていいと思う。

がん告知による絶望感と治療への希望

大学病院で精密検査を受けたカズさんは、担当医から「胆管がんが疑われる」と告げられた。弟と同じ病名を聞き、一瞬にして「死」を覚悟した。胆管がんについては、弟が病気のときにいろいろ調べていたので、きわめて悪性度の高いがんであり、がんを切除できた場合でも五年生存率が二十五パーセントくらいしかないことを知っていた。さらに痛みや嘔吐、腹水などの苦痛症状をつぶさに見ていたので、悲惨な将来を思うと闘病の気持ちも萎えた。

「もう自分の人生は終わったなと思った。そのときは死しか頭に浮かばなかった。自分がいなくなった後、妻一人で生きていけるのかとか、娘の結婚式には出席できないなとか、孫の顔は見られないのかとか、いろいろ考えた。店も手放さなきゃいけない。目の前の幸せが一瞬にしてパァーッと消えていく感じだった。治療費だってこれからどれだけかかるか分からないし、何もかもが不安だらけだった」とカズさんは話した。

医師からいろいろ説明されたが、「今すぐ治療を始めれば何とかなるかもしれない」という言葉しか覚えていなかったそうである。そのときの心境をカズさんは「暗闇の向こうにぽっと明かりが見えたようだった」と話してくれた

まず黄疸に対して胆汁を体外に流すチューブを留置したところ、カズさんの黄疸は日ごとに薄れていき、少し食欲も戻ってきた。その後手術を受けたが腫瘍は取りきれず、抗がん剤治療を続けることになった。幸い抗がん剤は大した副作用もなく、しばらくの間カズさんは比較的元気に過ごすことができた。主治医からも「治療を頑張って続けましょう」と言われたので、カズさん自身も「治療さえ続けていけばこのまま生きられるかもしれない」とひそかに期待していた。

がんの種類にもよるが、抗がん治療の進歩によって、進行がんであっても生存期間の延長が期待できるようになった。しかし今でも、がんは完治が難しく、死を連想させる疾患である。周囲のあたたかい態度や言葉も、告知後の傷ついた心を癒すことは難しい。

病気を治し健康を取り戻したいという願いは誰にもあるが、もし治らない状態になったときにどうしたらよいのかということを、私たちは日頃考えようとはしない。いろいろな情報をもとに、生きること

だけを目標に治療を続け、最悪のプロセスである医療の限界や死に関して全く想定しないでいると、いざその時が来たときに何の心構えもできておらず、生きる基盤である日常生活そのものが崩壊する事態にもなりかねない。

看取り体験は自分の死について考える機会となり得るが、現代では多くの人は病院で死を迎え、他人の死のプロセスを見る機会が少ない。しかし他者の体験から学びを得て、自分の死生観を育むということは非常に大切なことである。つまり家族や友人の介護を体験する、看取りへ参加するといったことで自分の死生観を振り返る機会が得られ、最悪の事態が自分や身内に起きたときに、そうした経験を役立たせることができるのである。

小難しい専門書を読み解く作業をしなくても、日常的に死について学ぶことは可能である。映画や絵本、小説などにも死をテーマにした作品は数多くある。死にゆく人たちの心に寄り添うことこそが重要なのである。

カズさんは弟の病状を義妹から聞いていたが、実際に死にゆく過程には直接関与していないため、自分の最期を弟の死に重ねる作業まではできなかったのかもしれない。

がんの転移と治癒不能の宣告

手術から三ヶ月して、再び食事がのどを通らなくなった。カズさんは、「どうやらがんが進んでいるみたいだ」と確信した。しかし自分の前で明るく振舞う妻を心配させたくないと思うと、なかなか不安な気持ちを伝えることができない。経済的な問題も頭を痛める。治らないとなればもう店を続けることは難しい。妻と二人で大切に守ってきた店を閉めなければならないのかと考えると、寂しさと悔しさで胸が張り裂けそうだった。

どうしてこんなことになってしまったんだ！

カズさんは怒りを誰にぶつけたらよいのかも分からなかった。ある日、妻に「がんが大きくなっているみたいだ。また入院になるだろうからもう店をたたもうと思っている」と伝えた。妻も夫の病状進行をある程度覚悟していたはずであったが、それを認めたくないようで、「大丈夫。頑張って」とだけ言った。カズさんは「妻と一緒にいながら、自分がどんどん孤独になっていくような気がした」と当時の気持ちを語った。

カズさんはついに主治医から「がんが肝臓に広がっている」と告げられた。自身の体調や弟の闘病の様子を考えれば想定内の結果だが、やはり医師の口から「もう治らない」と聞かされるとショックは思っていた以上に大きかったそうだ。

あとどのくらい生きられるのか、カズさんは医師に尋ねた。医師はカズさんができるだけ落ち込まないように配慮したのか、「今後はがんの進行を遅らせ、今の生活を長く維持できるよう治療をしましょう。希望は捨てないでください」と答えたそうである。このときカズさんは、自分のいのちがそう長くないことを悟った。カズさんは過剰な反応をしがちな妻に事実をすぐに伝えることはできず、「まだ治療できるって」とだけ伝えた。このとき夫婦の間にかなり気持ちのすれ違いが生じ始めていた。

カズさんは、健康、財産、店、家族の時間などの「生活上の力となっていた自己所有物の喪失」（小此木、一九七九）を経験し、そして今や、自分のいのちの喪失をも体験しようとしていた。死期が迫っていることをパートナーである妻に知らせ、一緒に考えてほしいことがあったのではないだろうか。何より孤独な気持ちを共感してほしかったのではないだろうか。

もし妻が死を前提として「あなたを失ってしまうことは私にはとてもつらい。私も手伝うから、一人でつらい気持ちを抱えこまないで何でも話してほしい」と伝えていたら、二人の間の気持ちのすれ違いやカズさんの孤独感は長引いたであろうか。しかし、家族が患者と真実を共有し、死や死後の話をするということは実は大変難しいことである。なぜなら、自分も同じ苦しみを担う覚悟と責任が必要であり、その土台となるべき死生観が欠かせないからである。

他方、妻と長女はカズさんに内緒で病状を聞きに主治医を訪れていた。

「抗がん剤治療を続ければ延命できる可能性はあります」と言われ、「主人を助けてください」と妻は泣きながら医師に懇願していたという。家庭ではお互いにショックを与えないようにと、カズさんと家族の間で病状には触れないような空気ができていった。そして「病気を治す」ことを前提にした家族のやり取りが続いた。「自分に残された時間がどのくらいなのか、限られた時間の中でいのちとどう向き合っていくのか、死ぬ前に家族に伝えること、残すべきことを考える余地がほとんど与えられなかった」とカズさんは語った。

患者を救いたいという強い信念を持って、医師が診療に取り組んでいることは事実である。しかし病状が進行し「治癒」という明確な目標を失ってしまうと、治せないことに対して申し訳ない気持ちが生じ、せめて患者の生きる望みを支えたいと治療を続ける医師もいる。

治療の科学的方法論には、ＥＢＭ（Evidence-based Medicine 根拠に基づいた医療）とＮＢＭ（Narrative-based Medicine 病の語りに基づく医療）があり、これらは常にセットであるべきであるが、日本ではＥＢＭばかりが尊重されるようになってしまった。統計学的に有効性が証明され、しかも再現性・客観性があって、数値化された治療だけが科学的に正しいという誤った考え方が先行してしまったのかもしれない。社会が合理化を求めはじめると、エビデンスの方が信頼されやすくなり、人生、生きがい、残された時間の過ごし方に医療がどのように関われるかといったナラティブな面が弱体化したことは確かである。

しかしエビデンスにも限界があることを知り、「病の語りや不可視な部分」（森岡、二〇〇七）、ナラティブな面にもっと注目すべきである。そもそも人生を数値化する必要はないし、数字による他者との比較には全く意味はないと思う。人生に勝ち負けはないのである。

他の患者のケースだが、抗がん剤による指のしびれによって作品を創作できなくなることは、いのちを失うことより苦痛であるとして、治療を拒否した彫刻家や服飾デザイナーの患者がいた。また母子家庭に育った脳腫瘍の七歳の男の子は、「成功すれば数年は生きられるが、手術によって会話できなくなる可能もある」との担当医の話を母親から聞き、意識がなくなるまでできるだけ長く母親と会話することを望み、手術しない方法を選択した。

エビデンスを確認しつつも、その治療の目的（治癒か、延命か、症状緩和か）について理解しておくことが重要である。提案された治療法が自分の人生にとって最良かどうか、自分の生きがいや残された時間の使い方に関する希望なども考慮して治療を選択すべきであろう。

自分らしい生き方とは

カズさんの病状はますます悪化し、腹水と浮腫に苦しむようになった。つらい症状を緩和するために緊急入院したとき、カズさんが私に話しかけてきた。

「弟のときは本当にいつも痛がっていてつらそうだった。顔はガリガリにやせているのに、浮腫で下半身はパンパンに腫れて起き上がるのもやっとだった。義妹の強い要望で最後まで抗がん剤が投与され、最後は誤嚥性肺炎を起こして息をゼイゼイさせながら亡くなった。私も黄疸が出た時点で、『俺もそんなに長くない』と思っていた。弟の苦しむ様子を見ていたので、あれだけが怖い」

「できれば家に帰りたい。店に行くと、自分が死にそうな病人だってことも忘れられる。料理は私の人生そのもの。料理道具に触れているだけで落ち着く。それに整理しておきたいことがまだ残っている。妻は今でも病気がよくなると思っているのか、退院は無理だと考えているらしい。しかし私には今しか時間がない」

そこで私から妻に、「ご主人がご自宅での療養を希望されておられますが、体力がある今のうちに家に帰る方が本人も楽かもしれません」と尋ねてみた。妻からは、「一パーセントでも治る可能性があるのならできる限りの治療してほしい」という答えが返ってきた。

在宅療養は、患者と看病する家族の間で思いにズレがあると、なかなか患者の思い通りに時間を過ごすことができない。カズさんは苦しい最期は嫌だ、自分が築いてきた店で気ままな時間を過ごしたい、身の回りの整理をしたいと強く望んでいた。

在宅療養をするときは、いろいろな面で余裕がある方がいいと私は思う。精神的、体力的に限界の状態で退院しても、希望したことが何もできなかったと嘆く患者が予想以上に多いからだ。また十分に社会資源が利用できないと、介護者が疲弊してしまう。介護者が患者の気持ちにどれだけ寄り添えるかも重要なポイントである。普段から、自分の考えを包み隠さず伝えられるような関係を家族、パートナーと築いておくことが大切である。

在宅医療の目的は「死」ではなく、「いかに家で生きるか」である。蓮如上人の『御文章』(『浄土真宗聖典』二〇〇四)には、「それ、秋も去り春も去りて、年月を送ること、昨日も過ぎ今日も過ぐ。いつのまにかは老年のつもるらんともおぼえずしらざりき」とある。大方の人は人生の終末を見つめることなくいたずらに年月を重ねてしまっているが、自分らしく生きて、自分らしく死にたいなら、死生学を学ぶべきだと思う。死を無視したまま今を無駄に過ごしてはいけない。何を優先し何を切り捨てるかは最終的には自分で決めるしかないが、そこにはやはり死生観が大切である。

緩和ケアで苦痛は軽減したものの、カズさんの病状の進行は明らかだった。食べ慣れたものもほんの少ししか喉を通らない。病気によって味覚もすっかり変わってしまい、味が分からなくなった。

「チーズを食べてもチーズの味じゃない。生ハムを食べてもうまみを感じない。オリーブオイルの香りも変だ。イタリアンシェフとして、何十年も作り続けてきたピザやパスタも、見るだけで気持ち悪くなる。ひとさまに美味しいものを食べてもらうことを喜びとしてきたのに、もう私の舌は使い物にならない。情けない」

そう言って、カズさんはハァーと大きなため息をついて目を伏せてしまった。そして濃い味を好むようになって、インスタントラーメンに付いている粉スープをよく飲んでいた。「そんなものばかり食べていたら体に悪いでしょう」と注意する妻に、「末期がん患者に、体に悪いものを食うななんてナンセンスじゃないか」とカズさんが反論していた。

苦痛とともにさまざまな疑念や抵抗が生まれ、人は葛藤し、夢や希望、生きがいを失い、苦痛の最中にある無力な自分に否応なしに対峙させられる。そして、治療困難な病気、特に終末期には、常に「死」を近くに意識せざるを得なくなる。病気になるまで健康を誇示していた人はなおさら苦痛を強く感じる傾向にあり、思い通りに動かせた身体を喪失することは耐え難く、絶望のどん底に突き落とされる。

なかでも料理人が味覚を失うということは、仕事という希望の喪失でありプライドの喪失でもある。インスタントラーメンのスープは、味覚も食欲も失ってしまったカズさんには生きるための一つの大切な手段であったかもしれない。もし「インスタントスープも結構おいしいし、また用意するから食べて」と妻が肯定的な態度で接したなら、カズさんは強硬に妻に反論しただろうか。もしカズさんの方から妻に本気で向き合い、妻の寂しさ、悲しみを積極的に受け止めようとアプローチしたら、妻も夫の気持ちに寄り添えたのではないだろうか。本音が語り合えないところに悲劇がある。

妻の予期悲嘆

腹水でお腹がパンパンに腫れ、あおむけで寝ることも苦しくなってきた。「極めて悪い状態」であることは誰の目からも明白であった。急変する可能性については折に触れて家族に伝えられた。そんなとき、「夫を連れて帰りたい」と妻から相談があった。

「本人、家族のご希望であればご意向に沿いたいと思います。ただご主人はいまや日ごとに体調が変化しており、いつ何が起こるか分からない状態です。急変して家でそのまま亡くなる可能性もありますから、すぐに在宅医や訪問看護師に手伝ってもらえるようお願いしましょう。まずは入院したままで外泊にしましょうか」と私が伝えると、「そんなにギリギリの状態なのか」と妻が泣きだした。そして、「このまま主人がどんどん衰えていくのを、指をくわえて見ているだけというのは酷過ぎる。医療に何かをやってもらっていないと自分を保つことができない」と付け加えた。夫から死を退けたい一心で医療にすがりつく妻は外泊に同意することもできなかった。

梶田（二〇〇三）の言うように、妻は夫のがんを治すために「医学」に頼り、「治療」に延命を期待し、夫の苦しむ姿を見ておられず、夫を失いたくない一心で、死から夫を解放してくれるはずの医学に「願望」を寄せた。「夫を死なせるわけにはいかない、私を置いていかないでほしい」と必死だったが、医療について素人の自分には何ら為す術はない。だからこそ現代科学の力に頼って、夫を救いたいと切に願ったに違いない。

病気や苦痛は周囲の人たちに確実に影響し、患者と同じように介護者もまた心のバランスを失ってしまう。不安や恐怖から逃れる一つの方法として、「直視しない」という態度が取られることがしばしばある。夫が死にゆく状態であることを妻が否定したのも、そうした気持ちの表れであろうか。

しかし、「知らなかったことにする」のは一時的には有効かもしれないが、現実を受け入れなければならない時はいつか必ずくる。相手の気持ちを慮って、「死」を隠そうとする家族は少なくない。しかしたとえ悪い知らせであっても隠し事をせず、互いを支える関係性こそが心の救いになると思う。

愛する人が目の前で苦しんでいる姿を見ていた遺族の中には、そのありさまが後々まで心に記憶されてうつになる人もいれば、自分ががんになったときに「あのときに見た苦しみ」に悩まされる前に、まだ楽なうちに死にたいと自殺におよぶ人もいる。緩和ケアを受けて苦痛症状を緩和し、苦しむ姿を周囲に見せないことも周囲の人への愛情であり、家族のその後の生き方にも大きな影響を与えることを知ってほしい。緩和ケアは患者本人のためだけでなく、家族のためにも必要なのである。

カズさんの死生観とは

「体は悲鳴をあげているのに、まだ頑張るしかないのか」という言葉がカズさんの口から飛び出した。とっさに妻は、「馬鹿なことを言わないで。弱音を吐いちゃダメ」と言い返した。カズさんは「妻には本音を漏らすことができない」と考え、以来その言葉を発することをやめた。話せるうちにいろいろ相談しておきたいことがあるのに、ひとたび妻に「俺が死んだら」という話を持ち出せば、「縁起でもない」とはねつけられてしまう。

人はいずれ誰でも死ぬわけですし、自分は十分に自分の人生を生きたように思います。私はお店で出す野菜を自分で育てていました。どんなに丹精込めて世話しても、野菜は日照りや雨風、ちょっとした土の変化であっという間に枯れてしまう。いのちあるものはしょせん自然の猛威にはかないません。弟の死をきっかけに、人間も自然の一部で、自分だって同じだと思えるようになって。だから私も草木のように自然に枯れて死を迎えられたらいいって思っているんです。眠ったまま楽になれたら最高です。もちろん安楽死や自殺は許されることではないけれど、「このまま死ぬことができたらいいのに」と思ったりもします。

昔から死ぬときにはお迎えが来るとか言いますね。私の場合、誰がお迎えに来てくれるのか分からないけど、一人じゃないって分かったら安心じゃないですか。先生は、そもそもいのちって誰のものだと思います？　自分は最近になって、いのちって預かりものなのかもしれないと思うようになりました。生まれてくるときに自分の意思は無いじゃないですか。気がついたらこの世に生まれている。よく赤ちゃんができたときに『いのちを授かる』って言うでしょう。だから一生はお預かりしたいのちの営みであって、死ぬときは預かったいのちをきれいな状態で返さなきゃいけないいんじゃないかと思うんです。だから生きることを途中で諦めてはいけない。自殺はダメです。妻のつらい気持ちも分かるので今までは体がきつくても治療を諦めませんでしたし、家族を悲しませたくない一心で自分なりには頑張ってきたつもりです。でもこれからは無理に頑張らずに、自然な形で最期を迎えたい。妻ともこういうことを話し合って、早いうちに自分の考えをまとめておけばよかったと今になって後悔しています。でも健康なときには死について話したいと思ったことがなかった。もう体も頭も重くてだるい。何も考えられない。疲れました。

自然とともに暮らすという生活スタイルを手放し、都会生活を当たり前のように送るようになると、人間が自然との共存関係にあることに実感が持てなくなってしまう。

私がこれまで関わった患者や家族には、最期まで死を否定し、自然と人間との共生に気づくことなく、生も死も自分のものといった乱暴な考えを持った人たちがいた。自然に身を置くことができにくい生活スタイル、つまりいつもコンクリートジャングルの中でデスクワークをし、土や動植物に触れることのない、サラリーマン男性に多かった。彼らには、新しく芽生える植物にいのちの喜びやたくましさを感じ、また枯れ落ちて朽ちゆく花や葉っぱを見て、いのちあるものの限界と悲哀を感じる機会が日常的にはほとんどない。動植物がそのいのちを終え、やがて土に戻っていくことが実は自然なことであって、人間もまた同じ運命にあるということに気づく機会がないのは大変残念なことである。彼らの中には、とかく「死んだら全てが終わって、自分の存在すらなくなってしまう」と思い、ひたすら生に執着する人が少なくなかった。そういう人たちは、科学的に証明されることこそが真実であると考え、科学の知識では解決できない死に対しては怖くて仕方がないという感じであった。

人間と自然との共生に関しては、春夏秋冬を意識して、自然の変化と人生の変化を重ね合わせ、自分の一生を見つめ直している『古今和歌集』『新古今和歌集』の中でも表現されている。死生と自然に関わる問題について学びたい場合は、竹之内論文（二〇〇五、二〇〇八）をご参照いただきたい。この世では無常と再生が繰り返されており、あらゆるものは一つ所に留まらないという自然の定めを学ぶには、こうした古典や学術論文も大変参考になる。

また、よく日本人は無宗教と言われるが、本当にそうだろうか。無常な世の中だからこそ、神仏に死に至っては苦しみのないようにと祈り、死後の世界の安楽を願ったのではないだろうか。死の恐怖から人を救うためには、やはり宗教的視点が必要であったと思う。

この事例では、宗教的なものとしてカズさんが語った「お迎え」がある。私自身も訪問診療先で「お迎え」について話を聴く機会がしばしばある。しかしながら「お迎え」という言葉を知っている人が少なくなってきている。諸岡と桐原（二〇〇九）は、「一般の人びとが自らの手で看取りを行い、死にゆく人の姿に親しく接する機会が減ってきており、『お迎え』のような体験を含めて、死にゆく人が何を感じ、何を考えているかが分かりにくくなってきている」と指摘している。「お迎え」とは、臨終のときにすでに亡くなっている親戚や知人、あるいは神仏、時にペットなどが現れることである。「お迎え」のような目に見えない者との交流は、単に病的な脳機能低下によって起こる現象ではなく、しばしば自然な死のプロセスの中で経験されており、死を迎える側にも残される側にも安心感を与えることが多いと私は感じている。(1)

臨床宗教師が誕生した今でさえ、科学的でないものを否定し、死を忌み、宗教を拒み、たとえ患者からの希望であっても宗教者との関わりを否定する医療機関はたくさんある。スピリチュアルペイン（たとえば『死生学年報二〇〇八、〈スピリチュアルをめぐって〉』をご参照いただきたい）について、宗教や信仰、生きることの価値や魂について理解しないまま、ケアの実践技術だけを取得しようとする医療者の考えに私は違和感を覚える。多職種連携が叫ばれる現代において、スピリチュアルペインや死に関わる問題は医学、宗教学、神話学、民俗学、文化人類学などのさまざまな視点から検討され、それぞれの分野を超えて横断的に解釈される必要があると思う。

いのちをつなぐ

カズさんの長男は、「自分のいのちのつながりを実感すると言って、父は初孫の誕生を心待ちにしていた。生きているうちに赤ちゃんの顔を見せてやりたい」と願った。長女は「親孝行をしたかったけれど、もう時間がなくなってきたようだ。料理人の父にとって食べられないというのがどれだけ苦しいことか。『もう頑張らなくていいよ』と言ってあげたい。母は頑張って生きてほしいと言うが、楽そうな寝顔を見ていると、眠っているのが今の父には一番楽なのではないかと思う」と話した。

カズさんはだるさで「身の置きどころがない」という状態になった。手を投げ出したり、足をベッドサイトにかけてみたり、右を向いたかと思うと左向きになり、さらには足と頭が逆転するくらいベッドの中で動き回る。

「ご主人は最後まで苦しまないよう、最後は眠ったまま亡くなりたいと望まれていました」と私が妻に話しかけると、妻は「ただ息をしているだけでも構わない。助けてほしい」と涙した。しかしカズさんが囁くように「眠りたい」「終わりにしたい」と嘆願するのを聞いて、妻は夫の死を覚悟したようだった。

岸本（一九七三）によれば、「人間が、自分の存在を想うときに、限られた視野において見れば、一個の人間としての存在にすぎない。しかし、視野を広げて見れば、それは大いなるつながりの一点である」。カズさんも生まれ来る孫に対して「自分の命のつながり」を感じているが、自己の死を超えても綿々と

（1）詳細は他書、諸岡らによる在宅ホスピス遺族アンケート調査報告（二〇〇八）や岡部（二〇〇九、二〇一三）、奥野修司（二〇一三）、奥野滋子（二〇一四）などを参考にしていただきたい。

息づくいのちの連鎖の中に、自己存在の価値を得たのかもしれない。前世代から近世代へと遺伝子や心や魂が引き継がれ、常に先祖の見守りの中に自分の存在がある、自分は孤独ではないという感覚を持てたなら、看取りは家族の結束を強めるよい機会にもなるであろう。

別れのとき

もうだめなんですね。意識がなくなって、話もできなくなってしまったらと考えると怖くて、怖くて。この人ががんになったときから、自分はどうしてもっと早く病気に気づいてやれなかったのだろうとずっと自分を責め続けてきた。助けたい一心で彼を守ってきた。言霊というか、口にした内容が現実になってしまうのが怖くて、いつも前向きな言葉で激励していた。目の前でどんどん弱っていく姿をみるのがつらくて苦しくて。夫が死ぬなんて考えたくもなかった。もしかすると一方的に私の気持ちを押しつけてしまっていただけかもしれない。

こう語って、妻はその場で泣き崩れた。そのとき、ベッド柵の間から伸ばしたカズさんの手が妻の手を握った。

眠りたいという本人の意思を再度確認して鎮静剤の坐薬を投与した。カズさんは穏やかな顔になってスヤスヤと眠りについた。眉間のしわが消え、以前と同じ優しい笑みを浮かべている。妻は、「夫はつい最近、『人間も自然の一部なんだから、草木が枯れるように死ねれば本望だ』『がんは少しばかりいのちを短くしたけれど、何より人の優しさとかありがたさをすごく感じて学びも多かった。自分は幸せだ』と言っていた。自然に逝かせてあげたい」と話した。

二日後、最期の時が近づいてきた。「お父さん、死んじゃダメ。神様助けて」、妻がカズさんの体を揺さぶりながら叫ぶのを長女がなだめ、「お父さん、本当によく頑張った。一緒に大好きな家に帰ろう。ありがとう」と語りかけた。

カズさんは妻の腕に抱かれて安らかに旅立った。妻は、「お父さんの体、あったかい。死んじゃったなんて嘘みたい。本当にありがとう。私が死ぬときは必ず迎えに来てね」と語りかけ、夫のぬくもりを記憶するかのようにずっと抱きしめていた。

帰り支度をしているときに、入院直後の日付が入った、家族一人一人に宛てたカズさんからの手紙が見つかった。そのときすでに自分の死を覚悟していたのであろう。

死を看取る人の役割は二つあるように思われる。一つは死にゆく人のためのもの、つまり死にゆく人を安心させ、彼らが自分の人生を肯定する作業を手伝う役割であり、もう一つは自分自身の成長に喪失体験を取り込むという看取る人自身のための仕事である。しかし、よほど相手の気持ちを理解していないと接し方が分からないだろうし、喪失体験を自分の成長の糧にするには長い時間とともに宗教観が必要であろう。夫の臨終に際して、妻は思わず「神様助けて」と叫んでいる。日本人は無宗教とよく言われるが、人々の心の中には無意識のうちに持つ宗教的心情が潜んでいると考えられる。

私の経験では、苦痛を乗り越える、もしくは苦痛とともに生きようとする場合に、宗教や信仰が救いになっていた事例は少なくない。宗教が悲嘆や絶望から人を救う最終的な手段になり得るかとか、宗教的な信仰があれば死を受容し、悲嘆の過程から早く脱却できるかという問いに対しては依然として答えを持ちえないが、生命の危機に陥ったとき、自分自身の究極的な生への理解を導き出すには、宗教が助けになる可能性は十分にあると思う。

4　おわりに

カズさんは弟との死別のつらさから立ち直れないうちに、がんになって体調不良となり、仕事、経済力、家族内役割、将来の希望などさまざまな喪失を繰り返し体験した。また彼の喪失と悲嘆は妻の気持ちや言葉によって大きく影響を受けることになった。

老い、病気、死の怖れ、永遠のいのちへの希求、親しい人との死別の悲嘆は、場所や時代を問わず、人間にとって共通の問題である。とりわけ死にゆく人の周囲にいて寄り添う人にとっては、死の恐怖は大問題である。どのようにして相手に接するのがよいのか、何を話せばよいのか、自分の言動や行動によって相手を不安にさせぬよう、絶望させないように、また自分の目の前で死が急に訪れることがないようにと最大の注意を払う。

このような張りつめた緊張の中にいると、逃げ出したくなるのは当然のことだろう。厳しい現実を見て見ぬふりをすることも、自己防衛である。病も死も患者だけのものではない。死ぬ前に自分のためにやっておくべきこと、相手のためにやっておくべきことがあるが、その根幹をなすものを一言でいえば、それは人間関係の構築に他ならないのではないだろうか。

人は未経験のものに対処しなければならないとき、他者の物語を参考にしながら解決を試みている。私たちは受け入れがたい出来事に直面すると、物語ることによって整理し、自ら納得していこうとする。物語ることによって気づくこともあれば、失ったものを再確認することもある。だからこそ語り合うこと、対話することが必要なのである。物語ることで現実の受容と過去との折り合いを繰り返しながら、死生観を育み、人は喪失とともに生きていくのだと思う。「災難に逢う時節には災難に逢うがよく候、死ぬ時節には死ぬがよく候。是はこれ、災難をのがるゝ妙法にて候」という良寛の言葉は彼の死生観そのものである。もっと古典を読もう。それらを著した先人たちとの対話もまた、よく生き死ぬための秘策を私たちに与えてくれる。

Comment-1

「自分を失うこと」とどう向き合うか

田代 志門
Tashiro Shimon

国立がん研究センター社会と健康研究センター生命倫理研究室長。一九七六年生まれ。東北大学大学院文学研究科博士後期課程修了。博士（文学）。専門は社会学、生命倫理学。著書：『死にゆく過程を生きる』（世界思想社）、『研究倫理とは何か』（勁草書房）ほか。

本章では、あるがん患者の語りに即して、私たちが人生の最終段階で向き合うことになるさまざまな喪失体験が詳しく述べられている。具体的に言えば、老いて「若い頃の自分」を失うこと、苦楽を共にした大切な人を失うこと、自分のアイデンティティの核となる能力（たとえば、料理人にとっての味覚）を失うことなどがそれである。以下ではそのなかでも、終末期の喪失体験の核をなす「近い将来、死によって自分を失うこと」について考えてみたい。実際、本章の「死んだらどうなるんですか。何もかもみんな失ってしまうのですか」（本書一二八頁）という患者からの問いかけは、終末期ケアの現場においてしばしば医療者が直面する「困難」の一つである。

もっとも、「死んだらどうなるのか」という問いは、時代を問わず繰り返されてきた問いであり、それ自体は必ずしも「新しい」ものではない。しかしその一方で、この問いが死を自覚した患者によって医療者に投げかけられるという状況は、ここ十年ほどの間に急速に一般化してきたものである（田代、二〇一六）。そこで以下ではこの点を明確化するために、まず現在の状況が成立した経緯を整理したうえで、「自分を失うこと」という主題の現代的な難しさについて考えていくことにしたい。

1　現代的な「終末期」の成立

現代的な「終末期」の成立に至る変化の最初の段階は、医療技術の発展や公衆衛生の改善、社会保障制度の充実によって人間が長く生きるようになり、その過程で病院死が一般化することである。日本で言えば、国民皆保険制度が整い、病院医療へのアクセスが広く確保され、病院死が在宅死を上回るようになった一九七〇年代以降がこれにあたる。実際、在宅緩和ケア医の岡部健は、この時期に人々は「それまでなら死んでいたはずの人が〔病院から〕死なないで帰ってくる」、しかも「医療費が安い」ことに気づき始め、一気に「病院への集中」が始まったと指摘している（奥野、二〇一三、一四一―一二頁）。これ以降、病院死は増加の一途を辿り、次第に病院で医療者の管理下のもとで人が亡くなることが「ノーマル」とみなされるようになった。これが最初の変化である。

次の段階は、しかしその一方で多数派となった病院死において、患者に対して不十分なケアしか提供されていないことが社会問題化することにより生じる。たとえば、一九九〇年に出版された『病院で死ぬということ』では、無意味な延命治療や儀礼化した蘇生術、疼痛《とうつう》コントロールへの無関心、がん告知などの問題が、著者の一九八〇年代の臨床経験をもとに詳細に記述されている。これらの指摘の背景には、治癒と社会復帰を目的とする一般病院においては終末期のがん患者は「とり残されて」しまい、「みじめな思いの中で死んで行ってしまう」という問題があった（山崎、［一九九〇］一九九六）。

実際こうした批判を受けて、終末期ケアの目標は次第に「治癒と社会復帰」から「生活の質（QOL）の維持・向上」へと変化していくことになるが、これは患者に提供される医療をそれまでとは全く別の角度から評価することを可能にした。たとえば本章でも、「抗がん剤による指のしびれによって作品を創作できなくなることは、いのちを失うことより苦痛」として治療を拒否した彫刻家や服飾デザイナーがいたことや、母子家庭に育った七歳の男の子が、会話できなくなる可能性のある手術を拒否して最後まで母親と話し続けたエピソードが紹介されている（本書一四〇頁）。こうした選択は、医療側があくまでも「治癒と社会復帰」を目標としていた時代においては、不合理として退けられただろうが、現在ではQOLという観点から正当化され得るものである。

以上の変化を受けて生じた最後の段階は、医療上の意思決定プロセスにおいて、患者本人の意思が重視されるようになることである。これを最も端的に表しているのが、いわゆる「がん告知」に関する医療現場の慣行の変化である。たとえば今では考えにくいことかもしれないが、日本では一九八〇年代までは「がん」という病名を患者に伝えることさえタブーだった。これが一九九〇年に開始された「インフォームド・コンセント」概念の輸入とともに、少しずつ「伝える」方向に変化していくことになる（田代、二〇一二）。具体的に言えば、当初はがん専門病院で病名や病状の詳しい説明が行われるようになり、この変化が二〇〇〇年代に次第に一般病院にも拡大していった。さらに近年では、治癒が困難であることや具体的な余命の予測といった予後に関する情報までもが患者や家族に伝えられるようになっている。もちろん、厳しい情報をどこまでどのように本人に伝えるかについては議論の余地はある。しかしその一方で、本人意思の尊重という方針自体については既にコンセンサスが得られており、今後一層重視されていくことは疑いえない。

2 「自分への執着」とどう折り合いをつけるか

さて、それでは以上のような状況のもとで、現代を生きる終末期患者にはどのような困難があるのだろうか。ここではその中心にある一つの問題として、死にゆく過程における「自分への執着との折り合い」というテーマを取り上げたい。先に述べたように、現代的な終末期ケアが前提としているのは、患者本人に十分な情報を提供し、本人の価値観や死生観に基づいて「生き方」を選択してもらうことである。その意味では、「自分で決めること」を支えることはケア方針の原則であり、患者の意思は最大限尊重されるべきだと考えられている。しかしその一方で、終末期になればなるほどこうした意思決定を主体的に行うことは難しくなってくる。もちろん一つには、亡くなる数週間前になると意識が混濁して本人がはっきりとした決定をすることが困難になる場合がある、といった問題がある。そのため、終末期ケアの現場では、さまざまな選択に関して、前もって意思を表明してもらうとか、適切な代理人を立てるなどの工夫が試みられている。

ただし以上の問題は、高齢者ケアや精神医療においても多かれ少なかれ生じる問題であり、終末期ケアに固有の問題とは言えない。終末期ケアにおいて特徴的な問題はむしろ、そもそも「近い将来、死によって自分を失うこと」と向き合う過程において、失われつつある自分による主体的な意思決定を求められるという、ある種逆説的な状況に起因するものである。すなわち、もし死にゆく過程の終着点が「自己の喪失」だとすれば、私たちはどこかで「自分」に対する執着から距離を置かなければ、この過程を肯定的に生きることは難しくなってしまう。この点で、死にゆく過程で「私らしさ」や「自己決定」をどこまでも追求していくことは、むしろ自分に対する執着を強化し、自分を失うことに起因する苦悩を増大させかねないのである。

実際、本章で患者の「死生観」の表出の一例として示されているやりとりは、ほとんどこのテーマをめぐる語りとなっている。具体的には、「自然の一部としての人間」「お迎えを待つこと」「預かりものとしてのいのち」といった語りがそれである（本書一四五―六頁）。この患者は、配偶者からの叱咤激励に対して、「体が悲鳴をあげている」状態で「頑張る」ことに限界を感じるようになり、むしろこれからは「無理に頑張らずに、自然な形で最期を迎えたい」と希望するようになった。この「自然な形」のメタファーとして挙げられているのが、自分が精魂込めて耕した畑や、先に亡くなった弟の存在、死の直前に誰かがお迎えに来ること、生まれることを人は選べないこと、といったエピソードである。これらは一見それぞれ異なる話をしているようで、個人の主体的な選択の限界を見つめ、自らの死をそうした選択の外に置こうとする構えを支持するという点で共通している。特に興味深いのは、この患者が明確に「安楽死や自殺」を退けている点である。というのも、安楽死や自殺を肯定する思想の根底にあるのは、思うままにならない「自分」であるならばいっそない方がよい、という発想であり、それは「自然な形」には反すると考えられているからである。

もっとも繰り返しになるが、こうした「明け渡しのレッスン（lesson of surrender）」（Kubler-Ross and Kessler, 2000=2001）を学ぶことは私たちにとって非常な困難を伴う。というのも、現在の終末期ケアにおいてはかつてないほど主体的な選択が強調されており、個人の価値観や死生観に基づく意思決定が求められているからだ。さらに言えば、そもそもこの問題は、個人の選択が益々重要な意味を持つようになっている現代社会において、人間の生き方全体に関わる困難とも関係している。こうした社会では、「何かを決める」という単純な選択だけではなく、「決めつつも決めない部分を残すこと」「決めないことを決める」といった複雑な選択が求められる。その意味では、この問題は医療者が「解決」しなければならないものではなく、私たち一人一人がそれぞれ「時代の問い」として引き受けなければいけないものであるように思われるのである。

Comment-2

「ホスピタル」はいかに「病院」となったか

桐原 健真
Kirihara Kenshin

金城学院大学教授。一九七五年生まれ。東北大学大学院文学研究科修了、博士（文学）。専門、近代日本倫理思想史。近世から近代にかけての日本における死生観を言説論的に研究する。著書：『東アジアにおける公益思想の変容』（共編、日本経済評論社）、『吉田松陰の思想と行動』（東北大学出版会）ほか。

治療の科学的方法論には、ＥＢＭ（Evidence-based Medicine 根拠に基づいた医療）とＮＢＭ（Narrative-based Medicine 病の語りに基づく医療）があり、これらは常にセットであるべきであるが、日本ではＥＢＭばかりが尊重されるようになってしまった。（本章　老病死に向き合う人から学ぶ）

医療、さらにはその基礎となる医学が一箇の「科学」である以上、それが客観的・合理的な根拠に基づこうとすることは必然である。その限りでＥＢＭを尊重するといった現象は、近代医学一般における本質的な性向であると言ってよい。しかしその一方で、日本では、こうした傾向が顕著なこともまた事実である。

それではなぜ日本では、客観的で合理的な医療が独り歩きするのであろうか。そこには、「病院」というものに対する特殊日本的なイメージが介在しているようにみえる。本稿ではこの病院イメージの歴史的・文化的な背景を通して、末期患者と医療者の関わり合いについて考えてみたい。

1 「病院」の解体

そもそも、病院とは何なのだろうか。この問いを考えるために、まずは、病院という言葉を解体し、その組成を考えてみることとしよう。

「病」は「やまい」であり、さらにはこれに犯されている「病者」でもある。このことは、誰にも異論はないであろう。他方「院」は、「阜偏《こざとへん》」すなわち「盛り土」と、「漏れなく円く取り囲む」ことを意味する「完」という二つの部分から形成されており、つまりは「土塀に囲まれた空間」ということになる。したがって「病院」とは、「病気・病者を囲い込んだ閉鎖空間」であると定義できよう。

こうした字義的な意味を再確認するという作業は、単なる言葉遊びではない。この作業によって、現代日本社会で流布している「病気を治癒する隔離施設」という病院イメージの源泉を発見することができるからである。

私事でまことに恐縮ではあるが、先年死去した当方の父が、その患いのためにはじめて入院した際、どうにもわがままで、「病院には居たくない、こんな所に居たら病気になってしまう」などと言って、予定を切り上げて帰宅したことがある。もとより父自身にも多分に問題があることは否めない。しかし父にとって、病院というものの非日常性、あるいは隔離性、さらには自分が治療される対象でしかないという関係性が、堪えがたいものであったであろうこともまた事実である。

なおこの父は、罹患後ようよう快方に向かい、介護の必要もなく古稀《こき》七十を祝うまでにいたったが、その数ヶ月後に自宅で急死する。うめくように倒れる姿を見た母は、当然のように救急車を呼んだが、それとともにやってきたのは警察官であった。急死であったために異常死として取り扱われたのである。母はみずからの伴侶の死を顧みる暇《いとま》もなく、事務的な職務質問に淡々と答えるしかなかったという。このとき母は、「病院でないと、まともに死ぬこともできないのだ」と痛感したそうである。もとよりこの母の感想は、「病院」と「医師」というものを混同しているきらいはあるものの、一般市民の感覚をよく表している。すなわち、病院は日々の生活から隔絶した死生を司る「神殿」として認識されているのである。

2 「ホスピタル」への回帰

しかしながら、病院はその誕生のときから「神殿」として君臨していたのではないことを、再びその語源を訪ねてみよう。

本来、「病院」は、ホスピタル hospital またはゲストハウス guesthouse という西洋語を、十七世紀の中国にやってきたキリスト教宣教師が翻訳した言葉であり、いわゆる近代漢語の一つである（Aleni, 1623）。原語のホスピタルやゲストハウスとは、「客人 hospes / guest」を招き入れる場を意味し、具体的には巡礼中の罹患者や貧困による難看護者などを収容する施設を指している。

これらの施設が目指していたのは、第一に患者の治癒と社会復帰である。と同時に、難病に罹患したために、それまで帰属していた共同体から逸脱してしまった人々を、ホスピタルという新たな共同体に回収し、肉体的のみならず精神的・霊性的 spiritual にも癒す機能も期待されていた。この事実は、ホスピタルが宗教施設の一つとして成立したものであることを教えてくれる。事実、ホスピタルを日本にもたらしたのは、十六世紀後半のキリスト教宣教師であった。

このキリシタンによるホスピタルでは、経済的・社会的な難看護者を治療すると同時に、共同体外存在と見なされたハンセン病患者のような社会的弱者をも受け入れていた。それは、肉体の救いに留まらず、傷ついた霊魂 anima を救済する宗教的機能を有する場でもあったと言えよう。

なおこの当時、ホスピタルに対しては、「病院」という訳語は用いられていなかった。「病院」の語は、まだ生まれていなかったからである。それゆえこれに代わって「養生屋《ようじょうや》」や、原語で「おすぴたる」と呼ばれていた。この「養生屋」とは「生を養う場」という意味である。ここでいう「生」とは、単なる肉体的な意味での「生」（＝生存）ではない。傷ついた霊魂の救済をもその目的とする場において養われるべき「生」とは、霊性的な意味をも含む包括的なものであったはずである。この限りで、日本における最初期のホスピタルは、単なる「病気を治癒する隔離施設」ではなかったと言ってよい。

こうした心身両面における治癒を目指したホスピタルは、しかしながら、その後の日本からは姿を消していく。それは、徳川幕府によるキリシタン禁令の結果であった。しかし、「日本における官立病院のはじめ」（長門谷、一九九八）とも言われる「小石川養生所」が、「病院」ではなく「養生所」と称したことは、「生を養う」というホスピタル本来の意味を継承していたとも言えよう。しかし、日本に「病院」という言葉が普及されるにしたがって、日本におけるホスピタル理解は、肉体的な意味における「生」へと大きく傾斜していくこととなる。

3 霊性を拒否する「病院」

徳川幕府が海外情報の流入を厳しく制限していた時代において、蘭学は、西洋の文物に接する数少ない手段であった。そうしたなか、ヨーロッパを実際に見聞し、日本に帰ってきた人物がいた。井上靖の『おろしや国酔夢譚』（一九六八）で知られる大黒屋光太夫である。この光太夫のロシア体験を、江戸時代後期の蘭方医である桂川甫周がまとめたのが『北槎聞略』（一七九四）であり、そこには、「明人の説」に基づいて、「病院」が次のように描写されている。

> 是れ〔病院〕は国王大家の立つる処なり。或いは一城中の人力を併せて成し、月々一大貴人をして輪番にその事、統領せしむ。凡そ薬物・飲食、皆な自らこれを試みるとなり。是れ欧羅巴洲《ヨーロッパしゅう》、人を愛する風俗の然らしむる処なりといふ。
> （桂川、一七九四）

病院というのは、王侯貴族や市民の力で作ったものであり、身分あるものが順番に監督者となり、投薬や飲食なども自分で試している。こうしたことは、ヨーロッパに共有される人間愛の結果なのだ――と甫周は、「明人の説」を紹介している。

この「明人の説」とは、「病院」の語を案出したイタリア人宣教師のアレーニ Aleni Giulio が著した『職方外紀』（一六二三年自序）のことである。しかし、そもそも甫周が下敷きとした原文には、「此れ欧邏巴、天を敬し人を愛するの大略なり」（巻二「欧羅巴総説」、原漢文）すなわち、病院というのは、「神を敬い人を愛する」（敬天愛人《けいてんあいじん》）というキリスト教精神の発露なのだと記されている。宣教師であったアレーニにとって本当に語りたかったことが、宗教的な倫理としての「敬天」であったことは言うまでもない。それゆえに、この「愛人」もまた、単なる現世的な倫理ではなく、「霊魂」と「形躯」すなわちspiritualとphysicalを共に有した「人間」への愛であると説かれるのである（『欧羅巴総説』）。

こうした「愛人」にも存在する宗教性を、甫周は抹殺する。このことは、「ホスピタル」に期待されていた「魂の救済」という機能を消極化させたことは確かである。しかし一方で、病を囲い込む「病院」に代表される西洋医学を、「きりしたんばてれんの詐術」ではなく、「仁術」として紹介・輸入する端緒ともなった。日本における近代医学は、その誕生の時から、客観的・合理的な根拠に基づく非宗教的性格を与えられたのである。

4　おわりに――近代日本における病院医療

蘭学成立以降、近代日本における医療においては、宗教性・霊性が積極的に評価されることはほとんどなかった。しかしこのことは、ホスピタルに本来的に期待された霊性的救済はもとより精神的救済の機能すら閑却されることにもつながったことは、言うまでもない。

こうしたことが、一般の病院や医療の現場において、末期がんによって施術の余地がなくなった患者の居場所を奪っている可能性は否定できない。「病院」が「病気を治癒する隔離施設」である以上、ただただ延命させるだけしかできない患者は、自分を厄介者のように思い始めることもある。

具体的に書こう。卵巣ガンの転移による腸閉塞のため、内臓のほとんどを切除してしまい、飲食不全に至った女性を私は知っている。彼女は、やはり女性器関係で入院していた同室のがん患者たちが三度の食事をしている間、何をすることもなくただ座っているしかなかったという。点滴を通して一日一五〇〇キロカロリーが与えられていたため、栄養不足に陥ることはなかったが、日頃好んでいた食事や菓子を食べられないという状態は変わらない。その状況を、彼女は後に、「地獄だった」とぽつりと述べている。病院だからといって、「まともに死ねる」わけではないのだ。

彼女は、この「地獄」を抜け出すため、遠隔地に住む息子の伝手《つて》で、その近隣のホスピスに移る。そこではもはや栄養点滴は施されず、疼痛の調整が主として行われた。やせ細る自分の身体の変化に心が追いつかないときもあったが、彼女は比較的穏やかな日々を過ごし、息子や孫たちに囲まれつつ、約二ヶ月後に亡くなった。ホスピスが「天国」であったかは分からない。しかし「地獄」ではなかったはずである。

病院が「病気を治癒する隔離施設」であることは間違いない。しかし、「ホスピタル」が「病院」になった時に失われた機能が存在することもまた疑いない。とは言え、いまさら病院にその機能を復活させるべきだというのも現実的ではない。だから、自らに欠けたものがあり、その相補的存在があるという自覚を持つことが、病院を「神殿」にも「地獄」にもしない道なのではないだろうか。

5

ホームを失って生きる
――路上生活者の語りから

高瀬 顕功 TAKASE KENKO

大正大学 BSR（仏教者の社会的責任）推進室研究員、上智大学グリーフケア研究所研究員、浄土宗法源寺副住職。1982 年生まれ。立命館大学文学部卒業、大正大学大学院文学研究科宗教学専攻博士後期課程満期退学。博士（文学）。専門は宗教学、宗教社会学。宗教の社会参加をテーマに研究を行うかたわら、僧侶として社会活動にも取り組む。現在、僧侶による路上生活者支援団体「社会慈業委員会」（通称、ひとさじの会）代表。

はじめに

夜九時過ぎ、浅草の場外馬券売り場の片隅には段ボール箱が並べて置かれている。いったいどれほどの人がこの箱の存在を気に留めるであろうか。ここは飲み屋街から少し離れた場所にあり、夜は人通りもまばらで寂しい場所である。

「こんばんは」と箱に向かって声をかけると、ごそごそという物音とともに箱の中から人がひょっこり顔を出す。そして、「いつもありがとう。待っていたよ」という声で私たちを迎えてくれる。

この箱は、ただの段ボール箱ではない。路上で生活する人が寒さから身を守り、人目から身を隠す唯一の場所。彼らにとっては大事な「家」なのだ。

私は、路上生活者を支援する僧侶の会の一員として、浅草、山谷地域でおにぎりを配りながら路上生活の方に声をかける活動をしている。会の名称は「ひとさじの会」という。

この名前には、たった一匙《ひとさじ》ぐらいのわずかな支援しかできないかもしれないが、それでも困っている人に寄り添いたいという思いが込められている。浄土宗という宗派の僧侶が中心となって発足したが、現在では、宗派や宗教を超えてさまざまな人が参加し

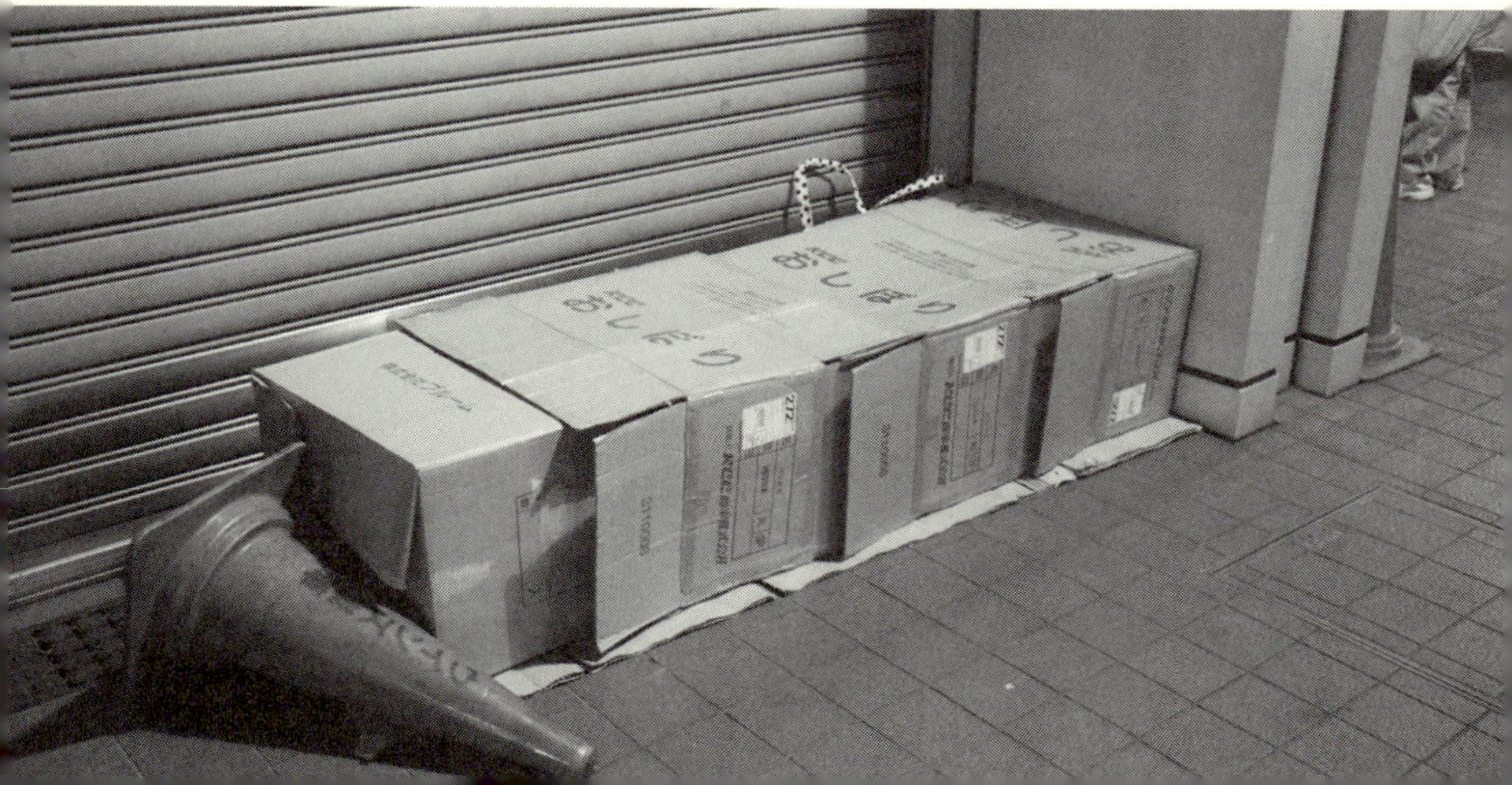

ている。また、大学の授業の一環として参加する学生や、新聞やインターネットで活動を知り参加する社会人も少なくない。

貧困問題というと、私たちは、つい海外の貧しい国のこどもたちを思い浮かべて、食糧援助や学校建設などの支援の必要性を感じるかもしれない。確かに、それも事実である。しかし、日本にだって貧困はある。近年、ワーキングプア、ネットカフェ難民、こどもの貧困などの言葉とともに、貧困問題がここ日本でも決して他人事ではないということが知られるようになってきた。そのようななかで、路上生活者、いわゆるホームレスは、貧困が最も可視化したものと考えられる。

家を失い、路上で生活せざるを得ない人々は経済的に厳しい状況にあることはもちろんだが、人間関係においてもつながりの喪失を体験していることが多い。

私たちが当たり前に感じている友人や家族とのつながりは、路上で暮らす人々にとって遠い過去のものであることが多い。友達だと思って信頼していた人に裏切られたという人もいる。家族には迷惑をかけまいと思って自ら連絡を絶った人もいる。経済的な貧困と人間関係の貧困、この二重の貧困を背負い込んで路上生活者は生きている。

1　路上生活者に寄り添う

お墓がほしい

二〇〇九年秋、ひとさじの会は発足した。しかし、発足のきっかけは二〇〇四年にさかのぼる。まだ、ひとさじの会という名前が付けられる前、後に会の発起人の一人となる僧侶が、あるホームレス支援団体から読経の依頼を受けたことにはじまる。

毎年八月の初旬から中旬ごろ、ホームレス支援団体による夏祭りが都内各所で行われる。夏祭りでは焼きそばやホットドックなどの屋台が並び、特設ステージではバンド演奏などの出し物も行われる。家のない人も、家のある人も一緒に楽しめる、年に一度のお祭りである。お盆の時期ということもあって、路上で亡くなった人、支援団体の有縁の故人などの供養のため慰霊祭が行われる。当時、偶然にも縁あって声をかけられた僧侶が慰霊祭で読経をつとめ、以来毎年そこに出向くようになった。

こうして、路上生活者や元路上生活者と交流が増えるなかで、あるとき、お墓がほしいという相談を持ちかけられた。生きることに難儀している人たちが、「今」ではなく「その後」のことに不安を抱えているというのは意外かもしれない。

ある人は、「俺たち生きていてもホームレスだけど、死んでもホームレスだよな」とつぶやいた。また、ある人は「誰だってなりたくてホームレスになったわけじゃない。でも今は死んだときに仲間たちと一緒のとこへ行けるって思えたら、残りの人生をもっとしっかり生きられると思うんだ」とその心境を吐露した。

彼らにとって死は身近な存在だ。たとえ段ボールを下に敷いていたとしても、アスファルトの堅さは体にこたえる。雨が降っても濡れない場所を探さなければいけない。夏は暑さ、冬は寒さとの闘いである。持病を患いながら路上で暮らす人もいる。

夜回りをしていると、普段見かける人がいないこともある。そんなとき、別の人から「あいつは死んじまったよ。脳梗塞だって」と亡くなった事実を聞かされることもある。そこに置かれていた荷物はきれいに片づけられ、人が生活していたという気配は跡形もなくなっている。ただ、ぽっかりと空いた空間だけが、その人がかつてそこで寝泊まりしていたという事実を物語っている。

……次は俺かなぁ

隣人の死を伝えてくれたおじさんのぽつりとつぶやく言葉が、ずしりと心に響く。

路上生活者は、死後のゆくえも非常に不安定だ。路上で亡くなった場合、生活保護の一環で葬祭扶助により火葬までは行われるが、縁遠かった親族がその遺骨を引き取り、埋葬まで行うことは決して多くない。路上生活者は、引き取りを拒否された遺骨があることも、自分もまた拒否されるかもしれないことも知っているのである。

せめて亡くなった後に、自分を知っている人が自分を思い起こしながら集まってくれる場所があったら……。この思いを受け、二〇〇八年、台東区清川にある浄土宗寺院内に共同墓「結《ゆい》の墓」が建立された。現在、結の墓には九柱の遺骨が納められており、季節ごとに支援団体や元路上生活の仲間が手を合わせに訪れる。また、路上で亡くなった人がいた場合、支援団体から依頼を受けてその人が暮らしていた場所で僧侶が葬儀を行うこともある。

こういった葬送支援が、僧侶による路上生活者の支援活動として最初に行われた。

このように、亡き人を弔うという僧侶の本分ともいえる領域からはじまった活動は、次第に直接的支援へと展開していくことになる。

●ひとさじの会発足

二〇〇九年に正式に組織としてひとさじの会が発足すると、毎月第一、第三月曜日に、おにぎりを配りながら夜回りをする活動がはじまる。夜回りする場所は浅草、山谷地域である。

浅草はいわずと知れた観光地だが、昼間の人出とは一転、夜は静かな街となる。路地を一本入れば人通りもまばらで、灯りも少ない。また、浅草寺境内にはベンチや公衆トイレなどもあり、休憩するにはうってつけの場所である。

山谷は、台東区日本堤、清川、東浅草周辺地域一帯を指す呼称で、かつては日雇い労働者が居住し、「ドヤ」と呼ばれる簡易宿泊施設が林立する「ドヤ街」としてにぎわっていた。多くの日雇い労働者は建設現場で働き、日本の高度経済成長を陰で支えていた。しかし、現在では不景気による建設業の停滞、建設作業の機械化、労働者自身の高齢化など種々の理由で仕事を失う人も少なくない。

これらの地域では、夜になると段ボールをマットレス代わりに敷き、毛布に包《くる》まって寝ている人の姿をよく目にする。

また、私たちは、近年、上野地域にも足を運ぶようになった。夜になると、ひっそりと静まり返る上野公園や乗降客の往来が少なくなる上野駅周辺には、寝場所を探して多くの人が集まるからだ。浅草から地下鉄で三駅の上野は、地理的にもさほど離れていない。

ひとさじの会では、手作りのおにぎりを携え、これら地域をグループごとに手分けして回りながら、

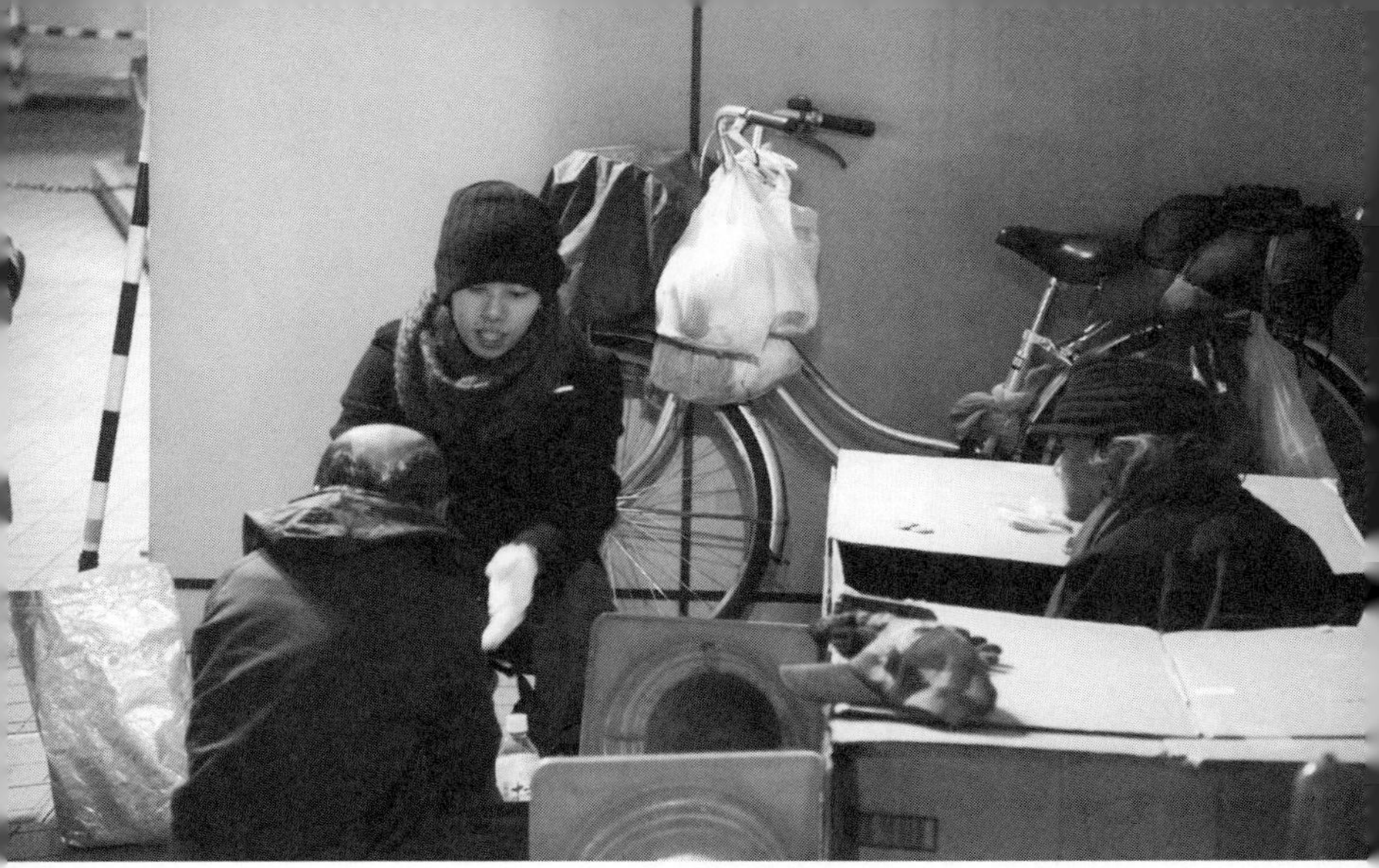

路上で暮らす人々へ声掛けをする。また、声掛けの際には、必要に応じて市販医薬品や下着、靴下などの衣類を渡すこともある。

夜回りは夜八時過ぎから十時頃にかけて行われる。その時間、私たちが目にする路上生活者のなかには、すでに布団をかぶって横になっている人もいれば、安全な寝床を探そうと歩いている人もいる。一人一人におにぎりを手渡しながら時間の許す限り話を聞く。すでに寝ている人にも声はかけるが、無理に起こすことはせず、そういったときはおにぎりを枕元に置いていく。

地域ごとに手分けしているとはいえ、一晩で、しかも二時間程度の間に二五〇個ほどのおにぎりを手渡すのだから、出会えた一人一人に充てられる時間はごく限られたものである。体調のこと、困っていることなどを尋ねながら回るのだが、「ご苦労さん、俺は大丈夫だよ」と返事をしてくれる人もいれば、ぽつぽつと胸に抱えた思いを話してくれる人もいる。

時には、雑談に花が咲くこともある。「今だと空き缶が一キロで一五〇～一六〇円くらいで引き取ってもらえるんだ。十キロ集めたら十分食べていけるよ。前は九〇円ぐらいのときもあったからね。でもみんな集めているから早く拾いに行かないとなくなっちゃうんだよね」と笑いながら話してくれる人もいる。こんなところからも世の中の景気の流れが分かったりする。

寄り添うということ

傍からみると私たちの活動は路上生活者問題解決には貢献していないようにみえる。おにぎり一つ持って話を聞きに行き、体調が悪ければ無料診療所を紹介したり、寒い日にはおにぎりと一緒に使い捨てカイロを渡したりするだけで、つとめて生活保護の申請を勧めたり、アパートへの入居を勧めたりはしない。

あるとき、声掛けをしながら歩いていたら、近隣に住んでいると思われる女性から「あなたたちのせいでここからホームレスが減らないの。そんなに助けたければ自分のうちへ連れて帰って世話してちょうだいよ。私たちは本当に迷惑しているの」と叱られたことがある。

また、あるときは、町の自治会の男性から「僕らはきれいで安全な街を作ろうと努力しているんです。せっかく街もきれいになったのに、あなた方のやっていることは非常に迷惑な行為だ」と厳しく注意されたこともある。

彼らからしたら、私たちの活動は迷惑以外の何物でもないだろう。路上で寝ている人の数は目に見えて変わらないどころか、むしろその生活を助けるような行為しかしていないのだから。

それどころではない、路上生活者からも「おにぎりなんかいらねぇよ！」とか「こんなんで何になるっていうんだ。俺を救ってみろよ」と言われたこともある。

ひとさじの会の活動は誰からも歓迎されていないのだろうか。単なる自己満足なのだろうか。

私も活動をしながらジレンマを感じることもある。私たちが路上生活者の衣食住全てを満たすことができるわけではない。その人のこと全てを抱えきれないなら、最初から声掛けなんてしない方がいいのではないのか、私たちの活動はいったい何の役に立っているのだろうか、と。しかし、困っている人が目の前にいる。何日もろくに食べてないんだよ、という人がいる。その人たちを前にして、何食わぬ顔で通り過ぎることはできない。

また、何をもってこの問題の「解決」といえるのだろうかということも常に考えさせられる。一般的な見解からいえば、住所を持たない人を定住させる、路上で生活する人を屋根のあるところに住まわせるというのが「正解」なのかもしれない。

しかし、路上生活者を私たちの目の届かないところに追いやることははたして本当にこの問題と向き合っていることになるのだろうか。

私は、さまざまな事情があって路上にいるのだから、まずはその路上にいる人の声に耳を傾けるのが先ではないかと思っている。そんな悠長なことやってないで、生活保護を受けさせてアパートでも借りてもらえばいいじゃないかと思う人もいるかもしれない。

しかし、路上で出会う人には、「体の動くうちは、自分で何とかしようと思って」と、空き缶や段ボールを集めながら自力で生活することを選ぶ人も少なくない。そんな人たちの言葉からは、今まで体一つで生きてきたという矜持がひしひしと伝わってくる。そういった気持ちを受け止めず、支援者の思いだけで活動を行うことは、はたして「正解」なのだろうか。

もちろん、生活保護を受けたい、アパートを借りたいという人に出会えば、信頼できるＮＰＯ団体と連携して必要な手立てを講じてはいる。しかし、最初から「路上からの脱出」ありきで話しかけるわけではない。

自分たちで何もかもできないからこそ、彼らにとって本当に必要な支援は何なのかを悩み、考えながら夜回りに出ているというのが正直なところかもしれない。

それぞれの路上生活者にはそれぞれの物語がある。おにぎりを手渡しながら言葉を交わし、一人一人の思いに心を寄せる。遠回りかもしれないが、そこからはじめることを大切にしたいと思っている。

2　路上で生きるということ

●路上生活者と呼ばれる人

私はもともと社会福祉にとりたてて関心があったわけではない。ホームレスというマージナルな存在に対する社会学的な関心があったわけでもない。同じ宗派の若いお坊さんが路上生活者支援の活動をはじめるらしい、あるときそんな噂を聞きつけ、興味半分でひとさじの会に顔を出したのが活動に参加するきっかけであった。

恥ずかしながら、困っている人を助けたいとか、社会を変えたいとかそういう動機ではなかった。寺に生まれ、寺で育った私は、これまでの人生の中で、路上生活者に近い人たちが寺に物乞いにやってくる姿を何度か目にしたことがある。彼らの口から出る言葉は決まって、「後で返すからお金を貸してくれ」というようなものであった。こども心に、返すあてもないだろうによく言うなぁ、と思ったりした。またあるときは、この辺のお寺を回ってお金をせびっているらしい、というような大人たちの噂話を耳にすることもあった。そういうわけで、支援活動にかかわる前は路上生活者に対して、楽をしているとか、自業自得とかいうイメージしか持っていなかった。

しかし、実際活動を始めてみて、路上にいる人たちと言葉を交わすうちに、おや、そうではないぞ、という思いを持ちはじめた。確かに、お酒の瓶を片手にろれつが回らないような人もいなくはないが、少なくとも私が勝手に思い込んでいた人物像が全ての人にあてはまるわけではない。

ひとさじの会では、毎回夜回りの後に、初めて活動に参加した人から感想を聞く。多くの人は、「やさしい言葉をかけてもらって意外だった」とか「同じ人間なんだということがあらためて分かった」と話してくれる。やはり私たちは知らない人や世界に対して、断片的な知識で偶像を作り上げ「自分とは違う」というレッテルを貼りがちなのだ。

あるとき、夜回りの最中に一人の路上生活者に出会った。おにぎりはいかがですかと差し出すと、「俺はもうもらったから、他の人にやってあげて」という。黙っていればもう一つもらえるのに、正直で、他人を気遣う路上生活者がいる。またあるときは、毛布に包まりながら、「今は出かけているけど、隣にもいるんだ。悪いけどあいつにもあげてやってくれ」とまだ帰らぬ仲間を気遣い隣の段ボールの家を指さす人に出会った。

路上に出てしまうのにはさまざまな要因がある。病気や怪我で仕事を続けられなくなった、不景気で派遣切りにあった、離婚して家にいられなくなった、借金取りが家に来ないように家族と縁を切って外へ出たなど。経済的問題、人間関係の問題、健康の問題、さまざまな問題が複雑に絡み合ってどうしようもなくなったとき、住む場所をも失う。

　経済的な事情のみの場合、次の仕事がすぐ見つかればよいが、そうでないと貯金を切り崩して生活をしなければならない。最初は友人の家、ネットカフェなどを転々としているが、蓄えが底をついたとき路上に出てしまう。蓄えが少なければより早く困窮状態に陥る。

　釈迦は「この世は苦である」と言った。生老病死《しょうろうびょうし》に加え、愛別離苦《あいべつりく》（愛する人と別れなければならない苦しみ）、怨憎会苦《おんぞうえく》（憎らしい人と会わなければならない苦しみ）、求不得苦《ぐふとっく》（求めても得られない苦しみ）、五蘊盛苦《ごうんじょうく》（心身のはたらきが欲望を刺激する苦しみ）、これらを合わせて四苦八苦という。これらは、つらいから苦なのではない、逃れることができないから苦なのだ。どんな人であれ、この苦を経験しない人はいない。しかし、私たちは、家族や友人とのつながりやこれまでの蓄えによって苦を軽減できる。しかし、路上生活者はそうではない。苦にいちばん近く、何の緩衝材もなく苦を感じている人たちかもしれない。

　ひとたび路上に出てしまうと、社会復帰するのは至難の業である。仕事を探そうにも、履歴書に住所不定と書くわけにはいかない。どこに住んでいるか分からない者にお金を貸してくれる人はそういない。家族に頼れればよいが、こんな姿を家族に見せられないという意地もある。まさに八方塞がりである。

　しかし、誰だって病気や怪我にならない保証はない。この先、多額の借金を背負うかもしれない。会社のためだといわれてリストラにあうかもしれない。そのとき多少の蓄えがあれば、あるいは助けてくれる家族や友人がいれば、何とか乗り切れるかもしれない。でも、もしそうでなかったら……。

個人の能力や資質で太刀打ちできない出来事が、タイミング悪くやってくる可能性は誰にでもある。そう考えると、家を失う、住む場所をなくすという問題は、決してどこかの誰かの問題ではなく、わが身にもいつか降りかかってくるかもしれない問題だと感じられるようになる。

見える人　見えない人

東京都の調査によれば、東京二十三区内の路上生活者の数は一九九〇年代後半から増加し、一九九九年には一気に五八〇〇人近くに跳ね上がった。その後、その数はゆっくりと下降しはじめるが、二〇〇四年までは五五〇〇人近くの路上生活者が確認されていた。二〇〇五年には四二六三人と前年から一二〇〇人以上が減少したことになる。二〇〇六年には、路上生活者数は三〇〇〇人台半ばになり、翌二〇〇七年も微減し、路上生活者問題は大きな峠を越えたように見受けられる（**表1**参照）。

この数の減少は、行政による支援の成果ともいえる。二〇〇二年八月に施行されたホームレスの自立の支援等に関する特別措置法（通称：ホームレス自立支援法）は、路上生活者問題における行政の責任を明らかにし、自治体の介入を促した。

ホームレス自立支援法に先駆け、二〇〇〇年から東京都は区内に緊急一時保護センター、自立支援センターの開設を行った。また、二〇〇四年からは福祉団体を通じて借り上げ住宅などを路上生活者に提供し、生活再建を促す地域生活移行支援事業も行われた。これら施策は路上生活者数の減少に一定の役割を果たしているといえよう。

しかし、炊き出しを実施する各団体ではこの数字に示されるような「減少」を実感していないというのが事実である。

私は、以前、新宿中央公園で行われていたＮＰＯ団体の炊き出しに毎週のように手伝いに行っていた。そこでは、味付けご飯を提供していた。大きなタライにご飯をあけ、具材を混ぜて味をつける。ご飯の量が多いので、かなりの力仕事である。ボランティアたちが手分けして、混ぜたご飯を容器に盛りつける。そんなタライが十口以上も並んでいた。晴れていれば公園内で、雨の日は東京都庁の屋根の下で行われていた炊き出しには、常時三〜四〇〇人は並んでいた。季節による多少の増減はあっても、このグラフが示すような右肩下がりの減少は感じられなかった。

浅草にほど近い蔵前にある教会では、毎週日

【表 1】東京都 23 区内の路上生活者数の推移

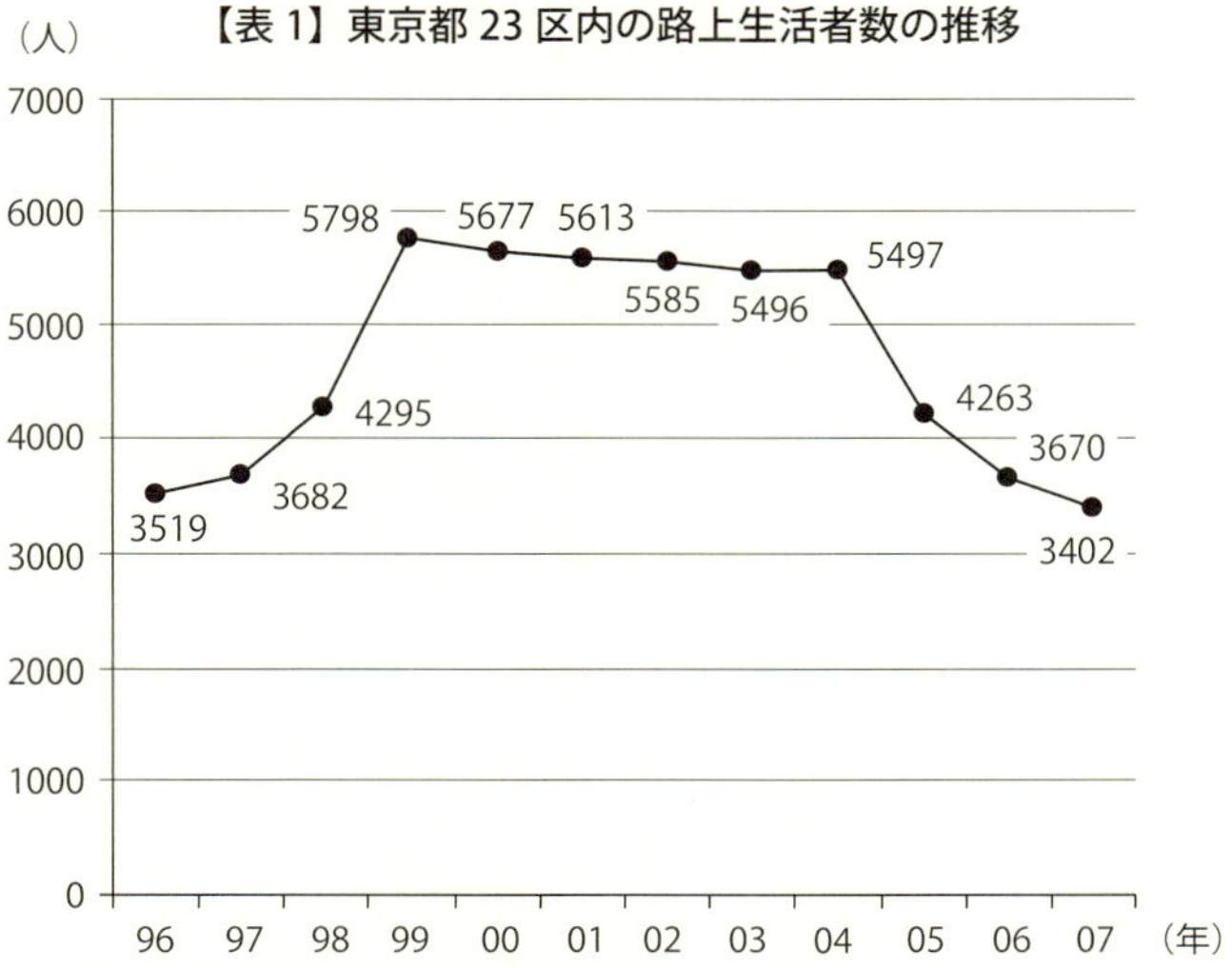

東京都福祉保健局生活福祉部『東京ホームレス白書 2』（2007）より作成

曜日の朝、生活困窮者向けに弁当を配付している。参加ボランティアの話によれば、お弁当の配付数は年々増加し、表1に示されるような曲線とはまったく逆の、増加の一途を辿っているという。

もちろん、炊き出しに並ぶのは路上生活者だけでなく、家はあるが生活困窮状態にある人もいる。ときには、元路上生活者が昔の「仲間」に会うために炊き出しに並ぶこともある。こういった「数字」と「実感」との乖離《かいり》について、目に見える路上生活者だけを切り取って貧困問題を捉えようとする方法の限界を指摘する支援者もいる。

稲葉剛さんは、新宿地域を中心に路上生活者の自立を手助けしてきた。彼が立ち上げたNPO法人「もやい」は、身元保証人のいない路上生活者の保証人となり、住居を借りることができるようにサポートする団体だ。稲葉さんは、ハウジングプアという言葉を用いて、不可視化されやすい路上生活者の動態を説明している。

すなわち、貧困状態にある者は、野宿状態と、屋根はあるが家がない状態（ドヤ、施設、ネットカフェ、ファストフード店など）、そして、居住権が侵害されやすい生活困窮者向け賃貸借物件などを行ったり来たりしているに過ぎず、「路上生活者」だけの数を補足することはかえって貧困問題の全体像を見失いかねないというのだ。

確かに、ひとさじの会の活動を通じて出会う人には、路上生活といっても、日中に仕事をしていたり、公共施設で暑さや寒さをしのいでいたりする人も多い。仕事を持つ人のなかには、お金に余裕があるときはドヤに泊まったり、ネットカフェを利用したりする人もいる。また、冬の寒さが厳しいときは、二十四時間営業しているファストフード店で一杯一〇〇円のコーヒーを買い、朝まで過ごす人もいる。

行政による「ホームレス」調査の統計では、こういった人々の存在が正確に投影されず、過少報告されている可能性もある。私たちは、つい路上生活者の姿と重ね合わせて「ホームレス」という言葉を使うが、「ホームレス」という語にはもっと多くの路上生活者予備軍を含んだ意味があるというのが正確なところであろう。普段目にしない、想像の及ばないところでもっと多くのホームレス状態にある人が存在している。

したがって、路上生活者はホームレス状態にある人の一部であり、もっとも私たちの目に見える状態にある人々ということになる。しかし、目に見えるものだけを数字で捉えようとするだけでは、問題の本質には迫ることができない。

路上で直面する問題

夏の夜、冬物のコートを着て路上で寝ている人を見たことはあるだろうか。暑いのだから脱げばいいのにと思うかもしれない。でも脱いだ服は持って歩かねばならない。私たちは、春先には夏物を、秋口には冬物をクローゼットから引っ張り出して、季節に合わせて服を選ぶ。路上生活者は季節に合わない服を保管しておくクローゼットを持たない。

服だけではない。路上生活者は、むきだしの全財産とともに生活している。安全に保管できる場所はない。寝ている間に誰かに持っていってしまわれるかもしれない。公園に水を飲みに行っている間に、撤去されてしまうかもしれない。自分の生活に必要なもの全てとともに移動しなければならない。路上で暮らす人が、大きな荷物とともに生活しているのにはそういう理由がある。

冬になると、おにぎりと一緒に温かいお茶を渡している。たった紙コップ一杯分だが、冷えた体を温めてほしいと思うからだ。ポットから注がれたお茶の湯気が、外気の寒さを一層際立たせる。

あるとき「温かいお茶はいかがですか」と勧めると、「ありがとう。せっかくだけど、寝ているときにトイレ行きたくなっちゃうからいいや。すみませんね」と断られたことがある。その人が寝ていたのは川沿いの橋の下。毛布を頭からかぶって小さくなって寒さに耐えている。トイレは近くの公園内にあるが、ここから歩けば五分ほどかかるだろう。こんな寒さのなかを五分も歩いたら、眠気が覚めてしまうに違いない。

飲みたいけれど、飲むことができない。睡眠と排泄をはかりにかけて、口に入れるものを我慢しなければならない。路上で寝るということはそういうことなのだ。

浅草には、商店街の入り口で、店の灯りが消えるのを待つ人がいる。店の軒先やアーケードの下は雨風をしのぐ格好の寝場所である。しかし、多くの経営者は店先で横にな

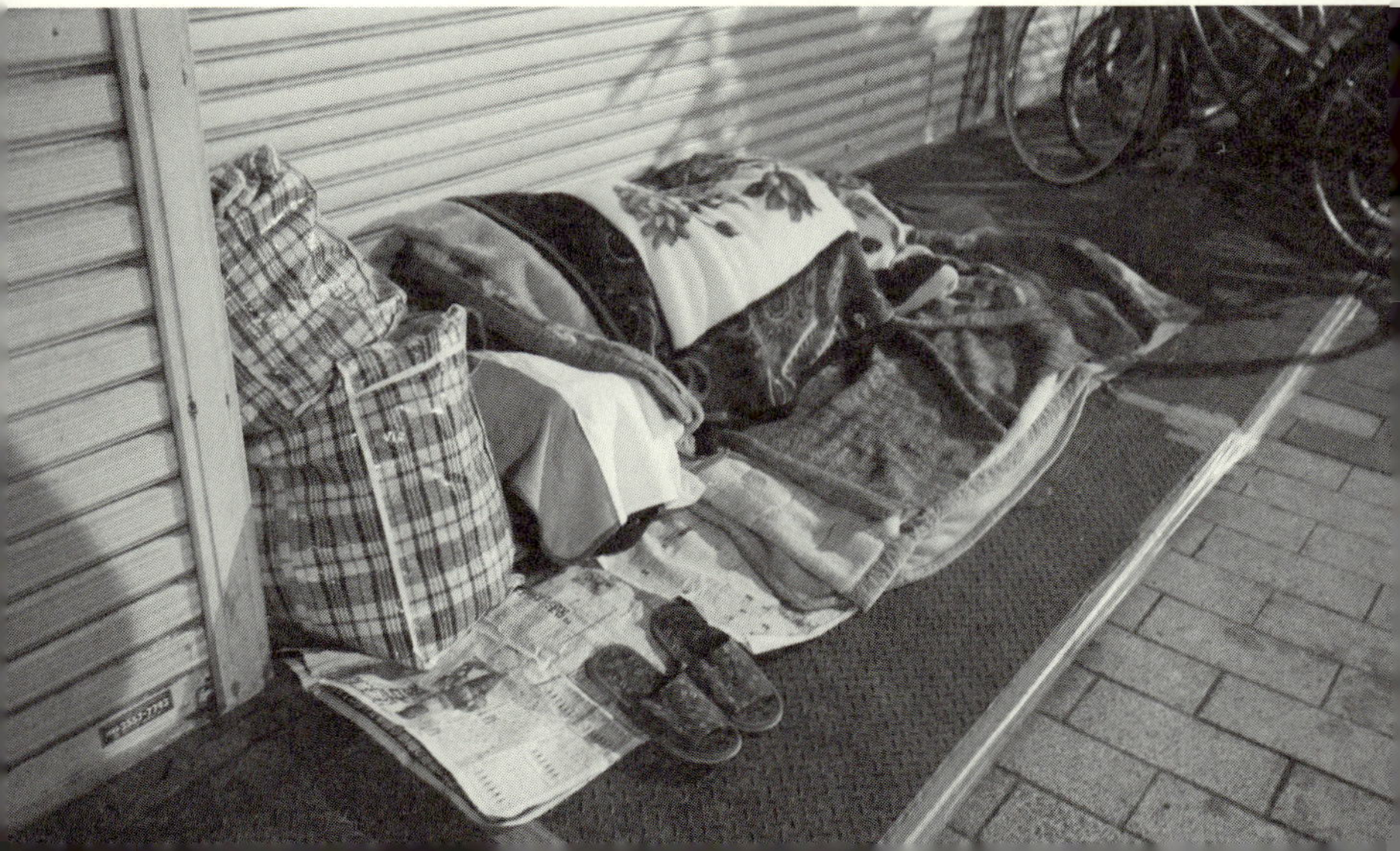

られるのを好まない。路上生活者もそのことは知っている。だから、せめて迷惑にならないようにと店の営業が終わり、灯りが消え、シャッターが閉まるまで待つ。暗くなった店の軒先にこっそりと段ボールの寝床をこしらえ休む。翌朝、人が来る前に起きて、片づけをし、大きな荷物を抱えて朝もやの街へと姿を消す。それでも、店の前に立入禁止の札が置かれていたり、ロープが張られていたりしたら、別の場所を探さねばならない。昨日そこで寝られたからといって、今日もそこで寝られるとは限らない。

夜の浅草はそういう路上生活者が多くいる。眠りたいときに眠るのではなく、眠れるときに眠る。安心して体を休める場所を持たないというのは、そういうことなのだ。

3　ホームを失うということ

ホーム＝心休まる場所

二〇一四年の夏、私たちは都内各地の支援団体との共同調査で、路上で寝起きする人に「襲撃された体験」についての聞き取りを行った。新宿・渋谷・池袋・上野・浅草・山谷地域の路上生活者を対象に行われたこの調査では、四割の人が「襲撃された経験がある」と答えている。「襲撃」には、殴る、蹴るなどの直接的な暴力から、ペットボトルやたばこの投げつけ、花火による狙い撃ちなどがあるという。また、「襲撃」は夏季に集中しており、こどもや若者による暴力が多いという。

ひとさじの会でもこの聞き取り調査に協力し、浅草、山谷地域で話を聞いて回った。暴力を受けたり、脅されたりしたことはありますかと聞くと、「あぁ、あるよ」とさも当然のことのように話し出す。

「タバコの吸い殻だけは勘弁だなぁ、寝ている間に燃えちゃうもの」と段ボールを寝床にする人は言う。「中学生くらいの奴が、数人で来ることもあるよ。度胸試しぐらいにしか思ってないんだろうね」と笑いながら話してくれた人もいる。酔っ払いに怒鳴られたり、就寝中、小突かれたりするのは日常茶飯事のようだ。こういった路上生活者への「襲撃」は、時にエスカレートし、痛ましい事件になってしまうこともある。

あるとき、北村年子さんとお話しさせていただく機会があった。北村さんはルポライターとして、一九九七年に大阪で起こった「ホームレス」襲撃事件を取材している。この事件で、襲撃された路上生活者は命を落としている。

北村さんは、「ホームレス」を襲撃する加害者も実はいじめや差別の被害者で、鬱積《うっせき》したストレスをより立場の弱い「ホームレス」へ向けているということ話してくれた。家庭や学校、あるいは職場で、自分はこれでよいのだ、生きていてよいのだという「自己肯定感」が満たされない。その承認欲求を、自分よりも「価値がない」とみなす他者を傷つけることで解消する。どんな理由にせよ暴力で他人を傷つけることは許されないが、加害者もまた心安らぐ場所を持たない「ホーム」レスであるというのだ。

ホームという言葉には単なる住む場所としての家以上の意味が込められている。「スウィートホーム」「ホームタウン」などの言葉があるように、そこには家族や家庭といった、家の中身にあるもの、さらには、それらが内包するつながりやだんらん、ぬくもりの意味が込められている。

路上生活者は、寝泊りする家としての「ハウス」がないだけでなく、まさにこの「ホーム」を失った状態であることが多い。家族や故郷といった自分のルーツともいえる場所と切り離されているのだ。人は生まれながらに路上生活者として生まれてくる人はいない。でも、さまざまな事情で、帰りたくても帰れない、戻りたくても戻れない人がいる。

「死んでもホームレスだよな」とつぶやいた人の心には、帰ることのできない家族や故郷への思いが込められていたのかもしれない。路上で生活する人はこういったホームの喪失を経験している。

しかし、「ハウス」はあったとしても、家庭でも学校でも、「自分の居場所＝ホーム」を失った「ホーム」レスはいる。友達とうまく人間関係を築けず、休み時間はいつも一人ぼっち。家に帰れば、兄弟と比べられ、あなたは駄目ね、もっとがんばりなさいと言われる。心の休まる「ホーム」がどこにもないこどももいる。

ハウスはあるがホームのない人が、ハウスもホームもない路上生活者を攻撃する。傷つけられるのはいつだってより弱い者だ。

家族のもとに戻れない

冬のある夜、隅田川の川岸で頭から毛布を被って寝ているおじさんに出会った。空き缶を集めながら日ごと生計を立てているという。

「私はね、そんなに多くの金は必要ないんですよ。だから、一日で一五〇〇円分ぐらいの量を集めているんです。タバコ買って、お弁当買って、お酒が一本買えるかどうか。それで充分なんですよ」そんなことをにこにこと笑いながら話してくれる。

出身は茨城県で、五人兄弟の次男坊だったこと、ライブやコンサートの会場設営の仕事をして全国を回っていたこと、誰もが知る国民的グループや海外のアーティストの設営現場でも働いていたことなどをうれしそうに話してくれた。

十歳のころに父親がいなくなったんですよ。一番下の弟はオヤジの顔覚えてねぇんじゃないかなぁ。おふくろが育ててくれてね。だから私はね、家族にだけは迷惑かけちゃいけないって思うようになったんだ。

——おとうさん、家族はいらっしゃるんですか？

うんいるよ。こどもは三人。横浜で暮らしているよ。少し前に一番下のこどもが成人を迎えてね。親としての責任は果たしたかなぁって思っています。あとは私が迷惑をかけないようにするだけ。

——連絡取ったりしないの？

いやぁ。今さら私みたいのが出ていったら迷惑でしょ。

そう話すおじさんは「昔は悪いこともやっていた」という。ひょっとしたら、その「悪いこと」のせいで家族と離ればなれになってしまったのかもしれない。しかし、「前はあっちの橋の下に住んでいたんですよ。でも、文句を言われたからこっちに引っ越してきたんです。私、あんまり揉め事好きじゃないんで」と肩をすぼめて話す様子からは、それほど悪い人には見えない。

言えばアパートに入るお金ぐらい工面してくれると思うんだけど。でも、ま、迷惑かけられねぇですから。

本当は会いたい、でも今さら自分が会いに行ったら迷惑じゃないか。自分がこんな暮らしをしていると知ったら迷惑かけてしまうんじゃないか。家族がみんな元気でいてくれればそれだけでいい。自分はそこにいなくても構わない。そんな思いが家族との距離になる。

●こんな自分は見せられない

NPO法人「抱樸《ほうぼく》」（元・北九州ホームレス支援機構）の代表を務める奥田知志さんからこういう話を聞いたことがある。奥田さんは牧師でありながら、長年生活困窮者の支援を行ってきた人だ。

ある若者が、自分の団体の主催する炊き出しに並んでいた。生活に困り、路上へ出てしまうのはだいたい中高年の男性が多いので、一人で並ぶ年の若い男性は目についたそうである。声をかけてみると、先日まで勤めていた会社をクビになってしまった。自分にはもう行くところもないし、この先どうしていいか分からず本当に困っているという。確かに、その若者は着の身着のままで、食べることにも事欠く様子が見てとれたそうだ。

そこで、奥田さんは、頼れる家族がいるか、両親は健在か尋ねてみたという。若者の答えは、「います。父と母が、実家に、故郷にいます。二人とも元気です」というものだった。そこで、じゃあ一回そこに帰ってやり直してみたらどうだろうかと提案してみた。

しかし、若い男性はかたくなにそれを拒んだ。「それはできません。とてもじゃないけど、それはできません」と。

奥田さんはてっきり家族関係のトラブルがあるのかと思ったが、そうではないらしい。故郷に、家族のもとに帰ることはやぶさかではないようなのだが、男性は「このままでは帰れません」と繰り返す。そこで、どうしたら帰れるようになるのかを聞いてみたという。

若者はこうつぶやいたという。「ちゃんとした服を着て、ちゃんとした仕事を持って、そして一人前にならないと家族に合わせる顔がないんです。だから今は帰れないんです」と。

前述のとおり、いったん路上に出てしまうと、元の生活状態に戻るのは非常に難しい。最初の小さなほころびが、次のほころびを生み、最後には大きな穴になる。ぽっかりあいてしまった大きな穴を一度に繕うことはとても難しい。

家族であっても、いや、身近な家族であるからこそ、苦しんでいる自分、悩んでいる自分は見せられない。「苦しい」、「つらい」そんな声をあげることすらはばかられてしまう。自分の弱さは見せられない。そう思って、家族とのつながりを自ら断つ人もいる。

一人前でない自分、経済的に自立できない自分は「ダメな自分」と自己否定してしまう。自分は何てダメなんだ、こんな自分には何の価値もないと生きる気力さえなくなってしまう人もいる。

路上生活者のなかには、「俺のことなんて放っておいてよ。どうせその辺で死ぬんだから」と生きることに対して消極的な声が聞かれるときもある。職を失い、家族を失い、健康を失い、こんな自分どうせ誰も自分を気に掛けはしないだろうという思いで、自分自身を否定する。

私たちがはじめて声をかける路上生活者には「こんな俺にくれるの」「俺なんかがもらっちゃっていいの」と、驚きつつも申し訳なさそうな言葉を返してくれる人も少なくない。どうせ誰からも気にかけられないからと自分を卑下する路上生活者は多いが、声をかける人がいることで何かが変わるかもしれない。

おわりに——つながりの回復

ある日の夜のこと、いつもと同じようにおにぎりを配りながら声掛けをして道を歩いていた。あるおじさんがふらふらと近づいてきた。どうもお酒を飲んでいるようで、頬に赤みがさしている。よく見かける顔だったので、「こんばんは。おにぎりいかがですか。体調はどう？　悪いところないですか」と親しげに話しかけた。「悪いねぇいつもおにぎりもらっちゃって。体？　今のとこ悪いのは頭くらいだな」などと冗談を言い、がははと笑う。

その日は気分がよかったせいか、私たちの夜回りのコースを一緒に歩きながら、昔、俺はどこそこのホテルで板前をやっていたんだと話してくれた。そして、景気のいいときは何人も食わせて面倒を見ていたこと、まとまったお金が入ったらみんなに配っていたことなどをぽつぽつと話し出した。

話は次第に私たちの活動内容へと踏み込んでいく。「こんなおにぎり一個じゃ食うに困るし、仕事に行けねえだろ」「仕事に行くには電車賃が必要なんだよ。もらうんなら金の方がありがたいよ」と、熱を込めて正直な気持ちを語り出す。

一方、私は話を聞きながら、ひょっとしておにぎり以上の何かを求めているのではと思った。もし明日仕事へ行くためのお金くれって言われたらどうしようと、ドキドキしていた。

ひとさじの会では、おにぎりやお茶、薬、衣類など必要としている物を渡してはいるが、必要としている物を買うためのお金は渡していない。路上生活をしている人のなかには、お酒をやめられない人やギャンブルをやめられない人もいる。「何にでも」交換可能なお金は、本当に必要な支援を遠ざける可能性もある。

しかし、その心配は杞憂に過ぎなかった。おじさんはひととおりまくしたてた後、こう言った。

俺だって話してぇんだよ

おじさんは話し相手を求めていた。自分の話を聞いてくれる人を求めていた。その言葉をつぶやいた後、「ありがとう。俺帰るわ」と、ひとり別の道を歩いて行った。

そんなおじさんの後姿を見ながら、ほっとしつつも、ドキドキしてしまった自分の思い込みを恥じた。「結局はお金が欲しいんじゃないか?」と、活動をしていてもまだ偏見をぬぐえない自分がいる。そんな自分の心を見透かされたような気もした。「理解する」なんて言葉で言うのは簡単だが、態度で示すにはまだ時間がかかるようだ。私は、彼らのことを理解したつもりになって、結局は距離を置いたままであったのだ。寄り添っている振りをしている人とは信頼関係は築けない。自分の至らなさを深く反省した夜であった。

おにぎり一つから会話が生まれ、回数を重ねるごとにお互いが顔見知りになっていく。半年、一年と通ううちにだんだんと知人のようになり、ようやく打ち解けて身の上話をしてくれるようになる。

俺なんか心配してくれる人もいないから、と言っていた人たちから「よく来てくれたね。待っていたよ」と言われるようになると、少しは近づけたかなと嬉しくなる。

「話してえんだよ」という声は、路上の人がみな胸に抱えている思いかもしれない。自分のことを気にかけてくれる人がいる、自分の話を聞いてくれる人がいる、そんなつながりの回復を感じられてこそ、「もういいや」から「もうちょっと生きてみるか」という意欲が湧いてくる。

たった月二回の活動だが、つながりという「ホーム」を築くために、今日もまたおにぎりを携えて夜回りをする。私たちの活動には、そういう意味があると思っている。

Comment-1

「ホーム」の意味について考える

浜渦 辰二
Hamauzu Shinji

大阪大学大学院文学研究科教授。一九五二年生まれ。九州大学大学院文学研究科単位取得済退学、静岡大学人文学部教授を経て、現職。臨床哲学・倫理学を教えるかたわら、「北欧在宅・地域ケア」の共同研究や、関西地区の対人援助職および一般の方々と「ケアの臨床哲学」研究会の活動を行っている。編著：『シリーズ生命倫理学第一四巻「看護倫理」』（丸善出版）、ほか。

私たちは、一方で、何か（ものに限らず、人との関係も含め）を得たり（獲得）、何かを背負い込んだり（負荷）しながら生きている。自ら望んで得て背負いこむものもあれば、望んではいなかったが背負い込まざるをえなかったものもあるだろう。しかし、他方で、何かを捨てたり（放棄）、失ったり（喪失）しながら生きている。自ら不要と思い捨てるものもあれば、大切と思いながらも何らかの理由で失わざるをえなかったものもあるだろう。そして私たちは、この得ることと失うことの間で、そうした何かを長期的にか短期的にか自分のものとして持ち（所有、保持）、それを自分の生活する空間に配置して、その周辺にあるものと関係をもちながら生きている。そうした自分のもの、自分の記憶、自分の人との関係が詰まっていて、そこで暑さ・寒さから身を守り、安心して眠ることができ、やすらぎを得ることのできる空間を、私たちは「ホーム」と呼ぶのだろう。そのうちで、獲得・負荷というプラスと放棄・喪失というマイナスの間でバランスがとれ、適当な（身丈に応じた）所有・保持があることが、私たちのウェルビーイング（よい状態にあること）を形作ることにもなる。しかし、そのバランスが崩れ、プラスよりもマイナスばかりが膨れ上がって、ウェルビーイングが失われるときがある。その一つの形が、「ホームレス」

という状態であるように思われる。以下は、高瀬顕功氏による「ホームを失って生きる」に対する応答である。

1　ホームレスと悲嘆

二〇〇二年八月に施行された「ホームレス自立支援特措法」は、ホームレスを「都市公園、河川、道路、駅舎その他の施設を故なく起居の場所とし、日常生活を営んでいる者」と定義し、限定することによって、必ずしもホームレスの実態を捉えていなかった。この法律によって設置された緊急一時保護センターおよび自立支援センターを通じて、路上生活者の減少に一定の役割を果たしたかもしれないが、「広義のホームレス」をカバーしてはいなかった。十年後の『「ホームレスの実態に関する全国調査検討会報告書』（二〇一二）は、「路上には現れないが、慣習的な住居をもたないでネットカフェや簡易宿泊所などで寝泊まりしている人々や、家賃を滞納してアパートから退去させられる寸前の人々、契約満了になれば会社の寮から退去しなければならない人々、病院や刑務所から退院・退所しても行き先のない人々など、いわゆる広義のホームレスは、むしろ拡大している」と報告している。これは、「屋根がない状態」（野宿状態）、「屋根はあるが、家がない状態」（ドヤ、施設、ネットカフェ、サウナ、カプセルホテル、など）、「家はあるが、居住権を侵害されやすい状態」を含むような「ハウジングプア」として捉え直すべきだ、という稲葉剛（二〇〇九）の批判が取り入れられたものと言える。ホームレスとは、格差社会がもたらした貧困の一形態でもあるだろう。

早川和男（一九九七）によると、北欧では、「福祉は住居にはじまり住居におわる」と言われているという。「人間にふさわしい居住が、いのちの安全や健康や福祉や教育やほんとうの豊かさや人間としての尊厳を守る基礎であり、安心して生きる社会の基盤である」からだ。高齢者も障がい者も普通の町で普通に住むというノーマライゼーションの理念（社会的弱者をノーマルにすることではなく、社会的弱者もノーマルな暮らしができるよう環境や制度を整えること）によって住居環境が整えられている北欧の国々と比較しながら、早川は日本の住宅政策について「居住を保証しない国家」と批判していたが、まさにそのような「居住福祉」政策の貧困が、日本における居住に関する格差と貧困を生み、「幸福を追求する権利」を奪い、それがホームレスの増大につながっていると言えよう。

その実態のなかには、大きく分けると、一定の場所（公園、河川、道路、駅舎）に長く留まっている高齢者層と、いつも路上で暮らしているわけではなく、お金があるときはネットカフェ等で過ごしている「ネットカフェ難民」、あるいは飯島裕子（二〇一一）の言う「若者ホームレス」という若者層がある。しかし、どちらの場合も、「家がない、服がない、仕事がない、ホームレス状態であることが自信や尊厳を奪い、生きる希望を喪失させる」という、喪失とともに生きていることにおいて変わりはない。つまり、ホームレスになることは、単に住み慣れた家屋を失い、そこに蓄えていた（記憶の詰まった）家財を失うだけでなく、「過去に培ってきた人間関係や友人関係を断ち切ることに他ならない」。人との関係を自ら断ち切ってきたのか、断ち切るように追い込まれたのか、いずれにせよ、そうした家族・友人・仲間との人間関係の喪失とともに、そしてそこから生じる悲嘆（グリーフ）とともに生きていることに変わりはない。ここに、ホームレスの人に対する「グリーフケア」を考えることの意味もある。

2　ホームレスとグリーフケア

私たちは、前述のように、人生のなかで多くのものを失い、失いながらも、その喪失とともに生きていく。なかでも、小此木啓吾（一九七九）によると、「対象喪失」と呼ぶ「愛情・依存の対象」の喪失は、「悲嘆」につながると言う。すなわち、「生老病死、つまり死、病気、退職、受験浪人から失恋、親離れ、子離れ、老いにいたるまで、あらゆる人生の局面で、対象喪失は、大規模におこっている」のである。小此木によれば、「対象喪失」とは、「近親者の死や失恋をはじめとする、愛情・依存の対象の死や別離」のみならず、「住み慣れた環境や地位、役割、故郷などからの別れ」も含むのである。要するに、ホームレスとは、単に家を失う（ハウスレス）というだけでなく、財産を失い、仕事を失い、社会での役割を失い、家族関係を失い、人間関係を失い、そしてまた、安心して体を休め、そこを根拠地にして仕事に出かける、やすらぎの場を失うことである。ホームレスは、単にさまざまな喪失が絡まり合った複合的な喪失というだけでなく、「ホーム＝心休まる場所」を失うことは、私たちが生きるときの拠り所（足場）を失うことである。ここに、このようなさまざまな喪失とともに根本的なものの喪失を体験しているホームレスの人々に、単に家（ハウス）を提供するだけでなく、わが家（ホーム）にいる（アットホーム）と感じてもらえるようなケアが必要とされる所以があり、そこにホームレスの人のためのグリーフケアの意義があるだろう。

前述の「ホームレス自立支援特措法」（二〇〇二年施行）、「ホームレス地域生活移行支援事業」（東京都、二〇〇四年施行）、「生活困窮者自立支援法」（二〇一五年施行）に基づく行政の努力、および福祉団体の支援により、とりあえずの住居や仕事を得て、ホームレスから脱して行った人々も少なくはないし、そういう支援の活動は必要なものであろう。しかし、そのようにして「住所を持たない人を定住させる、路上の生活する人を屋根のあるところに住まわせる」ことが、必ずしも「ホーム＝心休まる場所」を得させることになるとは限らない。前述のように、ホームレスの人々は複合的な喪失を抱えて生きているからである。高瀬氏が本章で紹介している「お墓がほしい」という相談も、その一つと言えよう。近年、故郷との接点を失ってしまった人には、家族墓を守るという義務感も薄れ、「千の風になって」の唄の影響もあるのか、墓への執着がなくなっているとはいえ、自分がやがて行旅死亡人（身元が判明せず、遺体の引き取り手がない死者）として、引き取りを拒否された遺骨として扱われることへの不安感は拭いがたくあるようだ。特に高齢者のなかには墓への愛着を持つ人々も少なからずおり、高瀬氏が紹介している無縁仏のための共同墓「結」は、東京都台東区の光照院に、「自立生活サポートセンター・もやい」「新宿ホームレス支援機構」「新宿連絡会」が共同で行う「葬送支援・合同墓プロジェクト」の一環として、身寄りのない人のために作られたものだが、これも、ホームレスの人のためのグリーフケアの一つであろう。

このようなグリーフケアは、必ずしも宗教的ケアとは限らないし、単に終末期ケアや緩和ケアという場面のみならず、さまざまな場面で必要とされているものである。僧侶でもある高瀬氏が、「おわりに――つながりの回復」で示唆している、「自分のことを気にかけている人がいる、自分の話を聞いてくれる人がいる、そんなつながりの回復を感じられてこそ、「もういいや」から「もうちょっと生きてみるか」という意欲が湧いてくる」というケアのあり方も、そのようなグリーフケアであるだろう。

3　ホームを取り戻す

ホームとは、単に雨露をしのぎ、暑さ寒さや外敵から身を守ってくれる場所であるだけでなく、労働のためのベースキャンプとなって日々の疲れを癒やし、心休まる場所であり、家族があれば家族とともに過ごせる場所であり、そこから人間関係を広げていける場所であり、こうして、それは生きる意味を感じられる場所でもある。つながりが生きる意味を感じさせるものとすると、そのようなつながりを取り戻すのを支えることも、グリーフケアと呼ぶことができよう。ホームレスの人々が抱えて生きている多くの喪失は、住居を確保し仕事に就くことを支援するだけではこぼれ落ちてしまうものであり、そうした喪失とともに生きていくことを高瀬氏らの行っている活動が支援しているとしたら、それがたとえ「たった一匙ぐらいのわずかな支援」だとしても、それには大きな意味があるように思われる。

Comment-2

困窮する人を「助ける」ということ
——私たちの「居場所」をめぐって

松本 曜一
Matsumoto Yoichi

一九四九年生まれ。真宗大谷派、円受寺副住職。真宗大谷派同朋会館教導。一般社団法人ビハーラ21福祉事業協会監事。仏教大学在学中より障がい者福祉活動を展開。その後、仏道に帰依。法務と病院役員の兼務を経て、仏教者としての終末期サポート（ビハーラ活動）を始めた。二〇〇三年のビハーラ21の設立に参加。

私は、本章の筆者である高瀬師と同じく仏教者であり、また路上生活者の支援にも携わってきた。ここでは、自分のこれまでの経験、文字通りの試行錯誤を振り返りながら、社会的な困窮者を支援することの意味について考えることで、リプライとしたい。

高瀬師は、路上生活者との関わりのなかで、「生きることに難儀している人たちが、『今』でなく『その後』のことに不安を抱えている」ことに注目し、当事者たちの次のような発言に耳を傾ける。

俺たち生きていてもホームレスだけど、死んでもホームレスだよな。

誰だってなりたくてホームレスになったわけではない。でも今は死んだときに仲間たちと一緒のところへ行けるって思えたら、残りの人生をもっとしっかり生きられると思うんだ。

路上生活者の多くが自分の「死によう」と「死後」を気にしているということ、また「お墓がほしい」

と願い、死後にはお金がかかるという固定観念を抱いていることが印象深い。

「死んでもホームレス」という発言については、「死んでもホームレスではない」と感じられる価値の転換ができれば、より具体的には「宗教的浄土往生観」を——浄土という國に往ける、生まれると——感じ、考え、想えるならば、「不安」から解放されるのではないかと思う。しかし、高瀬師や私が身を置く現場では、一宗派の宗教的価値観の押しつけはできない。そこで私はできるだけ平易な一般的な言葉で、浄土に往き生まれることができると感じてもらおうと試みている。

1　障がい者とともに生きる試み

僧侶として寺院を中心に活動を展開する以前、私は障がいのある人たちと共同生活を営んでいた。障がい者たちにも、また彼らを支える健常者たちにも、家庭崩壊や家出などの理由により、家を棄てて共同生活に参加したメンバーが多かった。障がいのある人たちと共に暮らすという試みは、ある種の平等観に支えられていた。しかしそれはどこまでも「理想」であって、いざ共同生活を始めてみると、日々の現実は実に厳しかった。たとえば、障がい者に対して障がいのないサポート役の健常者が「存在負け」してしまう、障がい者の自己主張がはっきりと強烈に押し出されて、サポート側の健常者が疲弊し壊れてしまう——このような経験が繰り返された。現場では、時に「非情」な対応が求められる。たとえ「よかれ」と思い行った事でも、結果として相手（当事者）の妨げとなり、相手を傷つける不快な行為となり、パニックさえ引き起こすことがある。それによって「情」から行為に及んだ者も傷つき、疲弊することになる。仏教の言葉を使えばまさに「自障障他」（『東本願寺真宗聖典』三五六頁、高僧和讃『東本願寺真宗聖典』四九七頁）により――自分も妨げ、同時に相手をも妨げて――泥沼の関係に陥るのである。その後、私は現場を離れ、仏教に帰依し学んで、現場で人間が陥りがちな心理にはじめて気づかされることになるが、その当時は、このような仏教用語を知る由もなかった。

福祉現場の責任者という重荷を背負いきれなくなり、私はその場を離れ、医療の仕事に就いた。しかし、医療現場で目の当たりにしたのは、単純なヒューマニズムに基づく関わりであった。それによって支える側（医療者）はしばしば精神的崩壊（バーンアウト）のような症状に陥り、そこから身を守るため、今度は過度に患者との距離を保ち、「冷たい応接」をしてしまっていた。こうした現実に直面し、苦悩するなかで、「人が人を救うとはどういうことか」「そのようなことははたして可能なのか」という問いが生まれた。これらの問いを仏教にぶつけたこと、それが私が僧侶として生きる機縁となった。

2 「助ける」ということ――仏道に学んで

仏教に学ぶなかで観えてきたこと、それは私自身のヒューマニズム的精神の危うさと限界だった。想いの強さと努力さえあれば人間は他者を救う行為を継続できると、自分が錯覚していることに気づいたのである。仏教に出遇い、まさにそれが「わが身」の傲慢であると知った。それはたとえば、必要な救難訓練を受けないまま、海に溺れる人を救うようなものである。ただ「助けたい」というヒューマニズム的な感情が先行し海に飛び込んだ場合、遭難者にしがみつかれることで助けに入った私自身も共に溺れて水死する。自分がこれと同じ事態に陥り、同じパターンを繰り返してきたことに気づいたのである。「助けたい」という想いそのものにも、傲慢な心が見てとられる。「助けたい」という想いは、たとえそれが潜在的なものであっても、相手よりも自分が上に位置しているという意識に支えられているからである。自らの存在を問うこともなく、他者を助けられると錯覚している傲慢さに気づかぬまま行動しているわけである。そもそも自分は人間として「助かっている」のかと問うことも、疑問に感じることもなく、それゆえ未成熟なわが身のまま、他者を「助けたい」という想いばかりが先行することは危うい。

私には、わが身が未熟であること、救われなければならない存在であることの自覚に欠けていた。自身が大きな欠陥を抱えて生きており、救われなければならない身であるにもかかわらず、人様を助けることができると思い上がったまま、人と関わるとき、その関わりは善意の押しつけとなる。自分の善意が他者を傷つけていることに気づかない慢心状態で、悦に陥ることになる。以上のようにして私は、人が人を救うのでなく、むしろ私たちは「共に救われる」べき身であることを学んだ。「平等の大地に立っている」という「存在の自覚」のためには、仏智に学ぶ謙虚さが必要であると教えられた。不思議なことに、「人が人を根こそぎ救うことはできないものだ」という締観を抱き、人と関わるようになると、人間にできることとの限界が見極められ、また至らない者という自覚とともに関わることで、相手との適度な距離感とゆとりが生まれる。

介護や看取りという関わりには、「共依存」になり、共に疲弊、崩壊してしまう危険がつきまとう。助け合う関係や支え合う関係が甘え合い、傷つけ合い、殺し合うという悪しき関係性に転じ、ついには親子心中のような事態に行き着く可能性もある。精神障がいや他の障がいを抱える人をサポートする活動を通して学んだことは、往々にして「弱者」と呼ばれる人がその立場に留まり続けようとすること、助けられる側であることを利用すること、また逆に、助ける側は自分の存在が必要とされていることに満足して、助ける側であることに胡座《あぐら》をかこうとすることである。

助けられる側の人たちの欲求は、常にはっきりとしている。日常生活の便宜と欲望を満たすために、他者——ここではサポートする側の人間——を利用する。対して助ける側は、「何かの役に立ちたい」と理想を描き、観念的に支援に携わる。しかしその種の理想や理念は、明確な欲望の前にはきわめて脆弱である。こうしてサポートする側がサポートされる側に振り回され、疲弊することになる。病者、高齢者、障がい者など、目的や欲求が明確である人たちを相手に、ただ「助けたい、役に立ちたい」とヒューマニズムに駆られるだけでは、とうてい太刀打ちできるものではない。

ここで問われるのがサポートする者の人間としての立ち「位置」や「姿勢」である。自分にはどこまでできて、どこからはできない、という限界の線引きが必要になる。双方の限界を明らかにした上で、毅然とした姿勢を保ちつつ、サポートの姿勢を表明するということが求められる。そのためには自分の足場がしっかりとしていなければならない。相手の欲望、悲しみ、苦しみ、痛みの感情に巻き込まれて自分自身を見失わずに、常に冷静に対処するには、精神的なよりどころとしての「立脚地」が必要である。

私の場合は、世間一般に流通していたヒューマニズム的な価値観を脱し、仏教的価値観のうちに自分の「立脚地」を見出すことになった。その思考と価値の転換とともに、一方的に相手を支えているつもりだった自分が、実は相手からも支えられていたことが見えてきた。共に支え合っている世界が発顕したのである。仏教によってそのような事柄に気づかされたからこそ、私は僧侶として学び続けながら生きようと願ったのである。

3　NPO法人ビハーラ21──路上生活者の支援活動へ

僧侶になってからの私の主な仕事は、日々のお参り（法務）であった。ただ嘱託として病院の役員を兼職していた時期もある。福祉と医療双方の現場経験があるという経歴故に、仏教と医療の二つの現場にまたがって、たくさんの学びを積ませていただいた。

十余年前、ビハーラ21という宗教色の強い集団がNPO法人として大阪府の認可を受けた。終末期患者の看取りに携わる宗教者の集いに参加したご縁で、このNPO法人にも参画させていただいた。発足当初にはさまざまな構想があった。たとえば、お寺の傍に九人から十八人ほどの終末期患者が入居できる小規模な看取り施設を創ろうという提案もあった。しかし折よく、十階建てのマンション所有者から百二十五余の空室が提供されたこともあり、同マンションを「シェアハウス」と名づけ、ここを拠点に活動を展開することになった。

ビハーラ21の僧侶、ヘルパー、介護福祉士がソフト面のサポートに入る形で活動が始まり、シェアハウスは二、三年のうちに九十人余の入居者で賑わうようになる。入居者は元ホームレスの方々、高次機能障害、認知症、知的障害、精神障害を患う方々、介護、看護、看取りが必要な方々などで、ビハーラ21も五十名以上のヘルパーを抱える介護事業所に発展する。多種の障害に対応するヘルパーさんたちの活躍に支えられて、また宗教者が出入りするということでも話題になり、ビハーラ21は地域の信頼を得ていく。行政区の福祉課や大阪市からの依頼も増え、グループホームの運営も手がけることになる。

ビハーラ21の活動に携わる前——それは介護保険制度が成立する前でもある——、法務活動を通して私が関わっていた地域の独居老人は、地域の給食ボランティアから配給される弁当のための代金を手に握ったまま、玄関先で死亡した。また「家」があるため、貧困で日々の暮らしに困っていても、行政から福祉・介護等の支援を充分に受けられないケースも多々あった。在宅療養する高齢者や認知症高齢者、あるいは老々介護の悲惨なケースも目の当たりにした。そのためもあるだろうか、福祉事務所を通して救護施設からシェアハウスに入居できるケース、あるいは福祉行政のルートを通してシェアハウスを終の棲家とするケースは、まだ恵まれていると思えてならない。しかし、「終の棲家」であるはずのシェアハウスから（借金を重ねて）逃げ出す人、シェアハウス内でトラブルを起こし出奔する人もあった。家庭崩壊を経験し家を喪失した人の多くは、自身の過去について話さない。なかには最後まで「本名」を名乗らない人もいる。

私の関わったケースでは、病院で息を引き取って、葬儀と埋葬の準備のための事務手続きに入った段階で、本人の「戸籍」がないことが判明した。戸籍がなければ、葬儀と埋葬の許可が下りないと困惑したが、行政区の福祉課職員の尽力により、何とか埋葬までこぎ着けることができた。ある元ホームレスの男性は、長年の路上生活の体質なのか真冬でも個室の窓を開け放ち、「寒くないと寝られない」と言って暮らしている。しかも有料の食堂では決して食事をせず、主食は基本的にカップラーメン、補食は他の入居者の余り物やもらい物としている。カップラーメンの麺は常に完食するのだが、汁はカップに容れたまま残しいつも共同炊事場に置いておくため、他の入居者から苦情が出ている。ラーメンの汁を再利用するつもりなのか、棄てるのがもったいないと思うのか、その生活スタイルは、十年を経た今も変わらない頑固さによって貫かれている。また終末期がんになり生活保護も受けているので、最期の面談に来てほしいと、福祉事務所を通して息子家族に要請しても、一切受けつけないというケースもある。遺骨になってしまっては、何も語るはずもない、文句も言うはずもないのだが、こういうケースで要請を拒絶する家族は七割、八割を占める。

こんなケースもあった。終末期がんである入居者の家族を専従のビハーラ僧が探し当て、息子や娘と何度も連絡を取り、経済的な心配はかけない、病院の治療費や通夜・葬儀等の費用はビハーラで全て負担して、遺族には迷惑をかけない、だから最期に病室を訪れてあげてほしいと説得したにもかかわらず、息子、娘ら、遺族はこれを拒否した。三度にわたって説得し、ようやく長男の嫁が病室を訪問したところ、まもなく息を引き取った。通夜の席に息子と嫁の二人が初めて参加したものの、娘が不在のまま、通夜が執行された。通夜勤行の後、私が参列者にお話をしたとき、息子夫婦は涙を流していた。通夜の儀式の後、息子夫婦は「今夜、参加させてもらって本当によかったと思います。もし参加していなければ後悔していたと思います」と口にされた。

見方によれば「大きなお節介」であるが、終末期のがんで残された時間が限られているとき、引き裂かれた親子の間にビハーラ僧が介在することで、双方が「和解」できるものならば、させてあげたい。たとえ和解にまで至らなくても、引き裂かれた感情が癒えず、崩壊した家庭の現実が変わらなくても、時々刻々と状況が変転する「今」という時に、先立つ者と遺される者の双方が「しきり直す」「出会い直す」ことができないものかと、篤い願いに促されて行動してきた。右のケースでは、長男は最期まで、生きた父親の顔を観ることを拒否したが、通夜の席では涙を流しておられた。そこでおそらく「亡き父」と出会えたのであろう。父親を避け続け、恨み続けるのも酷なもので、恨むべき父親を長年背負い続けて生きてきたつらい人生ではなかったかと推察される。ある意味では、亡き父親の通夜に参加することによって、恨み続けた父親の呪縛から解放されたといってよいのではないだろうか。

4 私たちの「居場所」は……

多様な障がいや病を得ながらも、終の棲家として入居者が安心して暮らし、そして人生を終える場に、私は立ち合ってきた。二十余名の方々を看取り、通夜と葬儀を丁寧に執り行ってきた。他の入居者たちと共に、多くの方々の人生を厳かに見送ってきた。入居者の多くは、自分たちの死後も安心してビハーラ集団に託せると考えているようである。入居者と私たちは、信頼の絆で結ばれつつある。それは激動の日々を十年近く、共に過ごしてきたゆえの信頼関係ともいえる。

シェアハウスという「現在の安堵の居場所」から、通夜と葬儀を通して「後生として次の居場所」「次の世の居場所」がイメージされるのかもしれない。「私のときも頼むよ」という言葉が重く、そして深く響く。その言葉は互いの絆を強く結び、この出会いと別れを豊かなものにすると約束しているようだ。さしあたりの身の置き所としての「居場所」や「帰る場所」であれば、比較的理解しやすいし、場所としても特定されるだろう。しかし、魂の真の（スピリチュアルな）「居場所」はどうだろうか。魂はこれを求め続けていると思う。

「帰る場所」という言葉の連想から、心理学的に言えばそれは母親の「子宮」だろうと、答える人がいるかもしれない。しかしそれは正確ではないように思う。一般に「母なる大地」、「母港」、「母校」と言われるように、母の子宮に回帰する心理は確かにあるだろう。しかし、母の子宮から産み出されたという事実を踏まえながらも、その現実の先に生きる者、年を重ね、死に向かって歩んでいる者として、自らの「真の居場所」、「魂の帰る場所」をあらためて探究する必要があると思われる。そして最終的には、この世には、本当に満足のゆく「あなたの居場所」「私の居場所」はないと自覚すべきである。私たち宗教者の関わりは、この点でのサポートになると思う。とはいうものの、わが身を日々、快適な場所に置きたいというのが「人情」である。ただそれはあくまでも「仮の場所」であって、決してパーフェクトな「居場所」ではない。そのような健全な諦めのなかで、現在関わり、出会う人々を大切にし、互いの居場所を守り合う、そうした姿勢に導くところに宗教者の役割があるのではないか。

その関係性の上に、信頼の上に、最期の真の居場所が築かれる。それを浄土教では「安楽国土」とも「浄土」とも呼ぶ。キリスト教で「神の国に召される」と表現されるように、「私が命終したときはお願い（通夜、葬儀等）しますね」と託すところに、自分の「死後の居場所」、「帰る場所」の約束が込められているように思える。「私のときもよろしくお願いします」と託す言葉は、「現生では本当の居場所がないままにここまで生きて来ましたけれど、最期には、貴方を通して本当の居場所に辿り着けそうに思います」と私には響くのである。「最期の居場所」、「真の居場所」に帰ることを、「帰命」と言ってよいのではないだろうか。

6

がんが教えてくれたこと
——患者・看護師としての体験から

佐藤 仁和子 SATO NINAKO
現在、名古屋第二赤十字病院において、リエゾン精神看護専門看護師として、活動。兵庫県立看護大学大学院精神看護学専攻修了。がんを体験した看護師による患者支援の会「ぴあナース」において、ピアカウンセリング・ナース養成研修に携わっている。

はじめに

私はこれまで、リエゾン精神看護専門看護師（精神衛生上の問題について専門的な立場から手助けをする看護師）として、主に総合病院において、病気や障がいを抱え、精神的に危機状態に陥った患者さん・ご家族、そして同僚の看護スタッフの心のケアに携わってきた。しかし約八年ほど前に乳がんを体験し、いわゆるがんの三大治療（抗がん剤、手術、放射線療法）を受けた。その経験から、患者が実際にどのような体験をし、感じ考えるのか、また実は医療者は十分に理解しているわけではないことを痛感した。

そして、自分自身が患者の立場に身を置くことで、「がん」に対する否定的な認識、「死」に対する見方が大きく変わった。自らの体験を通して、がんに多くのことを教えられた。そこで本章では、がんの告知を受け、がん患者として治療を受けるなかで、自らに起こった変化、体験を通して学んだことについて、お話ししたいと思う。

1　がん患者になるということ

「がん」と告げられて

私が右胸の異常に気づいたのは、乳腺症と診断された一年後のことだった。もともと右乳房の外側にへこみを持ったしこりがあり、これが乳腺症と診断されていた。同じ右乳房の内側に約一センチ大のパチンコ玉のようなしこりを発見したとき、「これはおそらく乳がんだ」と確信した。その感触は、何年も前に、乳がんになった同僚のしこりを触らせてもらったときとほぼ同じものだったからだ。

ただこの大きさなので、（がんの進行度の分類で言うと早期に当たる）「I期かなあ」くらいに思っていた。右乳房の外側の大きなしこりについても半年前の受診の際に「大きくなりましたが大丈夫ですよ、乳腺症です」と医師に言われていたので、「どうして乳腺症がへこむのだろう」と、今にして思えば、何とも呑気に構えていたのだった。

「乳がん」と分かったとき、看護学生時代に受け持った乳がんの患者さん（女性）がまず頭に浮かんだ。当時は乳がんに対して、ハルステッド乳房切除術といって、乳房、大胸筋、腋の下のリンパを大きく切除する手術を受けるのが一般的だった。その患者さんの場合、骨転移もしていたので、下半身は麻痺し、ベッド上での生活を余儀なくされていた。ホルモン療法を受けていた影響と思うが皮膚は色素沈着で浅黒く、声も太くなり、顔の産毛も濃くなっていた。今でもはっきり顔や表情を覚えている。その姿を思い出し、「ああなってしまうのかなあ」と不安になった。

今、振り返ってみれば、がんであることが一年間も見逃され、外側のしこりは七センチまでに増大し、右腋窩《みぎえきか》のリンパ節にも転移していたわけであるから、深刻な事態になっていたといってよい。しかし、乳がんと診断されたときには「やっぱりそうか。二人に一人ががんになる時代だ、まあなっても仕方ないかなあ」と思い詰めてはいなかった。それでも少なからず「死」を意識した。再発転移し、特に骨転移して動けなくなり、それゆえ働けなくなり、経済的に困窮することが不安だった。そこでまず行ったこと、それは尊厳死協会から「尊厳死の宣言書」（リビングウィル）を取り寄せること、次に自宅近くにあるホスピスや緩和ケア病棟を探すことであった。「最悪の場合はここに入院すればいいんだ」と、少し安心したことを覚えている。

●がんを見落とされるということ

私の知り合いも一度、乳がんの「見落とし」を経験している。そう珍しくない出来事かもしれない。しかしそうは言っても、見落されたことについて憤りは当然あった。友人などからの何気ない言葉にも強く反応した。「お医者様だって間違うこともある」「エコー検査を受けて、それでいいと佐藤さんは思ったんだから、仕方ない」「一人の医者の言うことを信じたあなたが馬鹿なのよ」、これらの発言に悪気がなくても、正直に言えば不快だった。

確かにエコー検査だけで済ませ、マンモグラフィーの検査は見送っていたので、見落とされても仕方なかったのかもしれない。私にも、それ以上の検査を受けなければという意識が低かったといえばその通りで、自分にも責任はあるのかもしれない。しかし「自業自得」とはとても思えなかった。

ある大学病院の分院で見落とされていたのが、その後「がん」と分かり、本院であらためて検査と診察を受けた。そこで、まるでベルトコンベヤーに乗せられているかのような機械的な対応を受け、非常に疑問を持った。すでに起きてしまったことについては、今さらどうしようもない。しかし同様のことが、他の方に起きてほしくないと思った。「同じ過ちを繰り返してほしくない」と被害を受けた方はしばしば口にするが、その心境を実感した。

ちょうど職場で臨床倫理に携わる仕事をしていたので、よい機会だと思い、倫理の専門家、医師、医療過誤に造詣の深い友人などと相談しながら、今回の体験について、その経緯や疑問点をまとめ、同大学病院の本院病院長宛てに手紙を書いた。この件について、はたして病院として問題意識を持っているのか、持っているとすれば今後どのような対処を考えているのかについて、回答を得たいと思ったからである。案の定、期待したようなものはなく、通り一遍の返事が来た。しかしそれ以上、このことにエネルギーと時間を費やす余裕はなかった。

治療も終わり、しばらく経って振り返ってみた。すると、最初の病院でがんが見落とされ納得のいかない対応をされたことで、他の病院で治療を受ける気になったことが、結果的にはよかったのだと考えられるようになった。仮に乳腺症と診断された一年前に、乳がんだと言われていたら、少なくともその一年の間に体験したことはなかったことになってしまうわけである。まったく違った一年間になっていたであろう。乳腺症と告げられたその半年前に、新しい職場に移ったばかりだったこともあり、もしそのときに乳がんと判明していたらと考えると、とても複雑な気持ちになった。

私はがんになることを予定していたわけではないし、がんになることが分かっていたわけでもない。それ以前にも、病院で仕事をするなかで、定時に帰宅することや有給休暇を取ることに、後ろめたい気持ちを感じてきたくらいであるから、病気とはいえ長期にわたって仕事を休むことについては、罪悪感を禁じえなかった。仕事を始めて半年しか経っていないときにがんだと分かっていたなら、さらに後ろめたく思ったであろう。曲がりなりにも一年間半は仕事をし、多少なりとも仕事の実績を積んだ後でよかった。

また今になって考えれば、最初の病院では、乳房全摘術を行った上で抗がん剤療法を施すという治療方針が採られていたので、その後、別の病院で受けたような、抗がん剤治療後の温存療法という選択肢はなかった。ましてやがんを見落とされたり、納得のいかない対応をされたりという体験がなかったら、病院に意見書を書くこともなかったであろう。

意見書を書くことで、私は自分が現時点でできることはやったと、一つの区切りをつけることができた。またいろいろな方に相談しながら意見書を書いていく中で、気持ちを整理することもできた。書くという行為は、自分の病気のことについて少し距離を置いて考える機会となり、その後、治療について調べ、今後のことを考えるための契機となった。何よりも、がんを見落とされた人の気持ちを知り、患者の視点から医療そのもののあり方を考えるきっかけとなった。

尊厳が脅かされるということ

がんになったことについては仕方ないと思っていたものの、やはり衝撃はあったし、これからの人生がどうなっていくのか不安もあった。ただ幸いにも、がんになったことそれ自体によって精神的に大きく不安定になるということはなかった。しかしある出来事により、思いがけず、「精神的に不安定になる」というのはこういうことなのだと実感した。それは体の組織の一部を採取して診断する検査（細胞診断）の結果を職場に報告する際の、上司のある一言によって引き起こされた。たった一言であるが、深く胸に突き刺さった。その後、私はいわゆる感情失禁のような状態になり、文字通り、精神的に不安定になった。そのことを思い出すと、仕事中も涙が止まらなくなった。

こんな状態では治療どころではないので、いっそのこと、うつ病でも何でもいいから診断書を出してもらい病休をとろうかと思った。しかし、仮に受診したとしても、薬物療法により問題が解決するとは思えなかった。そして何より、リエゾン看護師がうつになったのでは今後の活動に差支えるのではないか、と思い直した。しかし周りに相談してみたものの、具体的な対策は見つからなかった。

どうしたらいいのか考えあぐねた私は、大学時代の恩師に相談した。先生は、自分の気持ちを問題の上司に伝えるようにとアドバイスをくれた。率直にいって、上司にそのときの気持ちを伝えることは、とても勇気を要した。しかし、周りの人々に何とかしてもらおうと、他人を頼っても何も解決しないことは自明だった。自分で対処しないと前に進めず、したがって治療にも臨めないと思い、上司に時間を作ってもらった。

相手を責めるつもりはなかったし、そのときに自分が感じていたことをそのまま伝えようと面談の場に臨んだ。私は日常的に、アサーショントレーニングといって、自分の気持ちを率直に表現しましょうと、看護スタッフに助言している立場にある。にもかかわらず自分のこととなると、なかなか適切な対処ができないものなのだと、情けない気持ちになった。

あらためて考えれば、言葉それだけではなく、その発し方や態度が問題だったのであろう。それでもたった一言がこれほど人の心にダメージを与えるものなのだと、言葉の怖さを思い知った。私自身にとって、あのときに言われた言葉は、自分ががんになったという事実を知らされたことよりも、ショッキングな出来事だった。

尊厳とは文献によると、「人々が自分自身および他人との関係において、価値や重要性について、どのように感じ、考え、行動するかに関することである。誰かを尊厳をもって扱うということは、その人たちを価値のある個人として尊敬し、価値のある存在として扱うことである」(Wainwright, P. and A. Gallagher, 2008)と定義される。右の出来事は私にとって、まさに、自分の「尊厳」を脅かし、自分の存在そのものを否定するものとして体験されたのだった。

上司との面談に話を戻せば、私は自分の気持ちを伝えられたように思う。とはいっても、実際には予想外の反応が再びあり、それはそれでショックだった。しかしそれでも、不思議と気持ちはすっきりした。投げつけられなくてもよいような言葉を投げつけられ傷つき、何と余計な経験をしたのかとそのときは思ったが、結果としてみれば、その対処をしていく過程を通して、自分が病気になったという事実を受け入れる準備をしていたように思う。

心と身体、私の中の二つの味方

その後、がんを見落とした最初の病院（大学病院分院）ではなく、別の病院で治療を受けることになった。そこでは、三週間ごとに計八回の抗がん剤治療が提案された。それによってがんが縮小した場合、温存療法を採り放射線治療を受けるか、それとも全摘術を行った上で、放射線治療を受けずに乳房再建術を受けるかの二つの選択肢が提示された。放射線療法を受けると乳房再建はできなくなる。逆に、全摘術を受けると乳房の再建はできるが、乳首は当然なくなる。私にとって不思議だったことは、乳房がなくなることより、むしろ乳首がなくなることに強い抵抗感を抱いたことだった。

診察室で医師から、乳首がなくなる可能性を告げられたとき、ぐっと言葉に詰まってしまった。それを察した医師が話題を変えたおかげで、それ以上感情的にならずに済んだ。結局、抗がん剤治療を受けることで、七センチほどの大きさになっていたしこりが約二、三センチほどに縮小したため、温存療法と放射線療法を選択することになった。乳房再建は叶わなかったが、乳首は残ることになった。

抗がん剤治療は外来で、三週間に一度のペースで受けた。回を重ねるごとに、だんだんしんどくなっていった。抗がん剤治療を受けながら仕事に出かけ、人の悩みを聞いたり人前で話したりすることは、思っていた以上に、パワーを要するということを知った。仕事が終わった後は、まるで地上で三分間を過ごしたウルトラマン、もしくは電池の充電が切れたように、ひどい倦怠感を感じた。

仕事に通える日数も徐々に減ってきた。抗がん剤を投与されておよそ二週間後に免疫がもっとも下がり、身体的にもきつくなる。特に四回目の抗がん剤投与後は、一、二週間ほど「こちらの世界」に戻って来られないような、身体的にも精神的にもしっかりと生きているという現実感が希薄な、何とも言えない感じがした。そのときの感覚は、たとえるなら、次のようなものだ。アマゾン川流域が乾期を迎えると、川の水がどんどん干上がり、川が細く小さくなっていく。最終的には、泥水になった小さな水溜りのような場所に、水辺で暮らすさまざまな生き物が集まり、魚たちが口をパクパクさせながら、ひたすら雨季が来るのを待つ。そのときの私も、これと似たような状態だった。抗がん剤投与の回数を重ねるごとに、まるで毒がどんどん体内に貯まっていくような感じになり、ただただボーっと横になって過ごす時間が一日の大半を占める。雨が降るのをひたすら待つ魚のように、ただボーっとして、毒が抜けるのを待っているのだ。

しかし不思議なことに、身体がもっともきついときには、なぜか心を患うことはない。心を患うにも相応のエネルギーが必要となるが、そのエネルギーさえ残っていないようだった。毒が徐々に抜けていき、少し身体が楽になってくると、気持ちがつらいと感じるなど、感情が出てきて心を患うことが「できる」ようになる。これは私にとって、ある意味、幸いだった。つまり、私には自分の中に身体と心という二つの味方がいて、どちらかが駄目になると、もう片方が私を支えてくれる、そう感じていたからだ。

2　私にとってがんとは

自分の一部としての「がん」

私は、リエゾン精神看護専門看護師として、総合病院で、主に患者・家族や看護スタッフのメンタルサポートを担っている。その面接手法の一つとして、東洋医学の鍼灸のツボをタッピングすることで心的動揺を消去するというセラピーがある。この手法は心理的な問題とともに、身体症状の緩和にも効果があると言われており、がん治癒にも効果があったという報告を以前に聞いたことがあった。とはいえ、このセラピーを初めて知ったときは、半信半疑だった。ただ、がんに効果があるならば、自分ががんになったときにやってみればいいと思ったことを覚えている。

実際に自分ががんになり、抗がん剤、手術、放射線療法のいわゆる「がんの三大療法」を免れない状況になった。それまで看護師としてさまざまな患者さんを担当するなかで、西洋医学で必ずしもうまくいかないケースを多く見てきたし、それを通して西洋医学の限界を感じていた。それゆえ、正直に言えば、「がんの三大療法」を受けたくなかった。しかし、病院で働く看護師が西洋医学を否定することに強い抵抗感や不安もあった。何とか治療を回避できないものかと考えていたとき、このタッピングによるセラピーが頭に浮かんだ。そこで、以前がんを消失させた経験があるというセラピストに相談し、教えてもらったポイントをタッピングすることにした。

その出来事はある夜、お風呂でタッピングをしていたときに起こった。右乳房の内側の一センチほどのパチンコ玉のような硬いしこりが徐々に柔らかくなり、すーっと消えていくのを感じた。それまでは、何とか治療を避けたいと思っていたのに、いざしこりが消えていくことが分かったそのとき、私は「行かないで」と、お風呂の中で泣きながら叫んでいた。ひとり置いていかれるような、不安な気持ちになったのである。

指の先からすーっとしこりの感覚が薄れて消えていくときの不思議な感覚と、置いていかれるような心もとない、何とも言えない感覚。不思議な体験だった。実際に右乳房の内側の、パチンコ玉のようなしこりは影も形もなくなった。それに先立って、しこりに触れてもらっていた友人の看護師二人にも確認してもらったところ、「ほんとになくなったね」と、不思議そうにしていた。

その後、同じく治療を回避したいという思いや、大きなしこりにも効果があるのか試してみたいという気持ちもあり、右乳房の外側にある、七センチにまで大きくなったしこりと、指で触れて分かるほどの大きさになった腋下のリンパ節転移にも、何度となくタッピングを行った。タッピングしているときには、硬いしこりがふにゃふにゃと柔らかくなるが、何度試みても二度と消失することはなかった。看護師の友人にしこりを触ってもらい、柔らかくなるのを確認してもらったこともあったが、しばらくするとまた固くなってしまっていた。

結局、「三大治療」を回避することはできなかった。ただその後分かったことは、パチンコ玉のようなしこりがあるままの状態で抗がん剤治療を受け、それによってしこりが完全に消失したとしても、乳房の全摘は免れなかったということである。

最終的に大きいしこりは消えなかった。そもそも本当にタッピングによりしこりが消えたのかどうかも分からない。いずれにしても、しこりが消えたという事実より、消えていくしこりに対して抱いた思いの方が強く心に残った。なぜだか分からないが、あのとき、しこりは自分の一部なのだと感じた。私に大きな害を及ぼさないならば、共存してもよいと思った。考えてみれば、通常細胞ががん化したものががんなので、がんはそもそも自分の組織といって差し支えないであろう。しこりを自分の一部と感じたとき、がんはもはや、忌み嫌い、何としてでも自分の外に排除したい対象ではなくなっていた。

●がんに対する自他の偏見

抗がん剤を開始してからも、諸事情により仕事（病院勤務）を続けざるを得なかった。私としては、治療を始める前に、病名や今後の治療について知らせておいた方が、仕事も円滑に運ぶと思い、職場のスタッフには伝えるつもりであった。しかし、上司の配慮だったのかもしれないが、病名を伝えなくてよい、体調を崩しており、今後治療を受けること、場合によってはお休みをするかもしれないことを伝えるようにと、指示を受け、スタッフにお詫びをする形になった。

治療を開始し、抗がん剤を投与すれば体中の毛が抜けるため、カツラをかぶらざるを得ない時がやってくる。いくら技術が進んだとはいえ、見る人が見ればカツラをかぶっていることは、悲しいことに一目瞭然である。抗がん剤治療を受けながら仕事を続けることは無理だろうと、自分としては仕事を休むつもりでいた。そこで抗がん剤治療を受ける患者のためのパンフレットに記載されている通り、治療前に私は髪の毛を短めに切ってしまった。そのうえでカツラをかぶったため、ある日突然髪の毛が数センチ長くなってしまうという悲劇に見舞われた。また眉毛も抜けるので、職場で患者さんやスタッフと向かい合って面接する際、眉がないと怪しまれると思い、あわててアートメイク（要は眉毛に刺青）を施してもらった。

カツラについては、何か適当な言い訳はないか、友人に繰り返し相談したが、よいアイディアが見つからないまま、カツラをかぶることになった。上司から、病名を言わなくてよいと言われたことで、実は私の心の中にあった、がんに対する否定的な認識が顕在化し、がんであることを知られてはいけない、病気のことは隠さなければと解釈したのかもしれない。カツラを見破られやしないかとびくびくし、院内を歩く際にも、なるべく人目を避けるようにこそこそするようになってしまった。

何か不都合なことが起こると、私達は日常的によく「罰が当たった」「日頃の行いが悪い」と言葉にする。それと同じように、がんに限らず患者さんの中には、「罰が当たった」と口にする方がおられる。自分が病気になる以前は、罰が当たって病気になるとは考えてみなかったが、実際に自分がなってみると、同じように思ってしまう自分を発見した。それと同時に、他の人からもそのように思われるのではないかと不安になった。またがんになったことで「先のない気の毒な人」と思われるようにも感じていた。

だからこそ、自分の今の、「しんどい」状況を分かってほしいと思う反面、がんであることを知られることで、同情されたくないという思いも抱いた。そして、がんになった人に対する「気の毒」という思いは、実は自分がそれまでがん患者さんに対して抱いていたイメージにほかならないことに気づいた。がんになった人に対して偏見を抱いていたということは、患者さんをサポートする立場にある看護師としては、とてもショッキングなことだった。

がんに助けられた

最初の治療が終わり約四年半が経った頃、妙に右腕がだるくなり、重く感じるようになってきた。それ以前にもよくあったが、時折通うマッサージに出かけてもよくならず、だんだん腕がしんどくなってきた。車の運転をするときも右腕でハンドルを切るのがきつく、右手をなるべく使わないで、主に左腕で運転をするようになった。さすがに「おかしい」と思った。検査の結果、右腋窩リンパ節にがんが再発していた。遠隔転移はなかったので、その年の年末に右腋窩のリンパ節を摘出する手術を受けることになった。

同じ年の六月に父が脳梗塞で倒れて数ヶ月間入院し、自宅に退院していた。父は以前に比べて、階段の上り下りなどの挙動が不自由になり、介護する母の負担も徐々に重くなってきた。母は母で、以前から腰の調子が悪かったが、父の介護で無理をしたことがたたってヘルニアが悪化し、とうとう手術を受けざるを得なくなった。これらとちょうど同時期に、私の再発が判明したのである。

これ以上、母が父の面倒をみることはできなくなった。父は大変嫌がったものの、いたし方なく施設に入所してもらった。母も私も、ほぼ同時期に手術を受けなければならなくなったため、実際どうしようもなかった。まず母に入院してもらい、母が入院している間に私が先に手術を受け、私が退院してほどなくして母に手術を受けてもらった。

二度目の腋窩の手術のためか、術後しばらくは思うように右腕を使えなかった。最初の手術を受けた後の三年間ほどは、傷の周囲に触れただけで激痛が走り、手術した体の右側を下にして横向きに寝ることもできなかったので、それに比べれば痛みはそれほどでもなかった。

両親はお正月を、初めて自宅以外の場所（病院・施設）で、しかもバラバラに過ごすことになってしまったが、私が手術後一ヶ月半ほど病休を取ることができたため、父の入居する施設や母の入院する病院に頻繁に通うことができた。母の退院後もしばらく世話をすることができた。

三つの出来事が重なって、当初は正直に言ってどうしようかと思った。ただ非常に不謹慎かもしれないが、再発して手術を受けることにより、思いがけない休みを取ることができた。再発してまる二年が過ぎたが、今思い返しても、よいタイミングで再発したという気がしている。この時ばかりはがんに助けられたと思っている。

●再発していない罪悪感

自分自身ががんを体験し、がん患者という立場に置かれたことで、初めて知ったことや理解できたことが数多くあった。なかでも非常に印象的だったのは、これまでは気づかなかった感情である。

がんの進行度にもよるが、確かに最初の治療では、「治そう、克服しよう」という意欲もあり、転移をしていなければ完治の可能性もある。それゆえさまざまな困難はあるとしても、希望や期待を抱きつつ治療に臨むことができる。しかし、再発転移後は、完治が難しくなるケースが増える。そういう意味で、がんとの闘いは再発転移してからが「本番」なのだろうと思っていた。

長期間（十ヶ月間）に及ぶ一連の治療が終わると、ほっとする間もなく、再発転移の不安が待ち受けている。特に乳がんは十年、二十年経っても再発転移する可能性がある。腰や関節が痛い時期がある程度続くと、「骨転移かなあ」と心配になる。しばらくすると収まるが、また症状が出ると、どうしても「再発転移かな……」と気になってしまう。その繰り返しなのである。

いつ頃のことかよく覚えていないが、その不思議な感覚はある日、突然やってきた。「再発していない罪悪感」とでも呼んだらよいだろうか。何の前触れもなく、胃のずっと奥のほうから、スーッとひっぱり上げられてくるような感触で「再発していない罪悪感」がするっと口から出てくるように感じた。これもまた不思議な感覚だった。そんな感情があることを初めて知った。それまで誰からも聞いたことがなかった。

私が治療を受けていた頃、十歳ほど年下のある友人も乳がんと闘っていた。彼女は再発転移をしており、主治医から積極的な治療はもう難しいと言われていた。それでも希望を失うことなく、懸命に生きようとしていた。西洋医学で打つ手がなくなっていたため、代替療法に望みをかけていた。私もいくつかの代替医療を体験していたので、何とか彼女の助けにならないかと、一緒に治療を受けに出かけていた。彼女は最後の最後まで懸命に頑張った。まだまだ生きたかった。死にたくなんてなかった。彼女は誰にも好かれる女性であり、そんな彼女がどうして助からないのだろうと、私は何度も疑問に感じた。

いかにしても死を免れることができなくなったとき、彼女は「自分は罪深い人間だからこうなってしまったのか」と自問自答し、苦しんだ。最終的には洗礼を受けて安らかな気持ちになれたと、後から聞いた。私は彼女が回復することを心から願っていたし、奇跡を期待していた。しかし奇跡が起きることはついになかった。

その彼女が亡くなってから一度、夢に出てきたことがある。彼女はご主人の後ろに隠れながら、「私が来たことは誰にも言わないでね」と頼み、口移しで何かを私に呑ませた。そのときドロっとした液体が喉に流れ込む感覚は、とてもリアルだった。彼女がお薬をくれたのだと思った。

先に述べたとおり、私はがんの診断を受けてから約四年後に、右腋窩のリンパ節への再発転移を経験した。しかし、再発したからといって、気持ちが楽になる（罪悪感から解放される）といった変化は起きなかった。再発はしたが、再発しやすい部位である、骨、肝臓、肺、脳などに遠隔転移していないので、さほど深刻ではなかったためであろうか。あるいは逆に、すぐに手術を受けることができなかったため、手術までにがんが大きくならないかという不安がかなり大きく、心の余裕がなかったのかもしれない。手術後に病休を取れたことで両親の世話をする時間が確保できたという、利点に心が奪われていたのかもしれない。

3　生きること、死ぬこと

隣人としての死

実際に治療を始めるまで、約三ケ月ほどの時間があった。ちょうどその頃、東京大学で、「死生学セミナー」が開催されるのを知った。少なからず自分の死を意識していたので、よい機会だと思い受講した。三日間の講座の中で、印象に残る出来事があった。それは「死者の列」の話を聞いたときのことである。健康に日々を送っているとき、私たちは「死」を身近に意識することはあまりないかもしれない。しかし死は誰にも公平に約束されたものであり、実は生まれたときからすでに「死者の列」に並んでいる。にもかかわらず、そのことを自覚していることは少ない。しかし「死者の列」について聞いたとき、それまで自分とは無関係と思われた「死者の列」の一番後ろに自分が並んだこと、並んだときの「ぴょん」という瞬間を身体感覚として受け止めた。「今、並んだんだ」、確かにそう感じた。

その後、私はもっと死を身近に感じる経験をした。それは、抗がん剤治療の四クール目が終わった後だった。

ある夜のこと。何だか徐々に呼吸が苦しくなり、座っていても横になっても、息苦しくて息苦しくて、どうしようもなくなってしまった。肺にがんが転移しているわけでも、肺炎を起こしているわけでもないが、ひたすら息苦しい。感覚的には、一生懸命に息を吸っても身体が受けつけてくれないような、身体のそれぞれの器官が連動して動いてくれないような、そんな苦しさだった。「今夜が山ですね」という、ドラマに登場する言葉が浮かんだ。

一人暮らしの私は、どうしようか、誰かに来てもらおうかと、思案した。しかし誰が来たとしても、結局は救急車を呼ぶに違いない。何より今の状況を電話で説明したり、いつ来るか分からない人を待っていたりする余裕がなかった。それなら自分で救急車を呼ぼうか。しかし救急外来を受診しても、酸素吸入と点滴を受けて、おそらく膀胱にバルーンを入れられるだけかもしれない。第一、１１９番に電話をする余裕も、仮に救急隊が到着しても、オートロックを解錠し玄関を開ける余力もなかった。思案は最終的にセデーションへと行き着いた。ただそうはいっても、実際には注射器も点滴もないから、せいぜい睡眠薬を多めに飲むことくらいしかできなかったが……。

自宅にあった睡眠薬を数錠飲んだと思う。「翌日、目が覚めるかなあ」という思いが頭をよぎったが、そのときの私に選択肢はなかった。それでも、「失禁するのは嫌だな」と心配する余裕は辛うじてあったのだろう。よろよろとゴミ袋をベッドの上に敷き、腰をバスタオルでくるみ、睡眠薬を飲んで、とにかく横になった。

ほどなく眠りに落ちた。気がつけば朝が来て、息苦しさは収まっていた。不思議なことに、対処を考えている間は自分でも驚くほど冷静で、不安や恐怖、孤独感は全くといっていいほどなかった。そんなことを考える余裕もなかったのだと思う。翌朝、目が覚めても、特別な感情はなく、「ああ、目が覚めたんだ」と思っただけだった。

息苦しくてどうしようもなかった夜から目覚めたときに感じたのは、ある種の安堵感のようなものだったように思う。あの息苦しかった夜、仮に死が待っていたとしても、自分の魂が次のプロセスに移行するための区切りとして、死を捉えることができただろう。死そのものは、決して怖いものではないということが分かり、安堵したのかもしれない。

乳がんは早期に発見されれば治癒率が高いと言われているが、他のがんと違うのは、五年生存後も、いや十年経っても、場合によっては二十年経っても、再発の可能性があるということである。再発してから亡くなるまでには一定の期間があるので、死そのものよりも、徐々に具合が悪くなってきて、働けなくなったり、動けなくなり、痛みや苦しみを伴いながら死んでいく——その死までの過程が怖かったのだと思う。

その後、前述した「死者の列」の話を聞いた際には、より死が身近になった。不思議なことに、死者の列に並んだことは、「それでいいんだ、なんだ、そうだったのか」とでも言ったらよいのか、当たり前のことに気がついた経験だったように思う。

以上の通り、がんと告げられた当初は、死（death）そのものより、死までの過程（dying）を恐れていた。やがて私は「死者の列」に並び、死が当たり前であることに気づいた。さらに息苦しい夜から目覚めることで、「死」そのものは決して怖いものではないことを、一つ一つの段階を経ながら、知っていった。同様に一つ一つのプロセスを踏みながら、誰にも公平に訪れる死というものを、自分のすぐ隣にあるもの、傍らに控えて次の自分を待ち受ける、隣人と受け止めることができた。

●あの世からのメッセージ

それ以前の私は、死後の世界には何もない、死んだら終わりだと思っていた。もちろん、子供の頃には誰もが経験するように、自分が死んだらどうなるのだろう、私の意識や記憶、魂はどこにいくのだろう、と考えた時期はあった。しかし、いつの頃からか、死後の世界のことは考えなくなり、霊の存在も信じなくなった。E・キューブラー・ロスの著作を、看護学生時代から読んでいたが、『人生は廻る輪のように』の中で、彼女自身の霊的な体験について述べられているのを目にしたとき、キューブラ・ロスもついに怪しい世界へ踏み込んだというくらいに考えていた。

しかし抗がん剤の投与が終わり、一息ついた頃だったであろうか。私は不思議な体験をした。それは友人のご主人が病気で急死し、しばらくたったときだった。とても夫婦仲がよかったこともあり、ご主人を突然、亡くした友人の嘆きは、それは深いものだった。

ある昼間のこと、前触れもなく、あるイメージが浮かんだ。友人のご主人が、タキシードを着て蝶ネクタイをし、舞台で大汗をかきながらタップダンスを踊っていた。踊り終わって緞帳《どんちょう》が下がり、盛大な拍手が客席から聞こえてきた。アンコールに応えるべく再び緞帳が上がったとき、彼は舞台から消えていた。私は、それが彼からのメッセージだと確信した。彼は、「自分は精一杯生ききった。そのことを彼女に伝えてほしい」と願っていると感じたのである。死後も魂は存在するのかもしれないと思った。

失ったもの、獲得したもの

私はこれまで三回の手術を経験した。最初に子宮筋腫と卵巣のう腫の摘出術を受けた。子宮と卵巣自体は残ったので特段失ったものはないが、お腹に大きな傷跡が残り、それを見るたびにいい気はしなかったし、温泉や銭湯に出かける際には、タオルで隠していた。

今回受けた手術は乳房温存術なので、曲がりなりにも乳房は残ったが、その形は私にとって、見るも無残なもので、見た目のダメージは以前よりもはるかに大きかった。しかし、年月を経る中で、乳房の傷は自分が多少なりとも頑張った勲章だと思えるようになってきた。それでもやはり人目にさらすことには、かなりの抵抗がある。

お腹の傷については、最近、傷跡そのものが薄くなり、またさすがにお腹と胸を共に隠すのは難しいため、あまり気に留めなくなった。とはいえ胸は、今でも温泉や銭湯に入る際、タオルで隠している。見知らぬ人の視線はやはり気になるし、二つ揃った乳房をタオルで隠す必要のない女性を羨ましく思う気持ちは否定できない。

ただ今振り返って思うのは、実は失ったものはそれほど多くなかったということである。病気になるということは、病気そのものや治療そのもののダメージだけでなく、私の場合で言うと、見落とされたり、不愉快なことを言われたりと、余計なことが降りかかる。また病気に限らず、人生にはつらいことや不愉快なこと、消しゴムで消してしまいたいような出来事が何度となく押し寄せる。今回の場合も、抗がん剤で痛めつけられ、乳房は醜く切り取られ、放射線を浴び、病気や治療以外でも、さまざまな余計なことが起こった。周りの人々の思いがけない言動や態度により、傷ついたこともあった。なかにはその後つき合いをやめた友人もいた。残念であったと思うとともに、こういうときにその人の本音が出るのだろうとも感じた。

確かに失ったものはあるのかもしれない。しかしそれ以上に、気づいたこと、教えられたこと、学んだこと、得たことが数多くあったと思う。それはたとえて言えば、ナイル川の氾濫のようなものかもしれない。ひとたびナイルが氾濫すると、荒れ狂った川は、上流の木々をなぎ倒し、岩山を削り、膨大な土砂によって、流域の田畑や家を押し流し、甚大な被害を生み出す。しかし、これらの被害と同時に、実は膨大な土砂が肥沃な大地を創り出すのである。

がんの罹患に限らず、これまでの私の数々の体験、時に苦痛を感じるような体験も、身をもって体験したからこそ、見えてきたことや理解できたことがあり、多少なりとも、今ある私自身に慈養を与えてくれている。「災い転じて福となす」と言うが、まさにその言葉が当てはまる。

おわりに

現在の私にとってがんとは、自分の一部であり、いろいろなことを気づかせ教えてくれる教師であり、時には助けてくれる存在でもある。もしかしたら、今のところ再再発の兆しがないから、そのように言えるのかもしれない。再発進行していたら、やはり分からない。しかし確実に言えることは、がんに限らず、これまでの全ての体験があったからこそ、今の私があることだ。振り返れば平凡に思える私の人生にも、いろいろな出来事があった。楽しいこともあったが、人には話したくないような出来事も数多くあった。多かれ少なかれ、それらは誰にでも起こることだと思う。

常々感じてきたことは、自分は体験しないと学習しない人間であるということである。ある人は経験をしなくても、物事を頭で理解することができるかもしれない。しかしそうでない私は、何事も経験しないと分からないから、経験することを余儀なくされているのかもしれない。それゆえ病気に限らず、いろいろなことが起き、身をもって学習をしてきたのか——。

私はいつも、「人様より十年遅れている」と自覚しながら生きてきたが、私には無駄と思えるような寄り道も必要だったのだろうと思う。最近やっと、自分がこれまで何をしてきたのか、そしてこれから何をしていけばいいのかが、まだぼんやりとしているものの、つながってきたと感じている。

宮崎駿監督の引退記者会見で、心に残る言葉があった。「基本的にこどもたちに、この世は生きるに値するんだ、ということを伝えるのが自分たちの仕事の根幹になければいけないと思ってきた」と。私自身はこれまで仕事の中で、生きづらさを抱える多くの方々と関わってきた。それらの方々は、さまざまなつらい体験の中で、心が折れてしまい、自分に自信を持てず、生きづらさを抱えていた。私にできることはあまりに小さく、ただ見守ることしかできないこともあったが、いつも思っていたのは、自身のよいところを認めて、その人らしく生きてほしいということだった。

しかし、人の心を理解するということは簡単ではないし、そもそも本当に理解することなんてできないのかもしれない。がんになって、いかに自分ががんの人の心を理解していなかったか、よく分かった。自身ががんになり、多少なりとも理解することはできたものの、それはあくまでも自分自身についてだった。たとえどんなに頑張ったとしても、「自分は罪深い人間だからこうなってしまったのか」と自問した友人の心を、私は本当に理解することはできないだろう。しかし、がんになって分かったことがある。なるほど人は、相手の気持ちを理解することができないかもしれない、しかし、相手を理解しようと努める人のことは、敏感に分かるのである。そしてそのような姿勢を相手が示してくれるとき、自分の心が自然と開かれるという経験をした。

宮崎駿監督の言葉、「この世は生きるに値する」を聞いたとき、私はそれまで「あなたは生きるに値する」ということを、これまで関わってきた生きづらさを抱えている方々に、伝えたかったのではないかと気づいた。これからもそれを伝えていくこと、それこそが、私がこれから続けていきたいことであり、その必要な準備として、がんの体験があったように思う。

あなたは生きるに値する――、実は自分にこそ、もっとも届けたい言葉なのかもしれない。

Comment-1

がん闘病者・サバイバーの喪失体験と生

草島 悦子
Kusajima Etsuko
一般社団法人いいケア研究所副代表理事、訪問看護ステーションBenny's所長。東京大学大学院医学系研究科後期博士課程修了。看護師として、ホスピスや緩和ケアの臨床・教育・研究の場をいったりきたりしながら、人と人とがつながりあい支えあう平和な「ケアごころのあるコミュニティ」の形成を探究している。

病いの体験を聞いたり読んだりするときに、社会学者のアーサー・フランクが語り手の立場から類型化した三つの語り（「回復の物語」「混沌の物語」「探究の物語」）が思い起こされる。「回復の物語は、病いを一過性のものとみなすことによって死の問題を遠ざけてしまおうとする。また混沌の物語は、深みを流れる病いの暗流とそれによって巻き起こされる困難に吸い込まれていく。これに対して探究の物語（quest story）は、苦しみに真っ向から立ち向かおうとするものである。それは病いを受け入れ、病いを利用しようとする。病いは探究へとつながる旅の機会である。何が探究されているのかが全て明確になることはない。しかし、経験を通じて何かが獲得されるのだという病む人の信念が、探究を成立させる」という（フランク、二〇〇二）。

本章の佐藤氏は、リエゾン精神看護専門看護師として、患者・家族の心のケアやスタッフのサポートを担ってきた看護の専門家である。冒頭で「患者が実際にどのような体験をするのか、どのようなことを感じ、考えるのか、医療者は実は十分に理解しているわけではないと痛感した」、「がんに対する否定的な認識、死に対する見方が大きく変わった。がんに多くのことを教えられた」と再考しているように、著者の語りは、「探究の物語」を具現化している。自らの乳がん体験を通して得たものを伝えていこうとするプロセスは、がん体験者およびケアに携わる専門職として容易ではなかっただろう。病いの語りは、どのような語りであったとしても、その声そのものが尊く、当事者しか語れない言葉がそこにある。本章の内容は、私自身も看護師であることから、さまざまなことを考えさせられる。「がんとともに生きる」こと、そのケアのあり様について、私自身が感じとったことを書き記したい。

1　がんとともに生きる

日本人の二人に一人が一生のうちに一度はがんに罹ると推定され、がんは、誰もがなる可能性のある身近な病気として存在する（がん対策情報センターHP「最新がん統計」）。診断や治療技術の進歩、高齢者人口の増加に伴い、がん治療を受けながら、あるいはがん治療を終えて社会生活を送る人々の数は増加している。医療の領域では、がんと診断され、がんとともに生きる人たちを「がんサバイバー」と表現する（近藤・嶺岸編、二〇〇六）。がんの診断を受けたばかりの人、治療を終えて何年も経過している人、治療の後遺症の対応に苦慮している人、治療後に再発した人、進行がんの人、終末期の人も皆等しく「がんサバイバー」である。長い旅路のようにたとえられるがん体験は、がん治療に関わるさまざまな段階で、就労、結婚、子育て、介護等々、社会で生きる生活者として、まさにがんとともにどう生きるかという課題を私たちにつきつける。

「がんとともに生きる」とはどういうことなのか。著者の体験は、まさにその「生きる」について、私たちに問いかけてくる。がんと告げられたときの心理的状況、がん治療による身体の自己イメージ変容への恐れ、働きながら治療を続けていくことのしんどさや倦怠感、身体的にも精神的にもしっかりと生きているとはいえない感覚、日々の生活上のさまざまな不具合や人間関係の変化等、自分自身の力だけでは防ぎようがない、避けがたい「ままならなさ」の積み重ねは、それまでの著者ではいられない状況に追い込んでいったように思われる。さらに、がんという病いが社会においてどのように捉えられているかという負の認識が、当事者を苦しめる。仕事と治療の両立を図る中で、がんであることを開示できずにいたことや、病気のことを隠さなければと、なるべく人目を避けるような気持ちになるなど、患者さんをサポートする立場にある看護師自身が偏見を抱いてしまったことに著者自身ショックであったと振り返っている。がんという状態の否定は、がんを身に受ける患者の存在の否定にもつながりかねない。がん患者らしく振る舞うことが求められる構造下にあって、「自分らしい生き方」を模索すること自体、困難なことといえるのだろう。

2　自分自身の生を肯定する

一般的に多くの人が辿るであろう病いの軌跡が知識として存在していても、患う者にとっては、はじめての固有の体験であり、その人なりの向き合い方で苦悩する。著者は、痛みや苦痛を恐れることなく身体を動かせる自由など、それまで当たり前にあったものを失ったと認識している。「病気そのものや治療そのもの」以外に降りかかった「余計なこと」もまた、「がん患者になる」ことによって遭遇した体験として語られている。特に「尊厳」に関わるエピソードは、がんを知らされたときよりもショックだったというように、最も著者を苦しめたことであったと思われる。著者が示すように「尊厳」は、大切にされ尊重されるべきものである。さらに、「尊厳」の言葉の多義性を思うと、著者が生きづらさを抱えている方々に伝えたいという「あなたは生きるに値する」という言葉もまた「尊厳」に関わることとして語られているのではないか。このメッセージには、当事者自らが自身の生を価値があると感じる、自分で自分の生を肯定できるようにという思いが込められている。

自分自身がこうありたいとのぞむ姿をどのように保持していくことができるのか。自分自身を肯定するというありかたを支えるケアについて、ケアを担う者の存在の仕方を自ら問い直す必要をあらためて思う。

3　喪失の現実、死との接近

「がん患者になる」ことは、自分の生が有限であるという事実に気づくことでもある。著者自身も乳がんと分かったとき、少なからず「死」を意識したという。がんと告げられた当初は死までの過程が怖かったが、「死者の列」に並ぶという感覚によって、死がより身近なものになり、死そのものを決して怖いものではないと受け止めることができたという。

人がどう死に向かい、死を迎えていくかについて、私は看護師としてその場に居合わせながら考えてきたが、死について何か語ろうとするときに、死について何も分かっていない、自分自身にその準備ができていないことを思い知らされている。死によって未来が閉じられる感覚や死との距離感は、個によってその体験の内実は異なってくるだろう。何かしら不調に見舞われるたびに再発や死を覚え、常に死を想う人である自分に出会うという日常をどう引き受けていくか。

「サバイバー」のもとの言葉"survive"には、「……にもかかわらず生きる」という意味がある。生きることの困難さの中にあっても「生きる」、生きる上で大事なものを失っても「生きる」、死が間近であったとしても「生きる」。根本的な傷つきやすさのようなものを内包しながらも、それでもがんとともに生きる道程がそこにある。私は、人にはこの過程を通り抜ける力があると信じつつ、人生の苦難に対して分からないながらもそれぞれのやり方で向き合おうとされている方々へのケアを探究し続けていきたいと切に思う。

4 おわりに

私の家族にがんを持つ人がいる。親戚にも友人にも職場にもご近所にもいる。一人の人として、看護師として、私はがんとともに生きる人とつながりあって生きている。

最近、友人が二度目のがんを体験した。二十年前のがんによる後遺症をずっと抱えながら生きてきた彼女にとって、新たながんの衝撃は前回以上に大きかった。「自分はもう他の人とは違う」「死ぬ人だと思われる」「普通に暮らせない」と繰り返す話を聞きながら、私は彼女に「私の苦しみを軽く扱わないでほしい」と言われたことを思い出す。彼女の苦労をずっと傍らでみてきた私にとってその言葉はショックであったが、言葉の端々や態度のどこかで、彼女の言葉を受け止めきれずに彼女の語りを遮っていたのではなかったか。彼女にとって「普通」ではない暮らしを必死に暮らそうとしている彼女に逆に励まされながらも、自分が他人と違ってしまったという孤独感、親しい人たちとの関係性をも変えてしまう孤独感を私は分からないままでいたとあらためて自覚する。看護師としてがんという病気を体験している方、特に、人生の最終段階にある人たちのケアにより多く携わっている私は、その苦しみを十分に理解しているとはいえないという思いを常に抱えてきた。あなたに教えてもらうしかない、という私のあり方を許してもらいながら、いたらない自分自身と向き合い、そして向き合って見えてくる自分の弱さにうんざりしながらも、そんな脆さの中でこそ紡ぐことができる関わりもあると信じて、心を込めてケアを実践するしか今はないと思っている。

病いを持つ人の「生きる」をどう支援していくか。心身のつらさや不具合があるということを超えて、その人の生き方そのものに関わるケアは、医療の枠組みだけで捉え対応していくには限界がある。「自分らしく生きる」について、「こうあらねばならない」、「こうしなければならない」という正しい方法があるわけではない。がんとともに生きる人たちの思いに沿ったケアを創りだしていくためには、ケアしケアされる者という関係性を超えて、地域社会の中でがん体験者の語りを聴きあい、教えてもらい、学びあうことが根底に位置づけられるべきである。この積み重ねが「がんとともにその人のままで生きる」ことを支えあうことにつながっていくだろう。

Comment-2

病とともに生きるということ

高橋 由貴
Takahashi Yuki

福島大学人間発達文化学類准教授。一九七八年生まれ。東北大学大学院文学研究科（国文学専攻分野）修了。専門は大江健三郎研究。現在福島大学で日本近現代文学を担当している。近年の論文として「原民喜における詩と散文」（『原爆文学研究』一四巻、二〇一五）、「大江健三郎のフランス・ユマニスム受容」（『言文』六一、二〇一四）ほか。

1　「人間とは何か」を問うこと

病とは、いつ、どこから始まるのだろうか。発見されて病名がつけられてからか、それとも「おかしいな」と自分で異変を感じた時点からか、あるいは自覚されない潜在的な変化が始まったときからか。病はここから始まるのだという明確な区切りや定義がないのであれば、自らの心身が被る変化や変容の全てが病であると考えてもおかしくないのかもしれない。

佐藤仁和子氏は、乳がんを患った体験記の中で、「がんも自分の一部」であると繰り返し説く。がんへの戸惑い、憤り、不安、恐怖を経て、自らのがんに次第に離れがたい愛おしさを抱き、がんと「共存してもよい」と思うに至る。さらに、人間とはそもそも「死者の列に並ぶ」存在であるという考えにまで辿り着く。これは、病の受容、ひいては死の受容の過程である。生きることは死に向かう過程（dying）なのだ。

佐藤氏の体験記では、病とともに生きる自分について考え続けることとは、「人間とは何か」と問い続けることなのだと教えてくれる。病を抱えても、いや、病を抱えるからこそ、「私は人間である」という人間の持ち場を離れずに、「人間とは何か」という難問に正面から向き合うことができるのである。

2 「私」の痛みをつづるということ

約八年間におよぶがん経験は、必ずしも出来事が生起した順序どおりでなく、おおよその日付が付されてはいるものの経過順不同で語られる。こうしてその語りは一回的な切実さを増している。これがもし、日付順に因果関係が整えられ、「闘病と勝利」あるいは「病の克服」を物語るだけの文章にまとめられてしまっていたら、そこに記される節目節目の心身の変化は、たちまち出来事からイベントになってしまったはずだ。心身が被る「自らに起こった変化」について、一つの筋道にまとめてしまうのではなく、場面ごとの痛みとともに率直に思いをつづる叙述形式だったからこそ、語り手の痛切な声が響くのである。それは、病を抱えながら仕事を続け、両親の介護も引き受け、そうしながら現在にまでつながる自分を顧みた切実な声である。

身体に訪れる苦痛が次々に報告される。一センチのしこりの発見とその増大。乳房の摘出。再発転移と右腋窩リンパ節の切除。抗がん剤という「毒」の注入。副作用による脱毛や虚脱感。それに加えて、身体の変化に伴う精神的な動揺の数々も叙述されていく。「友人などの何気ない言葉」を受け流しながら、心の底ではわき上がった「不愉快」。自分でもよく分からないことを他人に「仕方ない」と片付けられたり、「まま起こること」として一般化されたりしたことへの強い違和感。上司の心ない言葉によって害された心身の安定。間歇《かんけつ》的に襲う不安や恐怖。

これらの一つ一つを見つめることは、いずれも「人間とは何か」と問い、考えることにほかならないのだと思わされる。「書くという行為は（……）今後のことを考えるための一つの区切りとなった」、あるいは「医療そのもののあり方を考える機会になった」。その局面ごと、自らの変化を言葉につづる営みは、自分の生き方＝死に方という生の「尊厳（dignity）」を見つめることでもあった。問いに答えるためには言葉をつむぎ出すしかない。だが他ならぬその言葉によって、自らが人間であるという尊厳が傷つけられるのだ。「一言」が「深く胸に突き刺さ」り、「投げつけられなくてもよいような言葉を投げつけられ」、弱っている身体は容赦なく痛めつけられた。

3　治療と看護の現場で発せられる言葉

病を得たことによる苦楽の増減は、看護の仕方いかんによっても左右される。よって、自分が病を患ったとき真っ先に浮上するのは、自分がどのように看護されるのかという問題であるのかもしれない。自身が看護のプロである佐藤氏の体験記は、自らの痛みをつづることに加えて、自らを「患者の立場に身を置くこと」によってあらためて認識された治療と看護の問題点を浮き彫りにしていた。

たとえば、再検査を受けたときは、「まるでベルトコンベヤーに載せられているかのような機械的な対応」だという疑念を抱く。患者からの医療過誤をめぐる真摯な「意見書」に対して、病院側からの「通り一遍の返事」の冷淡さに失望する。友人や上司、医師や看護師たちの応答に、その都度一喜一憂させられる。「言葉それだけではなく、その発し方や態度が問題だったのだろう」。これは、その言葉を発した人に、その言葉の受け取る人への敬意があったかどうかを問う一文である。心身が弱っているときだからこそ、患者は自分が受け取る言葉の一つ一つが持つ微妙なニュアンスに敏感に反応してしまうのだ。

私たちは身体と心の何を損なうことに「抵抗感」を覚えるのだろうか。佐藤氏がもっとも強調するのは、治療と看護の現場で発せられる言葉について、それが自分のものであっても他人のものであっても、真摯に受け止められなければならないということである。私たちは自分のことなのに、いや、自分のことだからこそ、実際にそれを体験した後でなければ分からない。身体が機械のように扱われ、病や患部でのみ呼ばれ、把握されるような非人間的な医療の場のあり方が、事後的ではありながらも真剣に問い返される。

4　水から川へと至る生

人から発せられる声や言葉からは、その人の生き方や感性をあらわす個別のイメージが手渡される。佐藤氏の文章には水と川にまつわる比喩が多い。抗がん剤治療は「毒」を身体に注入することと表現され、身体がきつい状態は、「川の水がどんどん干上がり」、「細く小さく」なり、さらに「小さな水溜り」になることだと擬えられている。身体的な倦怠感に襲われた自分は、渇きに身体を横たえる魚だと考えられる。つらかったときのことが「電池の切れた」状態だと表現されているのも、佐藤氏が、生きることを何らかの液体で身体を充たすイメージで捉えているためであるだろう。

さらに、「再発していない罪悪感」が、「胃のずっと奥のほう」から湧き起こり「するっと口から出てくる」不思議な感覚として表現されているところも印象深い。この「口から出てくる」罪悪感と対照的なものが、そのすぐ後で述べられる、同じ病で亡くなった友人の夢のエピソードに出てきたイメージである。その夢では、「ドロッとした液体」が友人から「私」へと「口移し」で喉の奥に流しこまれる。友人がくれた「お薬」だった。

そして何よりも、がんの罹患が、大地を潤し、恵みを与える「ナイル川の氾濫」にたとえられたところに、佐藤氏のイメージが集中的に表れる。闘病の過程は、がん、あるいは抗がん剤や放射線による身体の浸潤として、病を抱えて生きることは水の滞留と横溢のイメージとして把捉されている。だがそれは、雨や川の水と同じように、自分の側で応ずるべき自然からの恵みの一つとして納得されるのである。

そうであるならば、「「死者の列」の一番後ろに自分が並んだ」と感じる佐藤氏の死生観も、上述の、水から川へと至る「流れ」のイメージにひきつけて理解することができるだろう。自らを何かの液体によって充たされた存在として捉えてみたとき、病とは、心身が被るその液体のたゆたいである。人々の生の営みは「死者の列」という大きな流れであり、個人の一生とは、「一つ一つの段階を経ながら」その流れに加わるものである。

5　人間の尊厳と言葉

以上のように佐藤氏の体験記を読みこんでみたときに、あらためて、佐藤氏の考える「人間とは何か」

という尊厳の中身も明確になってくる。この生のイメージは、人間を「ベルトコンベヤーに載せ」て処分する機械的で無機的なあり方とは対極的なものである。

「病」という漢字は、人が寝台に身体をあずける姿から象形されている。そして「患」という漢字は、何かが心臓を貫いている様子を形象したものである。人が「病」を「患」うことは、しばし歩みを緩め立ち止まり、あるいは臥しながら、「人間とは何か」という問いについて考えてみることだ。歩みを止め、身体を横たえるという行為は、一見するとただの怠慢でしかない。しかしながら、臥して生を問い、その考えを言葉に発することは、「流れ」の中で生きる人間の尊厳を確かめるために必要不可欠な営みなのである。

7

自他の喪失を支えるつながり
――グリーフから希望を

尾角 光美 OKAKU TERUMI
19歳で母を自殺により亡くす。2009年リヴオンを立ち上げ母の日プロジェクト、自死遺児支援、「いのちの授業」(自殺予防教育) など活動をはじめる。宗派を超えて寺院や僧侶らと協働し、「グリーフケアが当たり前にある社会の実現」を目指して活動している。近著に『なくしたものとつながる生き方』(サンマーク出版)、共著書に『自殺をケアするということ』(ミネルヴァ書房) がある。リヴオン (http://www.live-on.me/)

1 グリーフとは

「グリーフ」とは何だろうか。ここではとりあえず「失ったことによって生まれてくるその人なりの感情、反応、プロセス」と定義しておこう。ただ「グリーフ」をより具体的に掘り下げて考えるために、いくつかの問いから一緒に考えてみたい。

今まで大事な物、時計とかお財布とか携帯とか、何か落としてなくした経験はあるだろうか。あるいは病気で何週間も寝こんで、身体を動かせないほどの病気をしたことはあるか。怪我、捻挫や骨折、身体を痛めて動けない経験をしたことはあるだろうか。失恋をしたことはあるか。友達とかとの絶交の経験は？　これまでに人生で引越しをしたことがある人はいるだろうか。最後に、大事な人やペット、自分にとって大事な存在、身近なつながりのある人を死別で亡くしたことがあるだろうか？

以上の全ての問いに共通することは「失う」ということ。大切なものをなくすというのは、そのままだが、病気や怪我は、自分の身体の自由、健康を失うということ。身体の自由を失うと仕事を辞めなくてはいけなかったり、学校に行けなくなったりとか、好きなことができなくなったり、自信がなくなったり、複数のものを重ねて失うということが起きてくることもある。失恋、絶交、引越し、死別はいずれも人とのつながりを失うことになる。引っ越しといえば、新生活や新しい暮らしというイメージもあるかもしれないが、大事な人とのつながりを失っていくということにつながっている。たとえば、こどもにとっては隣のおうちに行って「遊ぼう」と声をかけていた友達のつながりとか、大人の間では井戸端会議をしているおしゃべり仲間とか、男性であれば地元の居酒屋の飲み仲間といったつながりを失う。

土地と人はつながっている。もちろんそれは土地にもよるかもしれず、都会に住んでいるとマンションの隣の家を知らないということもあるだろう。それでもそれまで通っていた学校や、近くの馴染みの店など、土地と人とはつながっている。引越しをすることによってそうした人とのつながりを失うのだ。福島の事例で考えたいと思う。ずっとそこに住んできた者は、土地と自分とのつながり、郷土とのつながりというものが、自分と一つのように感じられる人も多い。東北の原発事故により大切な自分の一部が奪われるような、自分の一部が欠けてしまうような感覚で、福島の土地を離れている人がいるだろう。

こうして、人は何かしらを失いながら生きている。とっても卑近な例で言えば、近くのコンビニが最近なくなったりすることや、よく通っていたカフェがなくなったりすること、好きだったコップを落として割ってしまったりすることは、誰もが経験したことがある喪失だと思う。目に見えないものを失うこともある。自尊心もその一つ。ある人から傷つけられる言葉を言われて、自尊心が傷つき、自分の中の何か大事なものが消えてしまったという感覚を聞かせてもらったことがある。自分がすごく否定されて消えてしまった感じがしたという人もいた。このような喪失を経験したときに、悲しみで涙が止まらなくなったり、生きていく意味が感じられなくなったりすることは、グリーフの自然な反応なのだ。

グリーフは「悲嘆」と訳されることも多いけれど、「悲しみ」や「嘆き」には留まらない。「後悔」というものも代表的なグリーフだろう。大事な人を亡くして「もっとこうしておけばよかった」という思いを抱くこと。失恋のグリーフでも「もっと僕が優しくしていれば……」とか、「私にもっと余裕があれば……」と別れを振り返り、後悔をすることがある。親をがんで亡くしたこどもの中には「お父さんの姿が見るのがつらくて、お見舞いに行けなかった」ために、向き合えなかったことを責め続けたりすることもたちもいた。親を自殺で亡くしたこどもの一人は「お父さんにお風呂入ろうって言われた。あのとき僕が一緒にお風呂に入っていれば死ななかったんだ」と言って後悔し続けていた。

親と子の話でいえば、たとえば「親孝行」とよく言われるけど、親孝行をし尽くすなんてことはできないだろう。いくばくかの後悔というものが必ず残る。そして、後悔自体は「悪い」感情ではない。後悔している人を指して「あの人後悔してしまってるね」と人は言うかもしれないが、後悔している奥にあるものは、それだけ「その人との時間を大事に過ごしたかった」とか、「その人のことを本当は大事にしたかった」という想いがある。後悔はその人を想えばこその気持ちなのだ。

またグリーフには「安心」「安堵」といった反応もある。たとえば、介護の現場において「介護心中」とか「介護殺人」といったことがニュースになるほど、介護する側もなかなかにしんどい。介護していて亡くすと「これで楽になった」と相手に対して、また自分自身に対して、ほっとするような気持ちや、安堵感が生まれてきたりする。これは自然な反応の一つだ。

私自身、物心ついた幼少期から、母がうつ病で、最後は「死にたい」と言われる毎日だった。十九歳の私は、毎日死にたいと言われることに、だんだん耐えられなくなっていた。だからか、亡くなってしばらくして安心のグリーフも生まれてきた。「お母さん楽になったんかなぁ」「自分がやっと解放された」という感覚。

人はたぶん、安心というグリーフは表出しにくいものだろう。「誰かが亡くなって安心なんてしてはいけないのに」と思う。自分を責めている人もいるだろう。でも、安心も一つの自然なグリーフの反応と知ることで、そう感じることを許せればと願う。

グリーフの中には激しい感情で「怒り」というものが湧いてきたりもする。身近な例から説明すると、こどもが大切にしていたおもちゃを壊されたりすると「なんで壊すんだよ！」と怒る。自分の大事なものを奪われて失ったという喪失の怒り。何か大切なものを奪われたとき、理不尽な形でなくしたときというのは、怒りが出てきやすい。過労自殺や、いじめ自殺、交通事故で相手に責任がある場合、怒りが外の対象に向かう。また、自分の過失や、何かできたかもしれないような場合、「私は何をやっていたんだ」と内側に怒りを向けることもある。

怒り自体はエネルギーをすごく消耗するものなので、つらいことではあるが、怒りを持つこと自体は悪いことではなくて、そして自分なりに安全で安心な環境で表出できれば、怒りというのは徐々におさまっていく。しかし、怒ったときに「何でそんなふうに怒ってるの、だめでしょう」と言われてしまうと、どんどん怒りを抑圧していって身体に影響が出たり、精神的にしんどくなったりする。大事なことは適切な形で「出す」ということなのだ。

ここまで、いろんな感情を挙げたけれど、感じるものというばかりではなく「感じない」という反応もある。何も感じられない、あまりにもショックで涙も出ないってこともある。しかし、たとえば、若くして旦那さんを亡くした人が悲しむ姿を見せずにいたら「あの人は若くに旦那さん亡くしたのに涙一つ見せずに冷たいわね」とか「気丈ですばらしい」と噂が始まったりする。こどものケースでも、こどもはあまりにショックなことを言葉で表現できればいいけれど、何も表せないっていうことがある。そうすると「あの子はもう大丈夫だから」「しっかりしていてえらいね」と周りの大人が安心してしまうことがある。何も反応を示さないときは、「もしかしたら、あまりにショックで心を麻痺させて、感じられないくらいの状態なのかな」と立ち止まって考えるのも大切なのだろう。

2　プロセスとしてのグリーフ

死というと「点」のイメージが浮かぶけれど「グリーフ」は線であり、プロセスのイメージが近いかもしれない。かつてはグリーフについては「段階説」といわれるものが主流だったか、現在はグリーフを抱えた人が辿るプロセスは一様ではなく、個別性が高いため「段階」という表現は強調されなくなってきている。一直線に「回復」へと進むのではなく、行きつ戻りつするもの。

統計上は、こういう段階を経る人が多いという傾向を出せたとしても、一人一人の経験するグリーフの波や、感情の種類や順番というのは、個別的なもの。たとえば、死別を経験して十年経ったご遺族が二人いたとして、一人は「十年経ったからもうすっきり、元気に過ごしている」、もう一方は「十年間ひたすら仕事や子育てに励んできた。落ち着いたところで、命日が近くなって急に悲しみが襲ってきた」というようなことがある。

一般的なイメージとしては、死から時間が経てば経つほど、どんどんと元気になっていったり、グリーフが落ち着いていったりすると思われることが多い。荒立っていた波も落ち着いていくと思われがちだが、最初穏やかだったのに、何年か経過して急に波立つこともある。大きなグリーフであればあるほど、揺れ動く波の幅は大きいし、時間を置いては揺れることがある。「グリーフ（悲しみ）に終わりはあるんですか」とか「なかなか乗り越えられない」といったことをよく耳にするが、個人的な感じ方を言葉にすれば「乗り越えきる」ことや、「立ち直りきる」ということはないだろうと考えている。

もちろん一個一個の課題に対して「乗り越える」ことはある。社会的な課題で「親を亡くしてお金がなくて中退する危機」が私の身に起きたときも、何人もの大人に助けてもらって「乗り越える」ことができた。けれど、たとえば結婚式に行って、新婦の友人がお母さんにメッセージを読んでいる姿を見ただけで胸が痛くなり、涙が出てくることがある。それは感動の涙ではなくて、痛みの涙。「自分にはお母さんはもういないんだ」ということを否が応でも感じざるをえない。これからこどもを産むときにどうするんだろうとか、孫の顔を見せたかったとか、いろんな想いがライフステージごとに湧いてくるわけで、それを乗り越えていくものと見るかといえば、それと共に生きていくものという感覚が強い。そのグリーフをどれだけ大事にしてあげられるか、自分でその感情を否定するのではなくて、乗り越えなければと思って無理やり前に進めるのではなく、ちゃんと立ち止まって「こんなグリーフ生まれてきたね」と、丁寧に触れて見ていく。そうしていく中でグリーフに折り合いがついていくのではないかと思う。逆に終わりがないからこそ、その都度、大事にできるものがあるということ。

グリーフは心の支えだけではなくて、多岐にわたって支えが必要となる。「グリーフケア」という言葉の方が通常使われることが多いが「グリーフサポート」という言葉もある。社会的な支えのことを広く含めて使う言葉だ。たとえば、死の直後には弔いをどうするかということや、相続や借金といった経済的な課題、また借家での自殺や孤立死のケースでは不動産の損害賠償の問題が起きてくる。親を亡くしたこどもたちは進学、進級が困難になる壁にもぶつかる。精神疾患に苦しむ遺児も多く、就職や就業の問題も抱える。夫を若くして亡くした専業主婦の場合、働きに出なければいけないが、幼い子どもがいてなかなか仕事に就けないこともある。誰を、いつ、どんな形で亡くすか、そのときの周りの社会的な支えによっても、抱える課題はさまざまに変わってくる。時には「心のケア」よりもこうした現実的な課題を助けることが先決な場合がある。社会的な支えによって、心の方も楽になったり、やっと落ち着いて亡くなった人に向き合っていくこともできるようになったりするのだ。

3　わたしのグリーフ

ここから先は一人称（私）の物語を共有していきたい。二〇〇二年、父親が事業に失敗して出て行ったのが端緒となり、長年患っていた母のうつ病が悪化していって最終的に自殺という形で亡くなった。父親が出て行った二〇〇二年というのは、経済的に過去最悪の失業率（五・三六パーセント）を記録した年でもあり、母の死は間接的にそうした社会の影響も受けたのだろうと振り返ることができる。

私の中では、亡くなるまでの半年近く、毎日のように「死にたい」「死ぬから」と言われていたため「突然の死」という形ではなく、もう「そうなるしかない」というような感覚で死を迎えた。私にとって母の死自体は大きな意味は持っているが、亡くなった直後はさほどに衝撃的ではなかった。むしろ無感動に近い感覚だった。しばらくすると安心感さえ抱くこともあった。私が幼い頃から母がうつ病だったため、虐待に近い言葉の暴力や、物を投げられるということも多々あった。だから、愛する大切な人を亡くした感覚は全くなかった。

母の死後、どんなグリーフがあったかというと、まず身体の反応として、腰椎の椎間板ヘルニアになった。読者の皆さんはご存知だろうか。グリーフには身体的影響というものも大きい。

アメリカの一流の葬儀社はグリーフサポートが充実していて、たとえば一ヶ月後に健康診断の通知を送る。グリーフの影響として身体に反応が出ることが認知されているのだ。不眠、過眠、過食や拒食、頭痛、めまい、胃痛等々、さまざまな形で現れる。乳幼児であっても夜泣きが止まらなくなったり、湿疹が出たりといったように、家庭の中での喪失体験があると、身体に反応が生じてくる。

私の場合は歩けないほどの痛みにまでなった。当時大学一年生だったが、生活費を得るためのアルバイトもできなくなり、奨学金の支給も止まってしまい、中退の危機が三度やってきた。頼れる人もいない中で孤独感があふれ「でもこの状況は自分が母親を死なせたからだ」という自責感も強かった。けれど私は、途中三回中退の危機があっても、九年かけて大学を無事に卒業することができた。それは支えてくれる人がいたからだった。学費がないときには「お金を出すから辞めるな」と言ってくれた大人がいた。頼れる人がいないと思っていても、最終的に「死にたい」と思ったときに手を伸ばせる先、電話をかける先があった。

自分にあった支えを当たり前にある世の中にしたい。「恩送り」として、自分が受けた恩を返すだけではなく、その恩を次の世代に送っていこうという気持ちがある。たとえ、親がいなくても、亡くなっても大学を中退せずに済むように、自分の将来を諦めずに済むように、応援できる社会を作りたい。そんな思いを源にしながら、ふとしたきっかけから、母の日の原点(娘が亡き母親を偲んで始めたこと)を知り、母親を亡くした人に手紙を書いて本にするというプロジェクトを始め、大きな反響を受けたのを機にリヴオンを設立した。

4　グリーフから希望を

リヴオンの活動では「グリーフから希望を」という価値観を大事にしている。皆さんはこれまでどんな喪失体験をしてきたのだろうか。そして、その喪失体験、失った体験をしたことによって、得たものは何かあるだろうか。すごい悔しい思いをしたのであれば、その悔しさが何に生きたのだろうか。死別、喪失、グリーフというのは、マイナスのイメージがとても強いだろう。たとえば、3・11と聞いたときに希望の絵がぱっと浮かぶということはないと思う。

他方で、1・17阪神淡路大震災は二十年を迎えたが、その二十年の間に何を生み出してきたのだろうかと振り返ってみる。あの震災以後、「ボランティア」という概念が広まった。NPOに関する法律も生まれた。あの時にボランティアやNPOというものが普及しなければ、東北の震災が起きた時に大量のボランティアが行くことや、NPOがすぐに駆けつけるということはなかっただろう。大きな文脈でいえば、それはグリーフから希望が生まれているということであり、私たちが3・11を経験したということは、これから十年、二十年後「あの震災があったからこうしてきたね」とか「こんな社会作ってきたね」と、そんな言葉を口にするということだろう。何よりも、そうする力が私たちにあるということを心に留めておきたい。もちろんだからといって「3・11があってよかった」というわけではなく、悲しいことは悲しいし「あんな震災なければよかったのに」という気持ちも同時になくならないと思う。

社会のレベルのみならず一個人の中でも「グリーフから希望を」と感じられることがよくある。たとえば、病気で父親を亡くした遺児の中には、親の闘病中に看護師さんがとてもよくしてくれたから、看護を学び看護師になった子もいる。また、自殺で親を亡くした子が、同じように亡くなる人を一人でも減らしたいという思いから、教員になり、教育を通じて、いのちというものをどう守っていくか伝えている。遺児というと「かわいそうな子」というイメージやレッテルが貼られることが多いが、遺児の中にも「力」や「希望」がある。それを信じて傍にいられるか。グリーフケアやグリーフサポートで最も重要なあり方の一つだと思う。

5　グリーフケアが当たり前にある社会を築く

リヴオンという団体は二〇〇九年の二月に設立した。「リヴオン」は英語で、「生き続ける」という意味がある。亡くなったいのちも、そして私たちのいのちも生き続けられますようにという願いを込めている。たとえば、亡くなった人が好きだった食べ物を「これ、あの人が好きだったのよねぇ」と語り合いながら食べる。亡くなった人のものを身に着けたり、手を合わせて拝んで向かい合ったりする瞬間に、死者を生かすことができるだろう。日本人だからこそ持てる「死者」という存在。欧米社会では、死んだらもういないことになるが、私たち日本人は本来、亡くなった後も続いていくいのちとつながることができると考えてきた。今この私たちのいのちが生きやすい社会になっていくとともに、死者のいのちとちゃんとつながれる社会になればと願っている。

団体のミッションは「グリーフケア、サポートが当たり前にある社会を実現すること」。これまで、グリーフケアをどうやって根づかせるか、どうやって亡くした人に、確実にサポートを届けられる社会を実現できるか、考え続けてきた。それがきっかけになったのが、社会起業家向けのビジネスプランコンペだった。

社会起業というのは社会課題を解決することを目指して事業を創出していくこと。このコンペに応募するのを勧められ初めて「リヴオンのミッションは何か、役目は何だろうか」と考えた。考えた先にあったのは「いつ、たとえば何歳だとしても、どこで、どんな田舎でもどんな都会でも、どんな理由でも、自殺でもＨＩＶでも突然死でも大病を患って長いことかかったとしても、どんな形で大事な人を亡くしても、必要なサポートにつながる社会を実現したい」という強い思いだった。当時、グリーフケアが既に当たり前にある米国のことを知っている人たちに尋ねてみた。そうすると何ともうらやましい話を耳にする。映画を観ていても、当たり前のように遺族のピアサポートの光景は出てくるし、誰か亡くなると、病室で死亡診断書とセットで「こちら、地元の遺族会一覧のリストです」と渡している。アメリカであっても、日本であっても、人が亡くなることには変わりないし、国が変わっても大事な人が亡くなる悲しみや困難に変わりはさほどないはず。そうだとすれば、グリーフサポートが豊かにある国とほとんどない国、どちらに暮らしたいだろうか。

ミッションが見えてからは、この社会においてグリーフサポートを当たり前にしていくために、葬祭業従事者、僧侶、時に警察の研修にも呼ばれる中で、ご遺族と確実に出会う人たちとつながりながら、ミッションの実現を目指していくことに決めた。

たとえばお寺が変わるところから社会は変わるという「寺ルネッサンス」をスローガンに、お寺との関わりも大切にしてきた。お寺の数はコンビニの二倍近くあり、七万五〇〇〇ヶ寺近くある。これだけの数のお寺がもし変わったら、絶対に社会は変わるだろうと確信した。

リヴオンとしてはこれまで石川県小松市のお寺さんたちと一緒に「グリーフサポート連続講座」を開講し、そこから二つのグリーフサポート団体を産み落とした。浄土宗が宗派を超えて、お寺とＮＰＯの協働を表彰する「共生地域文化大賞」という賞を創設したが、こうした活動が認められリヴオンは「共生優秀賞」を受賞した。また、若手の僧侶、特に大学や大学院で勉強している僧侶の卵たちと勉強会「寺ルネ」を行い「セルフケア×仏教」をテーマにしたイベントなども開催した。苦しみを抱きながらも生きていく智慧は仏教の根本的な教えであり、それらはグリーフケアに生かしていけるものだ。震災の時も東北でお寺や僧侶たちが、避難所として檀家であるか否かに関わらず、被災者たちを迎え入れたり、弔いに際しても、丁寧に相談にのっていた。自らも被災しながらも、苦しみを共に生きるあり方を大事にしていた。

6　わたしたちにできること

最後に要点として、三つほど、誰もができるグリーフケアを挙げてみよう。

まず初めに大事なのは「気にかけているよ」ということの発信。キャッチボールになぞらえてみる。「気にかけてるよ」とまずは自分からボールを相手に投げる。「あなたのよいタイミング、必要なときに返してくれたらいいからね」と渡しておくのだ。相手の了解もなく、土足でズカズカと入っていって聞き出したり、アドバイスをしたりするのではなく「あなたの必要なときに何かお手伝いできればと思うよ」と伝えておくこと。ニーズは人それぞれで、話を聴いてもらいたい人もいれば、生活の助けを求めている人もいる。神戸の震災で伴侶を亡くされた旦那さんが一番助かったことは、幼いお子さんがいたので、近所の人たちが交代でこどもの分のお弁当を作ってくれたということだったとか。「気にかけているよ」「何か困ったことがあったら言ってきてね」とまなざしを送っていてくれれば、生活の日常のちょっとしたことでも相談していけるのではないだろうか。自殺で身内を亡くされたご遺族から、人の目が恐くなって犬の散歩ができなくなったところを、他の人が自分の犬の散歩のついでに連れて行ってくれて、助かったというエピソードを聞いたことがある。そうした日常の支えも一つのグリーフサポートになっていく。

日本人は「空気を読む」に表れているように、言葉を使わなくても伝わる感覚があるかもしれない。けれど、いざというときに頼りやすいのは「あのとき気にかけてくれていたな」と思い出せるほどに、言葉にしてくれていた人であったりもする。シンプルな声かけでもいい。たとえば「ごはん、何食べてる?」「眠れている?」といった身体の反応の方から観る質問。私自身がもっともつらかったとき、そのことを尋ねてくれるメールを毎日、一週間くらい送り続けてくれた友人がいて、その声かけに救われた。眠ることや食べることはまさに生きること。たった一通のメールであっても、私は、自分の生きることを見ていてくれている人がいるんだと感じた。「気にかけているよ」というまなざし自体が、相手を大事にするというケアになる。

次に「聴く」ことについて。「聴」という字、門構えの「聞」とどこが違うのか。字をばらしてみると「耳＋目＋心」になる。つまり、「聴く」という行為は耳だけを使っているわけではない。聴くことは受け身なイメージだけれど、実はとても能動的なメッセージにもなる。

(今、講演中と仮定して) この場に二十人の方がいるとすれば、二十通りの聴き方をしているだろう。私を見ている人、メモを取っている人、自分の心を見ている人、もしかしたら今夜の食事は何にしようかと思い巡らせている人。目一つとっても、いろいろな視線がある。私を見ている人も、私の手に持つマイクを見ている人もいれば、私の存在全体を見ている人もいるだろうし、そのまなざしの温度も違う。そもそも、目には温度があるらしい。「冷たい視線」という冷ややかなものもあれば、「熱い視線」というオリンピックに釘づけでもうテレビの画面をジーッと見るようなものもあれば、あたたかく、やさしいまなざしというものもあるだろう。どのくらいの温度であれば安心して話せるのだろうか。そして「目は口ほどに物を言う」とはその通りで、「あなたを大切に思っています」と言葉で伝えるよりも、ただ黙って相手を大切に見るまなざしからの方がより伝わるということがある。

私たちはグリーフを抱える人を前にしたとき、何と言ったらいいか分からなくなることがある。言葉を発したら傷つけるんじゃないかと思ったりする。そのときは、目で伝えることも一つ。あなたのことが大切だというまなざしで、じーっと見る聴き方というのがある。見つめすぎると緊張するかもしれないけれど、本当にあたたかいまなざしで包むようにして。

最後にお伝えするのは、"Don't judge." ということと「ままに」ということ。これは、こちらの持っている物差しで相手の経験や感じ方をはからないというあり方。目の前にグリーフを抱えて苦しんでいる人がいた場合、「そんな落ち込んでいたらよくないよ」とか「小さなこどももいるんだから、あなたがしっかりしないと」、「長男なんだから」等々、さまざまな理由をつけて人は相手の状態を「良い」「悪い」と決めたり、「こうすべきだ」とジャッジしていくことがある。

なぜジャッジをしてしまうのか。理由はそれぞれかもしれないが、やはり自分には受け止めたくない感情や状態であったり、自分自身がそうはなりたくないと思っていたりすることから価値判断を押しつけてしまう。人は誰しも落ち込んでいたくないもの。だから、どうしても受け入れたくないという気持ちは湧き起こってくるとは思うけれど、それを言葉にして伝えたり無意識に相手に言ったりしてしまう。

ジャッジを投げつけてしまったり、こちらの物差しを相手に当てはめて、良い悪いを決めてしまうと、その人は傷ついて心を閉ざしてしまうだろう。だから、ジャッジをしない聴き方というのを大事にする。別に自分の中にジャッジが生まれること自体はよい。でも、いかにもジャッジして、眉間にしわがよるとか、怪訝な聴き方をするとどうなるか。相手は「私はだめなんだ」とか「やっぱり話すんじゃなかった」と思うかもしれない。グリーフの反応自体は全て自然であり、良いも悪いのもないので、そこにはジャッジをかけていかないということ。

天秤を想像してみる。一人一人、自分の心の中に天秤があるとする。みんな自分の天秤のことは自分にしか分からない。ここで、たとえば、飼っているペットの犬を亡くすという苦しみが、世の中一般的に五十グラムという重さだとする。でもそれをある人の天秤にかけたら、一人暮らしの中でこの間、失恋したばかりで、一緒に暮らしていたペットも亡くしたため、その五十グラムの苦しみは一トンくらいの重さを指すかもしれない。ある人にすれば、ペットが一匹亡くなったけれど、とても似た顔や姿をしたペットを飼うことによって、その苦しみが四十五グラムになった、ということもあるだろう。自分の天秤に相手の苦しみを乗せて「これ三十グラムくらいじゃない?」とは言えないものだと思う。

たとえば「もう三年経ったんだから」「一〇〇歳近くまで生きれば大往生だったでしょう」ということを例にとっても、それを楽と思うか、つらいと思うかはあくまで当事者にしか分からない。「三年」が「もう」なのか「まだ」なのかはその時間を生きた、相手に聞かなければ分からないことなのだ。一〇〇歳近く生きてくれたとしても、まだまだ一緒にいたかったと想い、寂しさを抱える人がいてもいい。感じ方は人それぞれなのだから。その感じ方をそのままに、感じるままに、受け取っていくことが何よりも大事なことだ。

震災の一ヶ月後、被災地で出会った、伴侶を失ったおじいさんとのやりとりを最後にお伝えしたい。「罪悪感」というのはグリーフではよく出てくる反応の一つ。自殺で家族を亡くしたことで「私が親を殺しました」と表現をするくらい「死なせた」と思っている人は多い。かくいう私も「一緒に死を選択した」と今でも思っている。けれど、そう表現すると周りの人は「あなたは悪くないよ」と言ってくれる。それは善意や優しさから。そこが難しい。私が東北で出会ったおじいさんも、同様に津波で亡くしていても「自分が殺したんだ」と言葉にされていた。その瞬間に「おじいさん、そんなことないですよ」とか「津波のせいじゃないですか」と、こちら側の解釈や、即物的な事実を伝えることは私にはできなかった。「何で自分が殺したって思っているんだろう」と、ただ、ただこぼれてくる言葉を黙って、ありのままに聴いていくと「自分が仕事に行ってなかったら、自分がそばにいたら助けられたんだ」という言葉が出てきた。

「ままに」「聴く」ことの力は、その人の物語が紡ぎ出されていくお手伝いをすることにつながっていく。罪悪感自体が悪者ではなくて、その罪悪感の奥にあるものを一緒に見つめていく時間が持てればいいのではないかと思う。その人にしかそのグリーフの物語は紡げない。自らの経験に解釈を与えることも、物語に紡ぎだすことも、その人にしかできないこと。

もちろん、その物語を聴いて何を感じたのかは伝えてもよいと思う。その際はきちんと「私は」という主語を立てて伝えること。「私は、あなたがそんなふうに奥さんのことを大事に想っているのを聴いて何だかすごくあたたかくなりました」とか。ただ、当時の私はあまりに言葉にならず、そのおじいさんには何も言えず、ずっと腕に手を当てていただけだった。関係性を重ねていければ、自分が感じていることもありのままに伝えながら、そして相手の感情をそのままに受け取っていくことの、両方を大事にすることができるのかもしれない。相手の感じていることを否定したり、こうあるべきだと押しつけたりしたら、そこで心も閉ざされ、紡ぎかけていた物語も終わってしまう。だから、最後まで大事に聴くこと。

もちろん、聴いていてしんどくなることもある。ままに聴くという聴き方は、楽なものではないから。だからこそ、自分自身の状態に気づく力を持って「自分しんどいんだ、この人の話聴いているとき」と観察できたなら、帰ってからセルフケアを心がけること。今日は家に帰ったらおいしいもの食べようとか、お風呂にゆっくり入る時間とろうかとか、早めに眠らせてあげようといった、自分自身を大事にする力をつけることも重要。人をケアする、人を大事にするためには、何より自分自身を大事にしていないとなかなか難しい。

最後にお伝えしたいのは、自分自身を大事にするっていうセルフケア×聴くということで、ちゃんと自分の心を聴いてあげるということ。自分の気持ち、自分の感じていること、自分の状態にしっかり耳を澄ますということ。身体の声にも耳を澄ましてみる。どこが怒っているかなとか、どこが重たいかなとか、どのあたりが冷えているかなと。自分の身体の声、心の声を丁寧に聴いていき、自分自身を大事にした先に、人のグリーフを本当に大切にすることができるのだろう。

最後に東北で一万部お配りしてきた冊子『大切な人をなくしたあなたへ』の中に掲載している「大切な人をなくした人のための権利条約」をご紹介して括ることにしたい。

第一条　悲しんでもいい 落ち込んでもいい

「がんばらないと」「心配かけてはいけない」と気丈にふるまっているかもしれません。

でも時に自分の心の奥にある声に耳を傾けてみてください。

悲しいときは悲しみ、落ちこむことがあっても自然なことです。

● 第二条　自分を許してもいい

「わたしが悪かったんだ」と自分を責めてどうしようもないとき
「どうにもできないことがあったんだ」ということを認めてもよいのです。
自分を責めるのは、あなたにとって、その人の存在がそれほどまでに大事だった証です。

● 第三条　考えない、思い出さないときもいい

死を直視しないのもまた自由です。
辛いから考えたくない、思い出したくない。
そんなときは、いま自分が打ち込めることに力をそそげばよいのです。
考えられるとき、思い出したいときに、そうすればよいのです。
亡くなった人はそんなあなたを責めないでしょうから。

● 第四条　自分を大切に

「みんな大変だから」と思い、我慢をすることも尊いことです。
でも自分がつぶれてしまうほどの我慢はどうでしょうか。

大切なのはあなたが、あなたらしく生きてゆけること。
自分を大切にすることに許しを与えてもよいのです。

第五条　助けてもらうこと

「お互いさま」誰もがいつかは大切な人を亡くし、苦しいときがあります。
だからいま、辛いのなら、支えてもらってもよいのです。
そして今度は、誰かにその恩を返したり、送ればよいのです。
「助けて」は悪いことではありません。

第六条　みんなちがって、それぞれにいい

同じことを前にしても、感じ方はちがいます。
人それぞれであるということ。
どちらが重たくて、どちらが軽いということは本当はありません。
ただ「そう感じている」ということが真実なのです。
感じるままに。ちがいをちがいのままに。

第七条　自分の人生を歩んでいい

自分の人生を生きること。たのしい時間をもつこと。
時に亡くした人を忘れていること。
それは亡くした人を置いていくことではありません。
喪失した相手の存在とともに
あなたの人生を 歩んでいくことはきっとできます。

悲しみも怒りも不安も安心も、全て感じるままに抱きしめるように大切にしてみる。悪い感情、いい感情なんてない。感じたままの感情がただある。ありのままの感情を感じ、言葉にしてみる。動きにしてみる。音にしてみる。形にしてみる。それぞれに物語にしてみる。失ったところから生まれてくるもの。亡くなった人とのつながりを紡ぎなおす物語。物語を紡ぎ始めると、何かが見えてくるかもしれない。

Comment-1

喪失から紡がれてゆくいのちのサポート

大河内 大博
Okouchi Daihaku

上智大学グリーフケア研究所主任研究員・浄土宗願生寺副住職。一九七九年生まれ。市立川西病院臨床スピリチュアルケア師、分かち合いの会「ともしび」ファシリテーターなど臨床活動を行っている。第一回浄土宗平和賞、第三十七回正力松太郎賞青年奨励賞受賞。著書：『今、この身で生きる』（ワニブックス）ほか。

1 喪失後を生きる

「ロスライン」というワークがある。生まれてから今日までに、どのような大切な人やものを失ってきたのか。どんなつらい出来事を経験してきたのか。そうした「喪失」に焦点を当てて、一枚の紙に書き出していくものである。このワークをすると、R・A・ニーメヤーの「私たちは喪失の生き残り（ニーメヤー、二〇〇六）」であるという言葉が腑に落ちる。私たちは、これまでに実に多くのものを失いながら今の私を生きている。「こうなってほしくなかったのに」と思う経験を重ねながらでしか生きていけない、無常の中に有る存在なのである。

筆者の尾角氏はそれを、「何かしらを失いながら生きている」と表現する。失ったときの心的反応は、悲しみだけでなく、怒りや自責、時に安堵や安心といった反応のあることも、あるいはそうした感覚を「感じない」こともあることを含め、「喪失」とその反応である「悲嘆（グリーフ）」を一般的な悲しみだけに押し込めない姿勢が窺える。そこに「生きる」ということのなかにグリーフの経験は不可避ゆえ、それを大切な経験として、グリーフそのものに尊厳を与え、そこから希望を紡いでいくという本章の主眼が、筆者の包括的視野に見て取れる。

その不可避の喪失体験は、多くの場合、突如として私たちの人生に降りかかってくる。それによって生き方を大きく変えざるを得なくなることもしばしばあり、世の中を見る感覚は、全く別のものとなることも少なくない。私が分かち合いの会で出会わせていただいてきた大切な人を亡くされた方々は、「あのときから時計の針が止まったまま」「今、世の中から色が消えて、全て灰色の世界となった」「もう二度とあの子がいたときのように心から笑う日は来ない」と、その経験を言葉にされた。

そうした痛みをケアするのがグリーフケアであるが、「ケア」には現状変更のニュアンスが含まれ得る。落ち込んだのであれば、這い上がるように。挫折したならば、もう一度立ち直るようにと。しかし、死別という「喪失」は、必ずしもそうした回復志向では捉えきれないグリーフを抱えることが多い。分かち合いの会で、周りの人から「乗り越える」や「立ち直る」という言葉を聞かされることがとてもつらいという話を伺うことがある。それらの言葉は、「いずれまた以前と同じように生きる」ことを前提としたメッセージとして伝わる。しかし、大切な人を亡くした方にとっては、もう二度と「同じ」時計は動かず、同じ風景も笑みも叶わないなかで、それでも生きていくことを自分に課し、今日の半歩を前に進めるといった感覚なのだろう。

筆者は、同じく「乗り越えきる」ことや「立ち直りきる」ことはなく、いろいろな想いがライフステージごとに湧いてくるなかで、グリーフと「共に生きていくもの」であると強調する。グリーフをケアするのでなく、グリーフをサポートすること。それはつまり、喪失によるグリーフとともに生きる生き方をサポートする、という視点である。それは、乗り越えたり、立ち直ったりすることをゴールとするのではなく、その後の人生に意味を見出していくことで生き抜くことを重視するグリーフワーク志向の生き方に光を当てるものである。

2 悲しみに言葉を与える

悲嘆カウンセリングで著名なJ・W・ウォーデンの言葉に「一人一人の悲嘆は全ての人たちの悲嘆と似ている。一人一人の悲嘆はある人たちの悲嘆と似ている。一人一人の悲嘆は誰の悲嘆とも似てはいない（ウォーデン、二〇一一）」というものがある。私たちは、誰一人として喪失による悲嘆を経験したことのないものはいない。だからこそ、共に悲しみ、共に苦しむことを可能にする。しかし、やはり同じように大切な人を亡くした者同志でしか分かち合えないグリーフというものもあるだろう。同じように悩んでいる者の前でしか吐露できない気持ちもあるだろう。そういう意味では「一人一人の悲嘆はある人たちの悲嘆と似ている」のである。でも、一人一人の生き方は違う。亡き人、失ったことと共有している物語も異なる。それゆえ、「一人一人の悲嘆は誰の悲嘆とも似てはいない」のである。

筆者は、とても素直に喪失体験を語られる。そこには「あるべき姿」や「あるべき感情」といったフィルターはなく、「あるがまま」語ることのできるしなやかさが感じられる。しかし、それは元来、筆者自身が持っていた強さではなく、弱さとして語ることができた「場」と「人」が周りにあったことに他ならない。同じように悲しんでいる人のために語りかけつつ、私と同じではない「あなただけ」の悲しみがそこにあることを知っているのであろう。その「あなただけ」の悲しみのなかに、大切な人やものが生き続けていることを筆者は、一人称の語りから私たちに訴えかけているようでもある。

そもそも、話を聴いてもらうことがどうして癒しになるのか。誰でもただ話をすればよいというわけではなく、聴いてもらうことがケアの機能を果たすのは、悲しみや痛みに「言葉を与える」という作業が、語り手にとって意味ある行為とならなければいけない。そこで表現されるのが、「あなただけ」の悲しみとそこに内包されている亡き人やものとの今なお続く絆である。

私たちの過去の出来事は、常に未来に拓かれている。過去の喪失を、今の私がどう語るか。その一瞬一瞬の私が過去の喪失を今の痛みとして語るとき、その言葉の中に「喪失」した人やものとの継続した物語を紡いでいくことを可能とする。それは同じ悲しみの言葉であっても、その色合いや味わいは変化を辿る。必ずしも「よい」方向に行くわけではなく、行きつ戻りつしながらかもしれない。ある人は、「日にち薬という言葉があるけど、一年経ってますます悲しみが深くなった」と涙ながらに吐露された。それも含めて、変化を辿るのである。悲しみとて常ではない。

その言葉になり難い想いに言葉を与えていくことで、想いに「気づく」営みが生まれる。それは失った人やものや出来事と「出会い直し」を繰り返していく作業なのかもしれない。そのなかに、悲しみの色合いや味わいの変化が表現され、「喪失とともに生きる」物語が紡がれてゆき、絆を確かめていく。この物語の編纂のなかに「希望」が編みこまれていくことが、筆者のグリーフサポートなのであろう。

3 「希望」に込められた願い

この「出会い直し」の時と場、そしてそこに同席し、見届けてくれる証人としての他者が社会に必要となる。筆者の取り組みである「リヴオン」は、その重要なミッションのもと、二〇〇九年に誕生した。その着眼のユニークなところは、その見届けてくれる証人が、一生のうちに固定した個人となるのではなく、人生の中で出会うさまざまな人のなかに、グリーフワークのサポートの種を蒔いていく社会起業であるという点であろう。

医療従事者や警察、葬儀会社、宗教者など、死別に限定すれば、「死」の周縁にある人々がどのように目の前の人のグリーフと向き合い、どう接するかによって、最もサバイバルな時期を適切にサポートすることが実現可能となる。そして、残された人生を生きるために、悲しみに言葉を与え、共に涙し、共に笑い合うグリーフケアに従事する専門家や自然とこなせる仲間が、人生のなかに訪れることが希望を紡ぐ。筆者が、どのような逆境のなかにあっても生きることのできるいのちの崇高さを一人称の語りを通して大切にしながら、横断的に「グリーフから希望へ」という取り組みを意識されているところに、「生き続ける」ことに込められた「生きてほしい」という願いのあることが伝わり来る。

4 喪失から紡がれゆくいのちに生かされて

「生きてほしい」という願いは、喪失の悲しみを忘れ去ることを迫ることではない。日航機墜落事故でこどもを亡くし、遺族会の事務局長をされている美谷島氏は死別の悲しみについて「私は、悲しみは乗り越えるものではないと思っている。亡き人を思う苦しみが、かき消せない炎のようにあるからこそ、亡き人とともに生きていけるのだと思う（美谷島、二〇一〇）」と語る。大きな喪失体験は、生き続けることを困難にする。日常生活上の困難から、自ら死を選択することも悲しい現実ながら起こっている。しかし、私たちには、例外なく、その困難を抱えつつも生き抜く力のあることも忘れてはいけない。G・A・ボナーノは、「極度の不利な状況に直面しても、正常な平衡状態を維持することができる能力」という定義で「リジリエンス」について言及し、「喪失の苦痛を耐え忍ぶ能力は特別なものではない。むしろ、逆境の中で強く生きる人間の一般的な能力（ボナーノ、二〇一三）」であると、自然な力としてのリジリエンスを紹介する。

冒頭に触れた私たちが持つ「ロスライン」はそれを証明してくれることだろう。大切なものを失ったとき、誰に抱きしめてもらっただろうか。大切な人とお別れをしなければならなかったとき、誰が無条件に自分を受け入れてくれただろうか。きっと、その折々には、全てを無条件に受け入れ、「あるがまま」に認めてくれ、「思いのまま」の語りに耳を傾けてくれた誰かがいたのではないだろうか。筆者が志す社会は、そんな眼差しと心で寄り添い、受け止めてくれる人々によって、悲しみのなかにこそ亡き人とつながる新たな絆を紡ぎ、「喪失とともに生きる」いのちを支える社会なのであろう。

喪失による悲しみや痛みは消し去るものではない。忘れるべきものでもない。そのままにして愛おしく、貴く、尊厳を持ったものである。私たちはその悲しみや痛みとともに生き続けることのできる存在であることを、筆者の言葉と取り組みから学びたい。

Comment-2

いのちの支え合いの場に立つ

中井 弘和
Nakai Hirokazu
一九三九年生まれ。静岡大学名誉教授。農学博士。公益法人「農業・環境・健康研究所」（大仁農場／静岡県伊豆の国市）技術顧問。社会福祉法人「静岡いのちの電話」理事長。棚田の修復と稲の自然栽培をとおして学ぶ「清沢塾」主宰。著書：『生命（いのち）のかがやき――農学者と４人の対話』（野草社）ほか。

1　稲に聴く、人に聴く

「稲のことは稲にきけ」――日本の近代農学の父といわれた横井時敬《ときよし》博士（一八六〇―一九二七）の言葉である（金沢・松田、一九九六）。私は稲の研究に永く携わってきたが、この言葉の意味を理解するようになったのは、自然農法の研究を始めた比較的最近のことである。研究者は普通、稲を理解するために、物指しを用いて草丈や穂長などを測定したり、種々の器具を用いてその遺伝子や特性を分析したりする。いきおい、研究者たちは「稲」全体を望む視野から遠ざかる。博士は、稲というものそのものに自分の感性や観察力を総動員して向き合うことの大切さを研究者たちに伝えたかったのであろう。

私は、大学定年後、伊豆の国市に所在する研究農場（公益法人 農業・環境・健康研究所）を拠点にして、沖縄から北海道に到る全国二十ヶ所ほどの水田で農家と共に稲の育種を行っている。田を巡り歩き、稲を一つ一つ観て選び、農薬や化学肥料に依存しない自然農法に合う品種を育成する仕事である。折から、電話をとおして悲しみ苦しむ人に聴きその心に寄り添う「いのちの電話」（社会福祉法人 静岡いのちの電話）

の活動に、その運営を担う立場から関わるようになった。稲と人のいのちに向き合う日々を過ごしているところである。

2　ケアする人のケア

「いのちの電話」は、一九五三年、英国の牧師、チャド・バラーによって始められ、今、その活動は全世界に広がっている。日本では一九七一年、初めて東京で始められ現在は全国五十ヶ所で活動が展開されている。その働きは一つの典型的なボランティア活動として高く評価されてきたが、このところ電話相談に直接携わる相談員の減少が重要な問題となってきている。深刻な相談に対応するなかで、心身が深く傷つき、相談活動を維持できなくなるケースも稀ではないのである。ケアする側に立つ相談員のケアが「いのちの電話」活動においても喫緊の課題である。

「相手の苦境に同調してしまって、一緒に泣いてしまう」「『自殺を何回か試みた。今も試みたところであるが、うまく死ねない。うまい死に方を教えてほしい』といってガチャンと受話器を切られる。その後その人の消息が気になって心が痛む」「話の途中で突然怒りはじめて、大声で罵声を浴びせられる」、これらは相談員から聞いた話の一部である。一方、「『癒された』、『気持ちが楽になった』、『話を聴いてくれてありがとう』このような言葉をかけてくれたときは本当に嬉しい」といったケースも数少ないがある。最後に挙げた例は、ケアする人が、ケアされる人からケアされる例であるといってよいだろう。

ケアする人は、同時にケアされる人であり、ケアされる人もまたケアする存在でありうる。人は本来ケアし、ケアされながら共に生きていく存在であることは確かなことだ。人は、また、自分自身をケアしなければならない存在でもある。人はなぜ死に直面する苦境の只中にあっても、介護する人に「ありがとう」と言えるのか。これは、至って人それぞれの生き方の問題に関わる。ケアされるにせよ、ケアするにせよ、その状況に至るまでのその人の日常生活における生き方が問われることに違いはない。

3　人が強く生きるということの意味

私は大学在職中、専門の「育種学」の講義のなかで、よく「ダーウィンの進化論」の話をした。「強いものが競争に勝ち生き残る」という人口に膾炙《かいしゃ》されている説である。生物の進化において、必ずしも腕力の強いものが生き残るわけではない。たとえば、比喩的に言えば、踊りや歌がうまい鳥が生き残ったりする。ある孤島では、羽が弱く飛翔できない昆虫のみが生存し続けている。翼筋が発達した空高く飛べる昆虫類はいずれも風にあおられ海に落ちて絶滅してしまったのである。そこで私は学生たちに「人の強さとは何なのか」を問いかけ、オーストリアの精神医学者、ビクトール・フランクル博士（一九〇五―一九九七）の著書『夜と霧――ドイツ強制収容所の体験記録』を引用し話すのを常とした。

捕えられたユダヤ人たちが、貨物列車に詰め込まれ、何日もポーランドの平原を走りアウシュビッツ収容所に到着するシーンからその物語は始まる。疲れ切った人たちは、全ての荷物を没収された後、一列縦隊で歩かされ、すぐに左右方向に位置するガス室と収容所への道に選り分けられる。その九〇パーセントはガス室に送られたと記されている。辛うじてガス室を免れた博士は、強制収容所の極限状況のなかでどのような人が強く生き抜くことができたのかを問い記録したのである。

それは、人々が収容所に送致されてくるまでに、いかに心豊かに生きてきたかにかかっていたのだという。美しい自然、音楽や絵画や文学などの芸術に触れる、神に祈るなどを日常生活に取り入れ、豊かな感性を養ってきた人々が強く生き抜くことができたといってもよい。もう一つ、収容所の過酷な条件のなかで、病人など弱っている人に自分に配られるわずかな食べ物を分け与えることのできるような人たちが強かったという。自らも過酷な試練を生き抜いてきた博士の示唆は、現代を生きるわれわれにとっても貴重な生きるヒントになるだろう。

4　土と人

私が関わる自然農法や有機農業は、土を基盤として、その上に生きる植物、動物そして人間へと廻る自然の循環を大切にする。土が健康であれば、植物、動物を廻って人間も健康になるという理《ことわり》である。この循環をいのちの輪といってもよいが、その輪を支えているのが太陽であり、月、星、空，川、海、山などであるだろう。生物、無生物を問わず、これら全てが互いに関連し合い、いのちを廻らせている。現代社会が抱える問題の多くは、私たち自身がこのいのちの輪のなかで生かされているという感覚を失いつつあることに由来していないか。古来、土と人とが互いにつながり生きてきたことは、仏教の「身土不二」やキリスト教の「神は土の塵で人を形作り、息を吹きいれられた。人はこうして生きるものとなった」といった思想からもうかがわれる。

私たち日本人は、3・11の大地震・津波やそれに伴う原発事故によって、生活の場を破壊され、故郷を追われて帰還できない深い喪失感を経験し、あるいは目の当たりにした。人にとって故郷とは何なのか。私は、韓国慶州市の老人ホーム「ナザレ園」を終の棲家とするかつて戦争花嫁と呼ばれ年老いた日本人女性たちを訪ねたときのことを思い起こしている。彼女たちは一様に「生きて日本に戻ることはできないが、死んだら私の魂は必ず故郷に帰る」といっていた。彼女たちもまた故郷を追われた人々といえるのだ。それは、人生の辛酸をなめつくして辿りついたホームにあって、あつい庇護のもとに心穏やかに人生最後の日々を過ごしている女性たちの心の奥深く秘めた心情であっただろう。

故郷への人の想いは、いのちの循環の中で人が往き着くべき土への想いかもしれない。今日本人に最もよく歌われているといわれる唱歌『故郷』の「こころざしを果たして、いつの日にか帰らん」という故郷は、作詞家の意図とは別に、人が死んだ後に帰るところであってもよい。いのちが廻る大自然の要である土が人の故郷であってもよいと私には思われるのである。

5　喪失から希望へ——死から生を望む

「失ってはじめて気づく大切さ　家族そろって囲む食卓」（『二〇〇七年度駿府学園カレンダー』）。私が、情操指導を折に触れて担当するある少年院の少年の歌である。罪を犯して少年院に送致される絶望感のなかで、日常で何気なく家族とともに囲んでいた食卓の大切さを初めて気づかされた少年の心象をよく表していて心打たれる。これは、確かに喪失の悲しみを歌ったものであるが、同時に少年自身の更生への意志を示す祈りともなっているだろう。少年のその後の人生を知る由もないが、私はわけもなくその少年は社会復帰をして家族で囲む食卓を取り戻しているのではないかと信じている。

喪失の内実はいろいろあるにせよ、それによって失ったものの大切さを思い知るというのは、喪失に伴う普遍的な心理に違いない。それは、喪失という苦悩の経験に意味を持たせることにもなるだろう。失ったものへの愛が深いほどに喪失の苦悩は大きくなることも事実である。身近な者の死に直面して悲嘆に陥る多くの人々の例を挙げるまでもない。グリーフケアのありようとともに、それは、われわれ全てが往き着く「死」という壮大な未知の問題に関わってくる。

死を乗り超え、生の意味を人々に説くのが一般的な宗教の役割であろう。キリスト教は、イエスが死に、そして復活する事実を前提にして成立している。生の終焉が死であるというわれわれが持つ発想とは逆に、死から生を望む視野に立っているといってよい。宗教という枠を超えて、われわれも、苦悩の経験から希望を、死から生を望む視野をもって、人生に立ち向かうことはできないだろうか。市井のなかで死や生を考える試みは今後ますます重要になってくるのではないかと考えている。

6　ともに生きる

「聴」には、詳しく注意してきくといった一般的な意味にはじまり、自由にしておく、受ける、待つ、許す、といったものがある（長澤、一九六七）。こうしてみると、聴くことは愛の行為そのものであることに気づかされる。また、「聴」は、人が神に祈る姿から象形され、神の声をきくことを本義とするのだという（白川、二〇一四)。神は声を発しない。そうであるならば、声の向こうに在るいのちの振動を身体全体で感じ取ることを聴く意味と捉えてもよいだろう。

人は、人と、自然と、また自分自身とともに生きる存在であることはすでに述べた。その「共に生きる」を支えるのが聴く力ではないだろうか。聴く力はまた人が普通の生活の中で共に生きることを大切にしていくなかから生まれてくるのではないかと考えている。

終章

死とともに生きることを学ぶ
——対話する死生学のために

竹之内裕文 TAKENOUCHI HIROBUMI
1967年生まれ。静岡大学農学部・創造科学技術大学院教授。東北大学大学院文学研究科博士課程修了、博士（文学）。専門は哲学、倫理学、死生学。理学部数学科に入学するも、父の病死を受けて「死の訓練」としての哲学を志す。2003年4月、故岡部健医師とともにタナトロジー研究会を創設。静岡市内では哲学カフェ＠しぞ〜かと死生学カフェを創設し、それぞれ共同代表と代表を務める。主宰する生命環境倫理学研究室では、目屋マタギとともに山を歩き、安倍川上流のわさび田を共同管理する。主な著書に：『どう生き、どう死ぬか——現場から考える死生学』（弓箭書院、共編著）、『七転び八起き寝たきりいのちの証—クチマウスで綴った筋ジス・自立生活20年』（新教出版社、編著）、『シリーズ生命倫理学・第4巻　終末期医療』（丸善出版、共著）ほか。

この世界に生を享けてから、あなたはどれほど多くのものを手にしてきたことだろう。しかし、そのうちのどれ一つとして、あなたが失わないものはない。私たちの生が有限であるかぎり、何かを手に入れる（獲得する）ということは、いずれそれを手放す（喪失する）ということを意味する。

それどころか、生が有限であるかぎり、生そのものが失われる日が訪れる。大切にしてきた事物やかけがえない人たちだけでなく、自分自身の生と別れる日が到来する。生の有限性をどう受けとめ、いかに生きるのか。つまり、死とともにどのように生きるのか。「喪失とともに生きる」という課題は、「死とともに生きる」という課題に私たちを導くのである。逆に言えば、死とともにどのように生きるのか、その見通しが立たないかぎり、喪失とともにどのように生きるかという本書の問いにも、最終的な回答が与えられない。そこで終章では、「生きる」ことと「死ぬ」ことについて考察したうえで、「死とともに生きる」という課題を探究する。探究の道筋をあらかじめ示しておこう。

「生きる」とはどういうことか。それは出会う——多様なもの（者・物）や、こと（事・言）と出会う——ということではないか。「生きる」ということは、かけがえのない人や大切なものとの出会いの積み重ねであり、それを措いて「生きる」ということを考えることはできないだろう。「生きる」ことが「旅する」ことに譬えられるのも、旅の妙味が見知らぬ土地の風物や文物、旅の道連れとの出会いにあるからだろう。

「死ぬ」とは、どういうことだろうか。私自身の死（第一人称の死）、大切な人の死（第二人称の死）、新聞やテレビで見聞きするような、深いかかわりを持たない人の死（第三人称の死）というように、当の「死」を支える関係性によっても変わるだろうが、「死ぬ」とは、要するに「別れる」ことではないだろうか。

かりに「生きる」ことが「出会う」こと、「死ぬ」ことが「別れる」ことであるならば、「死とともに生きる」ということは、いつかは別れることを前提に、他なるもの（者・物）やこと（事・言）と出会うということを意味する。

以上の見通しのもと、本章は「死とともに生きる」という課題の探究に赴く。「死とともに生きる」とはどういうことであり、それはどのように学ばれるのか。その探究を通して、死生学の可能性と課題が見えてくるだろう。

1　生きること、出会うこと

●生命であるということ

「生きる」という営みに関して、日本語には「生命」「生活」「人生」「生涯」「いのち」など、多くの表現がある。それらは一つ一つ、用例とニュアンスを異にし、その差異に応じて、それぞれの角度から「生きる」という現象を照らし出している（上田、一九九一）。それを糸口に、まず「生きる」ことの広がりと豊かさを視野に収めておこう。

「生命」は、あらゆる生きものに共通する現象を指示する語として、科学をはじめ、多種の領域で広く使われる。逆にいえば、生きるという営みは、生命であるということを前提にしている。

物質であることと生命であることの違いは、どこにあるのか。物質（material）が絶えず結合と離散を繰り返すのに対して、有機体（organism）には個体としての持続的な統合（integrity）が見られる。

統合に際して〈内部〉と〈外部〉の境界が設けられ、有機体としてのアイデンティティが確立される。それと同時に、〈内部〉に空気や栄養を取り込み、〈外部〉に不要物を排出する代謝（metabolism）の活動が不可欠になる。

有機体ないし生命体であるためには、代謝を営まなければならない。代謝を通じた外界との関わり、物質の交換が不可欠となる。代謝に支障が生じると、生命活動はやがて停止する。個体としての統合が崩れ、アイデンティティを失い、物質に戻っていく。私たちはそれを「死」と呼ぶ。つまり、生命であるということは、代謝という活動とそれが停止した状態としての「死」を、自らのうちに必然的に含むということである。物質は結合と離散を繰り返すだけで、死ぬことはない、生命であるものだけが死ぬことができるのである。

●生活、人生、生涯

これに対して「生活」という言葉には、「生活向上」、「豊かな生活」、「生活環境」といった言い回しに示されるように、より人間的に充実した方向へという願いのようなものが託されている。ただ生命を保存するだけでなく、衣食住を確保するにしても、より社会的、文化的にレベルの高いものにしたいというニュアンスである。

「人生」になると、人間的な生の追求とそれに伴う喜怒哀楽が前面に出てくる。この言葉には、人として生きる苦悩や恵み、幸運や不運が響いている。「生涯」は、終わりから生を捉える視点を含んでいる。「涯《はて》」という言葉に示される通り、生きるという営みがどこまでも続くのではなく、いつか終焉を迎える、有限であるということが示唆される。

いのち

有限性の視点は「いのち」という言葉において、さらに鮮明になる。生と死が表裏一体であること、死を介して生と生がつながっていることが表現される。「いのち」という言葉は、生命の高まりがいったん断ち切られたところで開かれる次元を指示する。『新古今和歌集』に収められた西行の歌を題材に考察してみよう。

年たけて又こゆべしと思いきやいのちなりけり小夜の中山

よく知られているように、西行は北面の武士として活躍したが、やがて出家し、三十歳で東国に旅に出る。晩年（六十九歳）になってもう一度、東国に旅に出る途次、掛川にある小夜の中山に差しかかる。そこで西行は右の歌を詠む。歌を通して西行は、まるで小夜の中山に語りかけているようだ――「年を経て、またお前を越える日が来るなんて、思っただろうか、思いもしなかったよ。いのちだなあ、小夜の中山」と。

以下の三点に着目しておこう。第一に、「思いきや」（思っただろうか、思いもしなかった）という詠嘆である。西行にとって小夜の中山との再会は、彼自身の思惑・計らいを超えた出来事だった。自分の思惑や計算、つまりコントロールを超えて、「生きる」という営みに触れたとき、西行は「いのち」と口にしたのである。第二に、晩年という時期である。西行は、自分に迫りつつある「死」を明確に意識している――実際にこの四年後に彼は逝去する。「もうお前（小夜の中山）を越える日は来ないだろう」、「これが最後になるだろう」という歌人の覚悟が「いのち」という言葉に結実している。第三に、生と生のつながりである。「いのちなりけり」という言葉には、小夜の中山との出会い（再会）の不思議が込められている。西行が自らの生の歩みを、他なるもの（小夜の中山）とのかかわりから捉えるとき、もっともふさわしい言葉が「いのち」だった。「いのち」という言葉は、個体的な生や人間の生に限定されない広がりの中で語り出されているのである。

生きること、出会うこと

「あなたはどのような人ですか」と尋ねられたら、何と答えるだろうか。自分でないもの（者・物）、他の人との関係や出会いに言及して、回答するのではないだろうか。自分が大切にしているもの、世話しているもの、育てているもの、それらがすべて失われてしまったとしよう。その場合でも、なお「自分」と言えるものが残されているだろうか、もしないとしたら、自分というものは、他なるもの（者・物）との出会いによって成立していることになる。西行の歌はその傍証といってよいだろう。

マルティン・ブーバーというドイツの哲学者は、「わたしはあなたのうちで生成する。〔そのように〕生成しながら、わたしは「あなた」と呼びかける。／現実的に生きることは、すべて出会うことである」と述べる（Buber, 1983）。常識的なものの見方からすれば、「わたし」は、「あなた」から独立に、はじめから存在していて、そのうえで出会うということになるだろう。これに反してブーバーは、「あなた」

があって初めて「わたし」がある、「あなた」との出会いがなければ「わたし」はないと主張するのである。
ミルトン・メイヤロフという哲学者は、次のように指摘している。

相手をケアすることにおいて、その成長に対して援助することにおいて、私は自己を実現する結果になる。作家は自分の構想をケアすることにおいて成長し、教師は学生をケアすることによって成長し、親は子をケアすることによって成長する。（略）他者が成長していくために私を必要とするというだけでなく、私も自分自身であるためには、ケアの対象である他者を必要としているのである（Mayeroff, 1971）。

「自分自身であるためには、ケアの対象である他者を必要としている」という指摘は、「あなた」との出会いがあって初めて「わたし」が存在するというブーバーの洞察と響き合う。私が私であるために、ケアする相手、「あなた」を必要とする。やや難解に響くかもしれないが、私たちはこのようなことを日常的に経験している。

たとえば母親は、はじめから母親なのではなく、子を育てることで母親になっていくと言われる。このような状況ではこどもはこのように泣くと気づき、こども——ケアの対象である他者——をケアすることを学び、母親になっていくのである。ここで母親を「母親」に育てるものは、母親がケアしている相手、つまりこどもであって、そのこどもがいなければ「母親」であることはできない。この一例から、あなたがあって私があるということの意味が理解されるのではないか。

ここで「生命」であるという事態に立ち返れば、これを支える代謝の営みは、自分の〈外部〉、自分にとって他なるものとかかわり合うことにほかならない。自分ではないもの、すなわち他なるものとのかかわりがなければ、自分であることができないのである。このように「生命」の生物的な基礎から「いのち」の交感まで、生きるということは、他なるものとの関係（出会い）を離れて成立しないと言える。

2　死ぬこと、別れること

死からの逃走

私たちは日常生活において、なかなか「死」について考えようとしない。それはどうしてなのか。「死」について考えることは、耐えがたいからである。神谷美恵子は次のように指摘する。

生きがいというものは、人間がいきいきと生きていくために、空気と同じようになくてはならないものである。しかし、私たちの生きがいは損なわれやすく、奪い去られやすい。人間の生存の根底そのものに、生きがいを脅かすものがまとわりついているためであろう（神谷、二〇〇四）。

人間の生存の根底に潜んでいて、生きがいを脅かすもの、それがたとえば傷病、老い、そして死である。死を免れないかぎり、私たちの生は、いつ損なわれても、いつ途絶えてもおかしくない。それがいつなのかは不明であるにせよ、必ずいつか死が到来することを、私たちは知っている。かといって、たとえば本書を読み終える前に自分が死んでしまう可能性について、真剣に考慮したら大変なことになる。死の切迫は、平穏な日常の暮らしを土台から覆してしまう、それゆえ私たちはさまざまなことで気を紛らわせて、その究極の可能性と向き合わないようにしているのである。

問いとしての「死」

しかし、いつまでも気を紛らわせて、「死」から逃走し続けるわけにはいかないだろう。とりわけ家族や友人など身近な人の死は、「自分がいつか必ず死ぬ」という究極の可能性を突きつける。ここで、立ちどまって考えてみよう。はたして死というものは、生涯にわたって逃走を続けなければならないほど、恐ろしいものなのか。むしろ『ゲド戦記』において、大賢人ゲドが弟子のアレンに語るように、

生と死は手の両面のようなものだと言ったが、本当のところは、生が何であるのか、死が何であるのか、私たちは知らない。理解していないものに力を行使しようというのは賢いことではないし、その結末がよいものになるとも思えない（Le Guin, 1972, p. 97）。

正体が分からないものを闇雲に恐れ、遠ざける。それによって「死」はますます不気味なものになる。「生」と「死」は、人間が自ら設計して創りだしたものではなく、身に享けるほかないものである。この受け身の要素がどうしても残るかぎり、「生」と「死」について完全に理解することはできないし、完全にコントロールすることもできない。しかし部分的であれ、暫定的であれ、何らかの理解を手に入

れておかないと、「死」を闇雲に恐れ、その恐怖心から、どんな手段を用いてでもこれから逃れることを企てることになる。「死ぬ」とはどういうことなのか、こどもの理解に手がかりを求め、考えることにしよう。

●子どもの洞察に学ぶ

子どもには死がわかるのか。わかるとすれば、どの程度なのか。大人の理解とは、どう違うのか。たとえば、幼稚園の子どもにとって、死は「もう会えなくなる」ことと同じだという。そこで〈遠方に引っ越してもう会えない〉のと、〈死んでしまってもう会えない〉との違いが、よく理解できないという。

そんな話を聞くと、私たちは、かわいいものだと思うのだが、では、その違いをどうやって言葉で説明できるのか。親の転勤に連れられて、もう帰ってくる可能性のない大の仲よしの「ナオちゃん」を見送りながら、また会えるの、帰ってこないの。その質問にどう応えるか。引越ししてもまだ生きてるけど、死んだらもう生きていない。それで、なにかを説明したことになるのだろうか（西平、一九九七）。

〈遠方に引っ越してもう会えない〉と〈死んでしまってもう会えない〉は、どう違うのか。いざ考えてみると、この区別が意外と難しいことに気づく。小さなこどもだから分からない、というような話ではない。

一例として、消息のつかめない旧友を想定してみよう。その友人とは、ここ数十年間ずっと会っていない。最後に再会して以来、ずっと音信不通で、行方が分からない。彼がまだ生きていて、世界のどこかで暮らしているのか、それとも病気や事故で既に亡くなってしまっているのか、知る由もない。こうしたケースからも、〈遠方に引っ越してもう会えない〉と〈死んでしまってもう会えない〉の線引きが簡単ではないことが分かる。

たとえば遠い異国の地に引っ越してしまい、やがて音信不通になり、消息がつかめなくなるというような場合、〈遠方に引っ越してもう会えない〉は、〈死んでしまってもう会えない〉から、何によって区別されるのだろうか。〈遠方に引っ越して〉であろうが、〈死んでしまって〉であろうが、〈もう会えない〉ということに変わりはない。いずれの場合も、大切な人に〈もう会えない〉ということがもっとも切実な問題ではないだろうか。〈遠方に引っ越してもう会えない〉と〈死んでしまってもう会えない〉の違いをよく理解できないのは、むしろこどもが〈もう会えない〉という死別の本質を鋭く捉えているからではないか。

全体的な別れとしての死

岸本英夫という宗教学者も、死の本質を「別れ」と捉えている。岸本は米国留学中に黒色腫に罹患し、何度も手術を受ける。つらい闘病生活を送るなかで、彼は切迫する「死」をどう受け止めたらよいかという問題に直面する。

このような状況におかれて、私には、死というものを、どう考えたらよいかという問題が深刻になってきた。それをはっきりさせなければ、一刻も心を休んでいられないような問題なのである（岸本、一九七三、二十七頁）。

岸本の苦闘は、やがて次の洞察に実る。

死というものは、人間にとって、大きな、全体的な「別れ」なのではないか。そう考えたときに、私ははじめて、死に対する考えかたがわかったような気がした。（略）ふつうの別れのときには、人間はいろいろと準備をする。心の準備をしているから、別れの悲しみに耐えてゆかれる。もっと本格的な別れである死の場合に、かえって人間は、あまり準備をしていないのではないか。それはなるべく死なないもののように考えようとするからである（前掲書、三十一三十一頁）。

友人が引っ越す、同僚が退社するといった日常的な別れに際して、私たちは送別会を開く、感謝の思いを伝える、記念品やメッセージを贈る、出会いを振り返るなど、さまざまな仕方で準備する。準備しているから、別れに耐えることができる。これに反して、死という「全体的な別れ」、「本格的な別れ」に際して、私たちはむしろ準備を怠っているようである。それはどうしてなのか。先に確認した通り、「死」は人間の精神を根本から動揺させる、それに応じて私たちは「なるべく死なないもののように」自分を理解するからである。
では、思いきって準備してみたらどうだろうと、岸本は提案する。日常的な別れのために、細やかに心を配って備えるように、死についても、「全体的な別れ」にふさわしい仕方で準備してはどうかと言うのである。いざ準備をしてみると、どうなるか。死から生を切り離して生きるのではなく、「死とともに生きる」一歩を踏み出すことができるようになる。

そのためには、今の生活は、また明日も明後日もできるのだと考えずに、楽しんで芝居を見るときも、碁を打つときも、研究をするときも、仕事をするときも、ことによると今が最後かもしれないという心がまえを始終持っているようにすることである。そしてそれが段々積み重ねられてくると、心に準備ができてくるはずである。その心の準備が十分できれば、死がやってきても、ぷっつりと、執着なく切れてゆくことができるのではないか（前掲書、三十一頁）。

3　死とともに生きる

あたかも最期の日のように

ここで岸本は、哲学・宗教思想の一つの伝統を受け継いでいるように見える。たとえば、ローマ帝国の哲人皇帝として知られるマルクス・アウレリウス・アントニヌスは、「あたかも君がすでに死んだ人間であるかのように、現在の瞬間が生涯の終局であるかのように」生きよ、という言葉を残している（アウレーリウス、一九五六)。デンマークの哲学者、キェルケゴールも、同様の趣旨の言葉を書き残している。

> そのとき真剣さは、今日のうちにも現存するものをつかみ、どんな課題も、つまらないものとして軽んじることはなく、どんな時間も、短すぎると無視することもなく、できるかぎりの力をもって働くのである。(略)
> このように毎日を、あたかもそれが最後の日であり、同時に、長い生涯の最初の日であるかのように生きること、それが真剣さとなる(キルケゴール、一九八三年)。

死は、生を照らし出す光源である。死という究極の可能性のもと、現在の瞬間がかけがえのないものとして輝き出る。究極の可能性を視野に入れながら、今、ここで、自分がすべきこと、本当にしたいことを選び取る、そのようにして眼の前の可能性を現実化していく。それとともに人は、一日一日を丁寧に、一つ一つの事柄を大切にして生きるようになるのだろう。

●「死すべきもの」の二重の意味

私たちは死ななければならない。それは必然である。ただしこれは事柄の半面を言い表しているにすぎない。冒頭で確認した通り、死ぬことができるのは生命体だけだからである。物質や人工物は、破損することはあっても死ぬことはない。死は「できる」という可能性でもある(Jonas, 1996)。

ギリシア神話に見られるように、古代ギリシアの世界では、人間は「死すべきもの」、つまり「死という定め mortality」にあるものと呼ばれていた。ならば「死すべきもの」でないものは何か。それは「不死のもの」たち、すなわち神々である。このように「死」の可否によって人間と神々の間に一線を画すとき、ギリシア人は、人間が人間である最終的な根拠を「死」のうちに見出していた。逆に言えば、「不死」を手に入れるとき、人間は人間でなくなってしまうのである。

「死すべきもの」と言うとき、代謝活動の停滞とともに生命体が物質に還帰するという事態がまず思い浮かぶだろう。生命あるものは、生まれ、育ち、やがて衰え、死んでいく。生命あるものはすべて、死滅を免れないという意味で「死すべきもの」である。しかし、これに加えて人間は、自らが「死すべきもの」であるということ、いつか自分が死ぬという可能性について何事かを知りながら生きている。その可能性をどのように受け止めるか、引き受けるかに応じて、生の歩みは大きく違ってくる。それが他の動物と決定的に異なる、人間に固有の可能性である。この二重の意味で人間は「死すべきもの」なのである。

> あなたは死ぬだろう。永遠に生きることはないだろう。どのような人であれ、どのような事物であれ、そうだ。不死のもの（immortal）など存在しないのだ。ただし私たちは、自分が死ななければならないことを知っている。この知は私たちだけに与えられたもので、すばらしい贈りもの――自己であるという贈りもの――だ（Le Guin, 1972., p. 160）。

死とともに生きる

『ゲド戦記』の第一巻では、死の影から逃げ惑う、若きゲドの姿が描き出される。実は自分の半身である影、生を脅かす死に追い駆けられて、ゲドは恐怖のあまり、地の果てまで逃げていく。しかし、ついにゲドは逃げるのをやめて、影に立ち向かう。それに立ち会う友人の眼には、ゲドが自分の影、つまり死と一体になったように映る。この時から、ゲドは死から逃れて生きるのではなく、「死とともに生きる」ようになる。「死して生きる」という態度を身につけ、大賢人への道を歩んでいく。

神谷美恵子とともに、これを否定（死）の上に立つ肯定（生）と呼んでもよいかもしれない。離島に隔離されたハンセン病者たちとの出会いを通して彼女が学んだように、深刻な否定の上に立つ肯定は、生を愛おしむ態度を培うのである。それは一朝一夕に身につくような態度ではないだろう。多くの病者・障がい者は、文字通りに「深刻な否定」を身に受け、その暗闇のなかで光と出会うのだろう。

次の瞬間にまた生が到来するのか、それともしないのか、多くの終末期病者はその可能性／不可能性を全身で受け止め、一日一日を丁寧に生きる。「ひと月後に自分は生きているだろうか」、「一週間後はどうか」、「そして明日は……」と自分の心身に問いかけながら、そこまで近づいている孫の結婚式や正月を待ち望む。

しかし、次の瞬間、はたして生が到来するかどうか、終末期病者に限ったことではなく、その保証は誰にもない。だとしたら新たな刹那、生が到来し、私たちがなお生きるということ、それは文字通りの「奇跡」といってよいのではないか。今、ここに、他のものとともに存在するということ、それは私たちが望みうる最大の恵みなのではないか。「死すべきもの」――死なければならないもの、死ぬことができるもの——であるからこそ、それに固有の歓びがあるのであり、今日一日を真剣に生きることができるのである。

一日一日を丁寧に生きる、眼前の課題を大切にすることに徹することができるならば、死はもはや問題ではない。問題はむしろ、その都度の瞬間をいかに生きるかである。次の瞬間に生が到来するのか、それとも何も到来しないのか、そんなことにかかわりなく、今、ここに生きる。ただ生きるだけである。「死とともに生きる」ことに徹するとき、「死」は、「生」の対立項ではなくなるのである。

4 おわりに——対話する死生学のために

「死生学」の問題圏

一九七〇年代以降の「死」にかかわる研究（thanatology, death studies）の興隆を受けて、日本でもこれを移入する動きが始まった。そのなかで「死生学」という日本語が使い始められた（島薗、二〇〇八）。かりに原語の直訳であれば、「死学」となるところ、「生」の一字が加えられたのである。その理由について確定的なことは言えないが、「死学」という語が「死に学問」というニュアンスを持つこと、また一九〇四年に加藤咄堂が『死生観』を刊行して以来、「死生」や「死生観」という日本語が定着していたことが関係しているようである。

いささか偶然の事情により成立したとはいえ、「死生学」という名称は、無視できない重みを持つ。かりに「生」とのかかわりから切り離されてしまえば、「死」について学ぶ意義は半減するからである。

私たちが「死」について考えるのは、単に知的好奇心を満たすためでなく、死とともに生きることを学ぶためであろう。「死生学」という名称は、私たちのこの共通課題に呼応しているのである。

その名称を字義通りに受け取るならば、「死生学」は第一に、「死」から「生」を学ぶ営みと言える。死という光源に照らし出されることで、かけがえのないものとして生が輝き出る。可能性としての「死 death」から、「生きる living」ことが学ばれるのである。

緩和ケアに携わる看護師からは「人は最後の瞬間まで変わることができる。最期まで希望がある」という発言がよく聞かれる。それは死から生を学ぶという可能性に重きを置くからであろう。かりに現在まで「死」を遠ざけて生きてきたとしても、今、ここで、真剣に「死」と向き合うならば、この瞬間の生がかけがえのないものとして立ち現れる、それによって生き方が変わるというのである。

「死生学」は第二に、「生」から「死」を学ぶ営みである。より正確に言えば、「生きる living」ことを通して「死にゆく dying」という課題が学ばれる。生のかけがえのなさを受け止め、今、ここを真剣に「生きる」とき、「死」はもはや問題ではなくなってしまう。

逆に言えば、「生きる」ことが学ばれない限り、「死にゆく」ことは困難である。それに応じて緩和ケアの医師たちは、「人は生きてきたようにしか死んでいけない」と頻繁に口にするのだろう。それまでの人生において、何を大切にしながら、どのような選択をしてきたのか、人生とはそれらの積み重ねにほかならない。したがって、あたかもそれがなかったかのように、最後になってすべてのカードをひっくり返すことはできないというのである。

「死」と「生」に関するこれら二つの学びは、「死とともに生きる」という課題の両面に対応しており、それゆえ表裏の関係にある。「死を拒むことは生を拒むことである」(大賢人ゲド)ように、生を受け入れることは、死を受け入れることである(Le Guin,1972, p. 159)。

●「対話する死生学」の射程

本書の冒頭では、物語的・対話的思考という死生学のダイナミズムが示された。言うまでもなく物語的・対話的思考は、他者との間で初めて可能になる。これに照らすと、緩和ケア関係者の右の発言は、他者と自己の間で「生」と「死」を学び合うという視点を欠落している印象を与える。「死」と「生」のいずれもが自身の課題として完結してしまっているのである。

私たちは出会いを通して、他者の「生」から学び、別れを通して、他者の「死」から学ぶことができる。物語的・対話的思考という死生学の原点に立脚するならば、「死とともに生きることを学ぶ」とは、他者との出会いと別れを通して生と死を学ぶことを意味する。「死とともに生きる」ことは、死すべき者に斉しく与えられた共通の課題である。したがってこの課題がわが事と受け止められるところでは、死にゆく者は、自分に先立って当の課題を引き受ける先達、教師として立ち現れる。

先達、教師は、何も生者に限らない。死とともにどのように生きるか、私たちは死者たちとの対話を通して学ぶことができる。死者が遺した言葉に呼び止められ、問いかけられる。これに応答するとき、対話的思考が始動する。あるいは死者の物語に自身を開くとき、生者の物語は死者の物語に接続する。それとともに生者は、「生」、「死」、「自己」について新しい理解を手に入れる。

「喪失とともにどのように生きるか」、私たちはそれを死者との対話を通して学ぶことができる。また「死とともにどのように生きるか」と問うとき、私たちは「死者とともにどのように生きるか」という問いを避けて通ることができない。

死にゆく者たちから、何を学ぶことができるのか――この問いとともに、死生学のパイオニアたちは未踏の探究に赴いた。死にゆく者たち、そして死者たちから何を学ぶことができるのか――この問いとともに、私たちは「対話する死生学」の探究に導かれる。死生学とはどのような営みであり、いかなる可能性を持つのか。死生学の生命線が対話にある限り、その答えは「対話」の射程に応じて定まってくるのである。

あとがき

浅原聡子

「生きることは旅すること」――本書の冒頭にはそう記されている。私たちは、この限られたいのちの時間をどう生きていくのだろう。この旅は誰に出会い、何を求め、どこの目的地へ着くことを目指しているのだろうか。

看護師として多くの患者・家族と出会い、各人が人生で直面する生と死や喪失が私のテーマになった。死や喪失は特殊なことでなく、日常のいのちの営みの中で起こること――臨床現場ではそう実感される。しかし自分の身に降りかからない限り、そのような喪失は自分には関わりのないこと、不運な出来事のように受け止められることが多い。日本に「グリーフ」という用語が入ってからも、この言葉は一部の人や弱い人のみに当てはまるように捉えられてきた。喪失は「悲しみ」の感情に限らない。しかし、「悲しみに寄り添う」というような表現が好んで用いられる。

限られた時間を人とともに生きようとするとき、グリーフカウンセラーとして何を伝えることができるのか、悩みながら私は、一緒に見つめ合えるものがほしいと願うようになった。岐路に立たされ喪失に惑うとき、「正解」とは言えなくとも「羅針盤」となるようなメッセージを共有したい。そのような思いで、喪失の現場から発せられる「いのちの言葉」を届ける試行を始めた。

竹之内先生と初めてお会いしたのは、ちょうどそんなときだった。先生は既にわが国の死生学のフロントランナーとして活躍しておられたが、私が現場で抱えていた想いに耳を傾けてくださった。「喪失は誰もが抱えること、その中でお互いが認め合い、寄り添いあって生きるにはどうしたらよいだろう。さまざまな専門分野の多面的な視点からいのちが照らし出されることで、大切なものが生まれると信じたい」、そのように想いを伝えると、竹之内先生は「いいね、大事なことだと思う。一緒にやりましょう」「そして、それを本にしましょう」、そう笑顔で言葉を返してくださった。

竹之内先生が哲学・死生学という視点、私がグリーフとケアの視点から「大切なもの」を創り出す試み、それが本書である。

私たちはいのちの営みに与《あずか》り、出会いや別れから何かを受け取り、また新しい出会いに恵まれる。竹之内先生との出会いも、単に個人的なものにとどまらないだろう。それまでに竹之内先生が出会い、影響を受けてきた方々、また私がこれまで出会ってきた方々――生き抜いたこどもたちやそのご家族――、現在の私を支えて下さる人々とのつながりがあってのことだ。それらの出会いに基づいて、この本に寄稿して下さった諸先生方とのご縁が結ばれてきた。そこからさらに、拓かれる道がある。

旅の行き先は誰にとっても「死」だとしても、それは「目的地」ではないだろう。どう生きるか……。限られた「いのちの時間」の営みの中で、自分に与えられた仕事や役割などをお互いに果たす。それによって他の誰かのいのちが輝き、お互いの存在を確実に照らし合っていく。

儚い光に照らされた旅路には、仲間が必要だろう。その仲間は一緒に生きた人や愛着・グリーフを感じる近しい人に限らない。本書で多くの著者が描くように、共にした時間は短くとも、その出会いは胸に湧きあがる想いを残すことがある。まだ見知らぬ人の書くたった一行の文章がふと目に留まるかもしれない。

本書は喪失とともに生きる全ての人へのエールだ。本書の著者たちは先に生き抜いた大切な人をはじめ、多くの出会いと別れを胸に秘めて生きている。そこから始まる対話は、あなた自身の人生における豊かな出会いに光を投げかけるだろう。そのようにして、いのちをめぐる対話が拡がり、あなたの道を照らす光になればと願う。

私たちの想いに先生方が応えてくださったからこそ、本書は成立した。多くの盟友も力を添えてくれた。なかでも諸岡了介先生には丁寧に執筆をご指導頂いた。ボラーノ出版の鋤柄禎さんには、最後まで編集を見守って頂いた。これら全ての方々に心からのお礼を伝えたい。

二〇一六年春　　木蓮の花を心待ちにしながら

Buber, Martin, *Ich und Du, Reclam* (1983) S. 12.（＝植田重雄訳『我と汝』岩波文庫、1979 年、19 頁）

Jonas, Hans, The Burden and Blessing of Mortality, *Mortality and Morality: a search for the good after Suschwitz*, Northwestern University Press (1996) pp. 87-98.

Le Guin, Ursula, *The Earthsea Cycle, The Farthest Shore*, Pocket Books (1972).（＝清水眞砂子訳『ゲド戦記Ⅲ　さいはての島へ』岩波書店（2006）

Mayeroff, Milton, On Caring, Harper Perennial (1971) p. 40.（＝田村真・向野宣之訳『ケアの本質　生きることの意味』ゆみる出版、1987 年、69 頁）

6章

国立研究開発法人国立がん研究センターがん対策情報センター HP：がん情報サービス がん登録・統計「最新がん統計」

フランク、アーサー・W ／ 鈴木 智之訳『傷ついた物語の語り手——身体・病い・倫理』ゆみる出版（2002）163 頁

嶺岸秀子・高木真・松本牧「がんサバイバーシップ」近藤まゆみ・嶺岸秀子編『がんサバイバーシップ——がんとともに生きる人びとへの看護ケア』医歯薬出版（2006）2-12 頁

Wainwright, P. and A. Gallagher, "On different types of dignity in nursing care: a critique of Nordenfelt." *Nursing Philosophy* (2008), 9: 46-54.

7章

ウォーデン、J・W ／山本力監訳『悲嘆カウンセリング』誠信書房（2011）9 頁

金沢夏樹・松田藤四郎編『稲のことは稲にきけ』家の光協会（1996）

白川静『字通』平凡社（2014）

「創世記」『聖書　新共同訳』日本聖書協会（1987）2 章 7 節

長澤規矩也編『新漢和中辞典』三省堂（1967）

ニーメヤー、R・A ／鈴木剛子訳『〈大切なもの〉を失ったあなたに——喪失をのりこえるガイド』春秋社（2006）151-155 頁

ハーヴェイ、J・H ／安藤清志監訳『悲しみに言葉を——喪失とトラウマの心理学』誠信書房（2002）

フランクル、ビクトール／霜山徳爾訳『夜と霧——ドイツ強制収容所の体験記録』みすず書房（1985）

ボナーノ、G・A ／高橋祥友監訳『リジリエンス　喪失と悲嘆についえの新たな視点』金剛出版（2013）251 頁

美谷島邦子『御巣鷹山と生きる——日航機墜落事故遺族の 25 年』新潮社（2010）238 頁

終章

アウレーリウス、マルクス／神谷美恵子訳『自省録』岩波文庫（1956）115 頁

上田閑照『生きるということ——経験と自覚』人文書院（1991）44 頁

神谷美恵子『生きがいについて』みすず書房（2004）96 頁

岸本英夫『死を見つめる心　ガンとたたかった十年間』講談社文庫（1973）

キルケゴール、セーレン「埋葬の機に」『キルケゴールの講話・遺稿集 4』新地書房（1983）379-399 頁所収

島薗進「死生学とは何か——日本での形成過程を顧みて」『死生学 1　死生学とは何か』所収、東京大学出版会（2008）9 頁

西平直「デス・エデュケーションとは何か——大人が・子どもに・死を・教える」竹田純郎・森秀樹編『〈死生学〉入門』所収、ナカニシヤ出版（1997）167 頁

浄土真宗本願寺派総合研究所編纂『浄土真宗聖典――註釈版　第二版』同朋社（2004）
竹之内裕文「自然観と死生観――近代日本思想における「自然との共生」をめぐって」『フィロソフィア・イワテ』第 37 号（2005）1―25 頁
――――「生と死の現在――ある過疎の村から考える」『金城学院大学キリスト教文化研究所紀要』第 11 号（2008）55-80 頁
田代志門「未決の問いとしてのがん告知――その後を生きる患者の語りから」三井さよ・鈴木智之編著『ケアのリアリティ――境界を問いなおす』法政大学出版局（2012）201-232 頁
――――『死にゆく過程を生きる――終末期がん患者の経験の社会学』世界思想社（2016）
長門谷洋治「小石川養生所」『平凡社世界大百科事典』日立デジタル平凡社（1998）
ミンコフスキー、E. ／中江育生・清水誠・大橋博司訳『生きられる時間　現象学的・精神病理学的研究　2』みすず書房（1973）
森岡正芳「病いが語る生の姿」宮本久雄・金泰昌編『シリーズ物語論 1　他者との出会い』東京大学出版会（2007）
諸岡了介・相澤出・岡部健「現代の看取りにおける＜お迎え＞体験の語り――在宅ホスピス遺族のアンケートから」東京大学グローバル COE プログラム『死生学研究 9 号　死生学の展開と組織化』東京大学大学院人文社会系研究科（2008）124-169 頁
諸岡了介・桐原健真「“あの世”はどこに行ったか」清水哲郎監修／岡部健・竹之内裕文編『どう生きどう死ぬか　現場から考える死生学』弓箭書院（2009）163-183 頁
山崎章郎『病院で死ぬということ』文藝春秋（[1990]1996）
Giulio, Aleni『職方外紀』（1623 自序）
Kübler-Ross, Elisabeth and David Kessler, *Life Lessons: How Our Mortality Can Teach Us about Life and Living*, London: Scribner(2000)（＝上野圭一訳『ライフ・レッスン』角川書店、2001 年）

5 章

飯島裕子・ビッグイシュー基金『ルポ若者ホームレス』ちくま新書（2011）
稲葉剛『ハウジングプア――「住まいの貧困」と向き合う』山吹書店（2009）
小此木啓吾『対象喪失――悲しむということ』中公新書（1979）
北村年子『「ホームレス」襲撃事件と子どもたち―いじめの連鎖を断つために―』太郎次郎社（2009）
厚生労働省『「ホームレスの実態に関する 全国調査検討会」報告書』（2012）
東京都福祉保健局生活福祉部『東京ホームレス白書 2』（2007）
早川和男『居住福祉』岩波新書（1997）

野嶋佐由美・渡辺裕子『家族看護選書第3巻　子どもとその家族への看護』日本看護協会出版社（2012b）第5章
野嶋佐由美・中野綾美『家族エンパワーメントをもたらす看護実践』へるす出版（2011）110-116頁
村上靖彦『摘便とお花見　看護の語りの現象学』医学書院、第2版（2014）330-331頁

3章

池田小百合『満点ママ──子育て奮戦記』夢工房（2000）
ウォーデン、J・W／山本力監訳『悲嘆カウンセリング　臨床実践ハンドブック』誠信書房（2011）
厚生労働省「第二章人口・世帯　人口動態　2-30-a 年齢5歳階級，男女別死亡数」（明治32年～平成16年）」『日本の長期統計系列』総務省統計局（2012）
────『人口動態統計年報　主要統計表（最新データ、年次推移）死亡　第4表　性・年齢階級別にみた死亡数・死亡率（人口10万対）の年次推移』（2011）
────「上巻　乳児死亡　第6.1表　年次別にみた乳児死亡数・率（出生千対）・乳児死亡数性比及び総死亡中乳児死亡の占める割合」『平成26年人口動態統計』（2015）
────「第2表　人口動態総覧（率）の年次推移（2-1）」『平成26年人口動態統計月報年計（概数）の概況』厚生労働省（2015）
────「中巻　死亡　第8表　死亡数，性・死亡の場所・年齢（5歳階級）別」『平成26年（2014）人口動態統計（確定数）の概況』厚生労働省（2015）

4章

井上靖『おろしや国酔夢譚』文藝春秋（1968）
岡部健「『暗闇に下りていく道しるべ』がケアには必要だ」葛西賢太・板井正斉編『叢書　宗教とソーシャル・キャピタル3　ケアとしての宗教』明石出版（2013）141-148頁
岡部健・相澤出・竹之内裕文「在宅ホスピスの現場から」清水哲郎監修／岡部健・竹之内裕文編『どう生きどう死ぬか──現場から考える死生学』弓箭書院（2009）13-28頁
奥野滋子「緩和医療現場における『お迎え』現象とその周辺」東洋英和女学院大学死生学研究所編『死生学年報2014　語られる生と死』リトン（2014）135-156頁
奥野修司『看取り先生の遺言──がんで安らかな最期を迎えるために』文藝春秋（2013）
梶田昭『医学の歴史』講談社（2003）
桂川甫周編（大黒屋光太夫述）『北槎聞略』（1794）、岩波文庫（1999）
キケロー／中務哲郎訳『老いについて』岩波文庫（2004）
岸本英夫『死を見つめる心──がんとたたかった十年間』講談社（1973）

文 献

序

Arendt, Hannah, *Men in Dark Times*, Harcourt Brace Jonanovich (1955) p.104.（＝阿部斉訳『暗い時代の人々』ちくま学芸文庫、2005 年、167 頁）

Kuebler-Ross, Elisabeth, *On Death and Dying: What the Dying have to teach Doctors, Nurses, Clergy and their own Families*, Routledge (2009) p.xxiii（＝鈴木昌一訳『死ぬ瞬間』読売新聞社、1998 年、3 頁）

Weil, Simone, *Attente de Dieu, Éditions Fayard*, Paris (1966) .（＝シモーヌ・ヴェイユ／田辺保・杉山毅訳『神を待ちのぞむ』勁草書房、1987 年）

1 章

小此木敬吾『対象喪失　悲しむということ』中公新書＜第 5 版＞（2002）

竹内整一『「かなしみ」の哲学――日本精神史の源をさぐる』NHK ブックス（2009）

土居健郎『「甘え」の構造』弘文堂（1971）145 頁

ニーメヤー、R・A・／鈴木剛子訳『大切なものを失ったあなたに　喪失をのりこえるガイド』春秋社（2006）

ホワイト、マイケル「再会――悲哀の解決における失われた関係の取り込み」、シェリル・ホワイト、デェヴィッド・デンボロウ編／小森康永監訳『ナラティブ・セラピーの実践』金剛出版（2000）

ラマー、ケルスティン／浅見洋・吉田新訳『死別と悲哀の心理学　悲しみに寄り添う』新教出版社（2013）

Doka, Kenneth J., *Disenfranchised Grief: New Directions, Challenges, and Strategies for Practice*. Champaign, Il.: Research Press (2002).

Lindemann, E., “Symptomatology and Management of Acute Grief.” *American Journal of Psychiatry* 101: 2 (1944) pp. 141-148.

2 章

アギュララ、ドナ・C ／小松源助，荒川義子訳『危機介入の理論と実際　医療・看護・福祉のために』川島書店（2004）

浅見洋『二人称の死――西田・大拙・西谷の思想をめぐって』春風社（2003）

キューブラー・ロス、エリザベス／川口正吉訳『死ぬ瞬間の子どもたち』読売新聞社（1982）90-111 頁

西田幾多郎「『国文学史講話』の序」『西田幾多郎全集』第一巻、岩波書店（2003）所収

野嶋佐由美・渡辺裕子『家族看護選書第 5 巻　終末期の家族看護・グリーフケア』日本看護協会出版社（2012a）第 1 章、第 3 章

執筆者担当一覧

序　竹之内裕文

1章　浅原聡子
コメント① 浅見洋
コメント② 井藤美由紀

2章　植田育也
コメント① 浅見洋
コメント② 阿川啓子

3章　増田智里
コメント① 河端久美子
コメント② 井藤美由紀

4章　奥野滋子
コメント① 田代志門
コメント② 桐原健真

5章　高瀬顕功
コメント① 浜渦辰二
コメント② 松本曜一

6章　佐藤仁和子
コメント① 草島悦子
コメント② 高橋由貴

7章　尾角光美
コメント① 大河内大博
コメント② 中井弘和

終章　竹之内裕文

編者

竹之内裕文（たけのうち　ひろぶみ）

1967年生まれ。静岡大学農学部・創造科学技術大学院教授。東北大学大学院文学研究科博士課程修了、博士（文学）。専門は哲学、倫理学、死生学。主な著書に『どう生き、どう死ぬか――現場から考える死生学』（弓箭書院、2009年、共編著）、『七転び八起き寝たきりいのちの証―クチマウスで綴った筋ジス・自立生活20年』（新教出版社、2010年、編著）、『シリーズ生命倫理学・第4巻　終末期医療』（丸善出版、2012年、共著）ほか。

浅原聡子（あさはら　さとこ）

1968年生まれ。GCC認定グリーフカウンセラー、看護師、静岡大学非常勤講師。小児専門病院に20年間看護師として勤務した後、現在はカウンセリング、講演、セミナー等にて活動中。グリーフカウンセリングivy代表。

喪失とともに生きる――対話する死生学

2016年4月27日　初版第1刷発行

編　者　竹之内裕文／浅原聡子

発行者　鋤柄　禎

発行所　ポラーノ出版

〒195-0061

東京都町田市鶴川2-11-4-301

mail@polanopublishing.com

Tel 042-860-2075　Fax 042-860-2029

印　刷　藤原印刷

Printed in Japan　ISBN978-4-908765-00-1　C0036